TATWAFFE HANDY

Das (un-) heimliche Legat

Eine Bestandsaufnahme zum Thema
Gesundheitsschädigung am Beispiel
Mobiltelefon, Mikrowelle, Elektrosmog,
Chemtrails, Schwermetallbelastung,
Ernährung und Körperpflegeprodukte

Dr. David R. James und Ora S. James

Titel der deutschen Originalfassung:
Tatwaffe Handy – Das (un-) heimliche Legat

Erstauflage September 2004
Zweitauflage November 2004

Druckerei Erland, Slowakei, Tel.: 00421-48-414.3829,
Fax: 00421-48-414.3499, email: erland@erland.sk, www.erland.sk

ISBN 3-00-014016-6

Hergestellt von:
Body Conservation
Tel.: 0049-(0)89-17.09.54.83 Fax: 0049-(0)89-17.09.54.87
Email: bodyconservation@aol.com

Umschlag- und Seitengestaltung, Illustration und Layout: Gabriele Brünner
Fotos und Copyright: Jean-Marie Bottequin

Inhaltsangabe

Einführung		9
1. Kopf in den Sand		13
2. Das Rockzipfel-Syndrom		39
3. Augenwischerei		53
4. Weckruf		61
5. Märchenstunde		87
6 . Alarmstufe I		112
7. Alarmstufe II		123
8. Strahlende Aussichten		129
9. Der Onkel Doktor wird's schon richten		135
10. Großes Ehrenwort		157
11. Auf leisen Sohlen		183
12. Das Licht am Ende des Tunnels		206
13. Klartext		241
14. Weitere Literaturhinweise		250
15. Anhang		
Anhang 1	WillauTronic	258
Anhang 2	Segiun	272
Anhang 3	Neways	292
Anhang 4	Dr. Masaru Emoto	298
Anhang 5	Kirlian-Photographie	307
Anhang 6	Campaign for Truth in Medicine	342
16. Index		346

„Es rühme sich nicht, wer sein Vaterland liebt, sondern wer die ganze Welt liebt. Die Erde ist nur ein Land, und alle Menschen sind seine Bürger.“

Bahá'u'lláh [1]

„Fehlt es einem an Gesundheit, so kann sich auch die Weisheit nicht offenbaren, die Kunst kann nicht erblühen, die Stärke kann sich nicht entfalten, Reichtümer sind nutzlos und die Vernunft ist machtlos.“

Herophilos, 300 v. Chr

"Jeder Mensch stolpert im Laufe seines Lebens irgendwann über die Wahrheit, doch die meisten stehen auf, klopfen sich den Staub ab und gehen weiter."

Winston Churchill

---

1 *Ausgewählte Schriften*, Band 16, S. 507; www.bahai.org

Für

Avital, Ayalah, Ezra, Robert und Benjamin

Einführung

„Man kann alle Leute einige Zeit und einige Leute alle Zeit, aber nicht alle Leute alle Zeit zum Narren halten."

Abraham Lincoln (1809-1865), 16. amerikanischer Präsident

Bei einer Veranstaltung zum Thema Gesundheit in München erwähnte ein guter Freund, dass das Buch eines amerikanischen Autors, welches die schädlichen Auswirkungen des Handygebrauchs behandelt, kurze Zeit vorher und buchstäblich über Nacht in Deutschland verboten worden war. Unser Interesse war geweckt. Nun kommt es gelegentlich vor, dass Bücher verboten werden; wie war also unser Interesse gerade an diesem Buch zu erklären? Die Antwort: Ein Buch wird verboten, wenn es entweder vor Lügen strotzt oder die Wahrheit enthüllt. Aber wieso in aller Welt sollte ein Buch verboten werden, dass sich der Wahrheitsfindung verschrieben hatte und hieb- und stichfest recherchierte und fundierte Informationen enthält? Weil es nicht in das Konzept gewisser Interessensgruppen passt. Was die Handy-Industrie anbelangt, so kann man von massiven Eigeninteressen sprechen, in erster Linie natürlich finanzielle, handelt es sich doch bei diesem Industriezweig um ein multinationales-multimilliarden-Dollar-Konglomerat mit

---

2 **Kane, Dr. R. C.**, *Cellular Telephone Russian Roulette,* Vantage Press, Juni 2001; ASIN: 0533136733 *„Dieses Kamikaze-Buch wäre der Tod für die Handy-Industrie, wenn es die Aufmerksamkeit erhalten würde, die es zweifelsohne verdient. Wenn ich in der Haut von Robert C. Kane stecken würde, würde ich mir einen Bodyguard zulegen. Die grauen Eminenzen, die dank der ‚wireless industry' (des Industriezweigs also, der technische Geräte, Apparaturen und Maschinen herstellt, die ohne Verkabelung bedient werden können) schwindelerregende Profite erzielen, werden an Lektüre dieser Art keine Freude haben. Als ehemaliger Insider genau jenes Industriezweiges weiß Dr. Kane, was Sache ist und versteht es, diese Industrie in verständlicher und deutlicher Sprache systematisch auseinander zu nehmen und mit dem Märchen der ‚Produktsicherheit' gründlich aufzuräumen. Von Netiquette keine Spur, hier geht's ohne Umschweife zur Sache: Die Verbreitung verharmloster Informationen zu „möglichen" Gesundheitsschäden, wie sie in der Februarausgabe des Consumer Report veröffentlicht wurden, weiß er fachkundig zu entlarven. Gleich auf der ersten Seite fällt er mit der Tür ins Haus: ‚Wer mit einem Handy telefoniert, kann sich auch gleich einen Mikrowellenherd an den Kopf halten.' Das ist starker Tobak. Und dann werfen Sie Ihr Handy in den Mülleimer."* Leserzuschrift, 4. April, 2003, www.Amazon.com

einer unersättlichen Gier nach ständig wachsenden Profiten, der die Gesundheit von Millionen von Menschen weltweit erbarmungslos geopfert wird.

Ora wollte wissen, ob und was an der Sache ‚dran ist' und bestellte das Buch umgehend in Amerika.[2] Bereits nach wenigen Seiten wurde uns klar, dass dies keine Lektüre für den ‚Hausgebrauch', sprich für Laien war, da es – bei aller unbestreitbarer Qualität – unzählige technische Begriffe enthielt und sehr wissenschaftlich geschrieben war. Obwohl der Autor hervorragende Arbeit geleistet und fundiert die durch den Gebrauch von Handys, Mikrowellen und Elektrosmog verursachten, schädigenden Auswirkungen beschrieben hatte, vermissten wir zwei wesentliche Punkte: Antworten und Lösungen. Nach der Lektüre dieses großartigen Werkes war der Leser wohl um eine Vielzahl (haarsträubender) Fakten zu den genannten Themen reicher, wurde jedoch mit seinem Wissen gewissermaßen ‚im Regen stehen gelassen'.

Die augenscheinliche Problematik ist die, dass Handys, Fernsehsignale, Satellitenübertragungen und die blitzschnelle (‚instant') Zulieferung von Informationen zu einem festen Bestandteil unserer Gesellschaft und wir von ihnen abhängig geworden sind – und dass kein Mensch der Bestrahlungsflut, die von besagten Geräten ausgeht, entkommen kann, selbst wenn er wollte. Natürlich kann man, wie ein angesehener Arzt in den USA[3] zum Beispiel, eine harte Disziplin an den Tag legen und den Handygebrauch auf drei Minuten PRO JAHR beschränken; leider hatte der Autor des verbotenen Buches jedoch keine konkreten Antworten darauf parat, wie man den Strahlungen von Übertragungsmasten sowie einer Vielzahl anderer Frequenzen, welche Tag für Tag und rund um die Uhr auf den menschlichen Körper einwirken, entkommen kann.

---

[3] **Dr. Joseph Mercola**, www.mercola.com

Da wir nur allzu gut um die Eigeninteressen der Industrie und deren tiefwurzelnde Nimmersatt-Mentalität, sprich finanzielle Gier auf der einen Seite und um das immer stärker werdende Verlangen der Bevölkerung nach Aufklärung und Wahrheit in punkto Handys (und Mikrowellenherde) auf der anderen Seite wissen, entschlossen wir uns, ein Buch zusammenzustellen, das unserem Anspruch nach Vollständigkeit insofern gerechter wird, als es konkrete Antworten bereit hält, Lösungsvorschläge vermittelt und vor allem auch für Laien gut verständlich ist.

Als eine Art Grundgedanke für das vorliegende Buch gereicht uns ein kurzer Auszug aus dem englischen Original: *„Die Handy-Industrie ist wie ein Zuschauer, der ein ‚Spiel' beobachtet. Dieses SPIEL betrifft 200 Millionen Teilnehmer!"* [4] [im Jahr 2003 waren es ganze 700 Millionen ‚Teilnehmer'] Für jeden stolzen Handy- oder Walkman-(Radio) Besitzer sowie für ehemalige Funkgerätbenutzer ist das vorliegende Buch Pflichtlektüre. Sofern Sie weder das eine noch das andere jemals besaßen und auch nicht beabsichtigen, sich derartige Gerätschaften zuzulegen, sind Sie von dieser Pflichtlektüre allerdings keineswegs entbunden, da Radio-, Fernseh- und viele andere Arten der Strahlung konstant auf den menschlichen Körper einwirken und die Gesundheit gravierend beeinträchtigen. Als besonders gefährdete Risikogruppe gelten Frauen aufgrund ihrer Kleidung (BHs mit eingearbeiteten Metallbügeln) sowie alle Brillenträger, die metallverstärkte Gestelle tragen.

Anhand des vorliegenden Buches werden Sie schnell über die eine oder andere Wahrheit zu Ihrem Handy aufgeklärt. Den Vorwurf der Nachlässigkeit müssten wir uns gefallen lassen, wenn wir behaupten würden, dass die einzige konkrete Bedrohung für unsere Gesundheit von Hochfrequenzstrahlung ausgeht; an dem ist es keinesfalls. Dieses Buch und andere Informationsquellen weisen darauf hin, dass hochfrequente

[4] Kane, Dr. R. C., *Cellular Telephone ...*, S. 234

Strahlung als Krebsauslöser in Frage kommen kann, was in anderen Berichten hingegen abgestritten wird. Besonders den Letztgenannten wollen wir uns kritisch zuwenden und deren Beweggründe für ihre Aussagen hinterfragen. Des Weiteren untersuchen wir die vielschichtigen Mechanismen der Krebsindustrie und belegen, dass Hochfrequenzstrahlung mitnichten der einzige Übeltäter ist, der unserer Gesundheit schweren Schaden zufügt. Anhand unserer umfangreichen Ausführungen ist der Leser schließlich imstande, sich eine fundierte Meinung zu den angesprochenen Themen zu bilden und infolgedessen mündig, da gründlich informiert, für sich selbst zu entscheiden, welche Schritte er/sie zur Verbesserung seiner/ihrer Lebens- und Gesundheitssituation unternehmen möchte.

„In Zeiten globalen Betrugs gilt es als revolutionäre Tat, wenn man die Wahrheit sagt." Dieses berühmte Zitat von George Orwell bildet den Grundtenor, eine Art gedanklichen Leitfaden für die nachfolgenden Kapitel. Es ist unser Anliegen, die Öffentlichkeit anhand umfangreicher und unmissverständlicher Informationen zu bestimmten Sachverhalten aufzuklären, damit infolge dieser Informationsverbreitung jedermann/jedefrau für sich zu entscheiden vermag, inwieweit er/sie gewillt ist, sich in die lange Liste der Krankheitsanwärter einzureihen (und an den Folgen elektromagnetischer Strahlung zu erkranken, als da u.a. wären Stress, Nervosität, Schlaf- und Konzentrationsstörungen, Verspannung, Kopfschmerzen, gestörter Biorhythmus, schlechte Verdauung, geschwächtes Immunsystem, Allergien, Herz- und Kreislaufprobleme oder eine Anwartschaft auf Tumorbildung) oder alternativ für sich eine gesunde Lebensführung auszuarbeiten und somit dem Wahnsinn zu trotzen, der uns 24 Stunden am Tag und 7 Tage die Woche von allen Seiten ungebeten oktroyiert wird.

David und Ora James, im August 2004

PS: Wiederholungen sind aus Gründen der Verdeutlichung durchaus beabsichtigt.

Kopf in den Sand

Probleme? Was für Probleme?

„Energie kann nicht erschaffen oder zerstört, sondern lediglich von einer Form in eine andere umgewandelt werden."

Isaac Newton

„Die Frequenzen, mit denen Zellen kommunizieren, liegen zwischen 10 und 1000 Hertz."

Mannheimer Elektrizitätswerk MVV in „Mensch und Elektrizität" (1997)[5]

Haben Sie sich schon einmal die Frage gestellt, wieso es verboten ist, während des Autofahrens mit dem Handy zu telefonieren – wohlgemerkt ohne jemals eine plausible offizielle Erklärung dafür erhalten zu haben? Handelt es sich hierbei vielleicht wie so oft um eine Art ‚Laune' des Gesetzgebers, um eine eher unbegründete Maßnahme, erlassen von der jeweiligen Regierung oder vom Europa-Parlament, in der Absicht, die Bevölkerung noch mehr zu gängeln und deren bereits erheblich eingeschränkte ‚Freiheit' noch weiter zu beschneiden? Wer einmal aufmerksam die Geschehnisse im Straßenverkehr beobachtet, wird feststellen, dass die überwiegende Mehrheit der Autofahrer von diesem Verbot überhaupt nichts zu halten scheint und sich ihm schlichtweg widersetzt. Viele Leute denken, dass die Aufmerksamkeit während des Fahrens leidet, wenn gleichzeitig telefoniert wird und dass das Verbot aus diesem Grund seine Existenzberechtigung hat. Wenn es hierbei allerdings wirklich nur um die Aufmerksamkeit des Fahrers bzw. um dessen vermeintliche Beeinträchtigung ginge, welche Maßnahmen wären dann zu erwägen, wenn der Fahrer durch einen Mitfahrer bzw. ein Grundsatzgespräch im Auto abgelenkt würde? Mit welchen neuen Verboten müssten (oder werden?) die Autofahrer noch zu rechnen haben, wenn zum Beispiel der Wagen bis zum letzten Sitzplatz mit hef-

[5] Die Pulsfrequenz eines Handys ist 217 Hz, einer Mobilfunk-Basisstation (D- und E-Netz) 217 bis 1733 Hz und die von DECT-Schnurlostelefonen 100 Hz; sie liegen also in diesem biologisch relevanten Bereich.

tig diskutierenden Mitfahrern vollgepackt ist; oder kleine Kinder während des Fahrens lauthals zu schreien oder zu streiten beginnen; oder ganz einfach das Radio auf volle Lautstärke aufgedreht ist?

Im Flugverkehr ist es nicht viel anders: Wie die Jetsetter unter Ihnen wissen, ist die Benutzung des Handys während des Fluges strengstens untersagt. Nach ein paar Flugzeugabstürzen weiß man heute, dass Handysignale die Flugsicherheit folgenschwer beeinträchtigen. Gleiches gilt auch in Krankenhäusern: Zum Schutz der hochempfindlichen technischen Apparaturen ist das Mitführen von Handys ausdrücklich verboten.[6]

Wie ist es möglich, dass der Bevölkerung ohne plausible Erklärung einfach ein Verbot zur Benutzung des Handys am Steuer vorgesetzt werden kann? Könnte es sein, dass die unsichtbaren Machthabenden, welche die Menschenmassen/die Masse Mensch kontrollieren, die öffentliche Empörung oder gar einen Panikausbruch fürchten – der den Verlust von zigtausenden von Arbeitsplätzen und, was noch schlimmer wäre, einen erheblichen Vertrauensverlust in die Regierung zur Folge haben würde – wenn die Wahrheit ans Tageslicht käme?[7]

Zum besseren Verständnis darüber, welche Mechanismen und Absichten sich wirklich hinter diesem Vorwand verstecken, müssen wir uns in unsere Schulzeit zurückversetzen und uns ein paar grundlegende Dinge aus dem Physikunterricht ins Gedächtnis zurückrufen.

Das elektromagnetische Spektrum umfasst sämtliche Formen von Energie, die anhand von Wellen oder Strahlen nachgewiesen werden können: Von den niederfrequenten Telegrafiewellen, wie sie für die

---

[6] Laut eines Berichts in der englischen Zeitung *Sunday Times* vom 25.7.2004 sollen Passagiere möglicherweise schon in zwei Jahren auf Kurzstreckenflügen innerhalb Europas mit ihren Handys telefonieren können. Demnach will der Flugzeugbauer Airbus ein schuhkartongroßes Empfangsgerät entwickeln, das eine Verbindung zum Mobilfunknetz am Boden herstellt. Die Navigations- und Kommunikationssysteme der Maschine würden dadurch nicht behindert. *Yes I can talk now – I'm on the plane*, http://www.timesonline.co.uk/newspaper/0,,176-1190946,00.html?submit.x=32&submit.y=7

[7] Kane, Dr. R. C., *Cellular Telephone…*, S. 141

Kommunikation zwischen U-Booten eingesetzt werden über die zur Stromversorgung unserer Großstädte verwendete Energie bis hin zu Radio- und Mikrowellen; über die Infrarotstrahlung bis zum äußersten Ende des sichtbaren Spektrums (rot), durch alle Farben, den Gelb-, Blau-, Indigo- und Violett-Tönen (der Grenze des für den Menschen sichtbaren Bereichs), weiter über Ultraviolett zu den Röntgenstrahlen und schließlich bis zu den Gammastrahlen. Wir denken, wir wissen über alles Bescheid und konzentrieren unsere Aufmerksamkeit auf alles, was feste bzw. sichtbar gemachte Materie ist, da wir diese optisch erfassen können! Wie wir jedoch sehen werden, existiert neben der für uns griff- und sichtbaren materiellen Welt ein Universum an Energie, das für uns zum größten Teil nicht sichtbar ist.

Betrachtet man das gesamte elektromagnetische Spektrum, so ist nur ein Bruchteil dessen für das menschliche Auge sichtbar. Das sichtbare Spektrum reicht von 400 bis 700 nm [nm = Nanometer; 1 nm = 0,000 000 001 m].

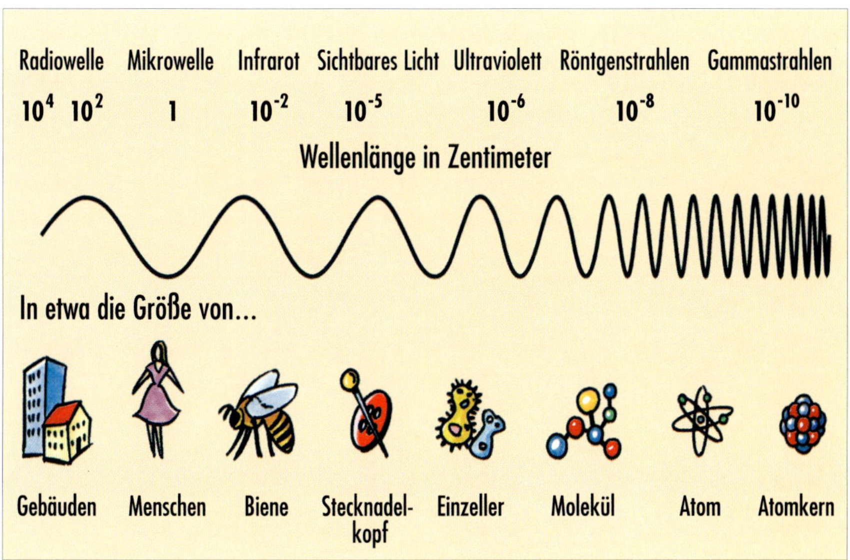

Die Wellen im elektromagnetischen Spektrum sind unterschiedlicher Länge: Im Fall von Radiowellen sind sie sehr lang und vergleichbar mit der Größe eines Gebäudes; Gammastrahlung ist extrem kurz und erreicht noch nicht einmal die Größe eines Atomkerns.

Unser gesamtes Universum und alles, was sich darin befindet – einschließlich allen Lebens auf unserem Planeten – schwingt mit einer ihm spezifischen Energie. Der Mensch ist im wahrsten Sinne des Wortes ein energetisches Geschöpf, wie an der nachfolgenden Aura-Photographie unschwer erkennbar ist.

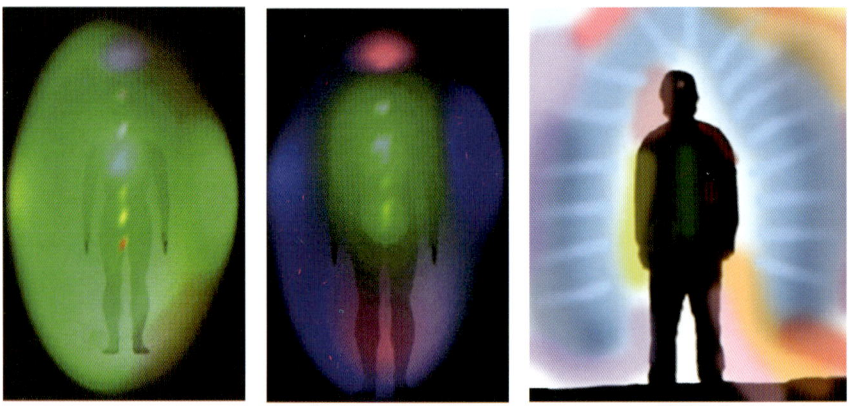

Die menschliche Aura sichtbar gemacht [8]

Die für das menschliche Auge nicht sichtbare Energie, die jeden Menschen umgibt, kontrolliert die Abläufe im sichtbaren Körper. In Asien zum Beispiel hat man ein ganz anderes Verständnis für diese energetischen Abläufe und ist darauf bedacht, dass Yin und Yang nicht aus dem Gleichgewicht geraten. Als Symbol für dieses Gleichgewicht dient das nachfolgend abgebildete Zeichen, welches Sie bestimmt schon einmal gesehen haben.

[8] http://www.vibrantuniverse.com; http://www.heilkunst.com/journal/aurapics.htm

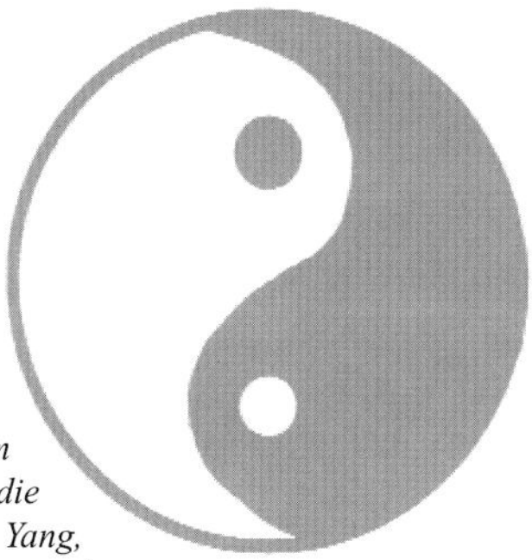

Gemäß der Yin und Yang-Lehre besitzen alle Dinge und Erscheinungen in sich auch ihr Gegenteil und bilden mit diesem eine Einheit. Sämtliche Organe und physiologischen Vorgänge sind diesem System der Gegensätze untergeordnet. Das uralte Symbol zeigt die Ausgewogenheit des dunklen, kalten Yin und des hellen, heißen Yang, den Idealzustand im Körper. Dort, wo Yin abnimmt, schwillt Yang an und umgekehrt; beide halten sich in der Balance. Die Pole tragen jedoch den Keim ihres Gegenteils – den hellen und den dunklen Punkt – in sich. Hier liegt die Gefahr der Disharmonie: Wenn Yang die Übermacht gewinnt, zieht sich Yin zurück und umgekehrt, was der Beginn einer Krankheit sein kann.[9]

Dem heilbringenden Energieverständnis der Asiaten wenden wir uns später noch genauer zu;[10] kehren wir jetzt wieder zu unseren bereits begonnenen Ausführungen zurück.

Der menschliche Körper ist eine wunderbare elektrische Maschine, ein grandioses Kunstwerk bzw. eine Art elektrisches Netzwerk und daher ein hervorragender Empfänger für elektromagnetische Wellen. Haben Sie schon einmal die Antenne eines Radios oder Fernsehers in der Hand gehalten und konnten beobachten, dass der Empfang plötzlich besser wurde? Dieses kleine Beispiel verdeutlicht, dass der menschliche Körper eine bessere Leitung ist als Edelstahl oder Kupfer.

Hier endet sie auch schon, unsere kleine Physikstunde. Sie haben sich wacker geschlagen! Und jetzt raten Sie mal, an welcher Stelle des elektromagnetischen Spektrums Handysignale abgerufen werden? Genau neben der Frequenz für Mikrowellenherde!

[9] GEO Nr. 6, Juni 2001
[10] Siehe Anhang 2

Das elektromagnetische Spektrum

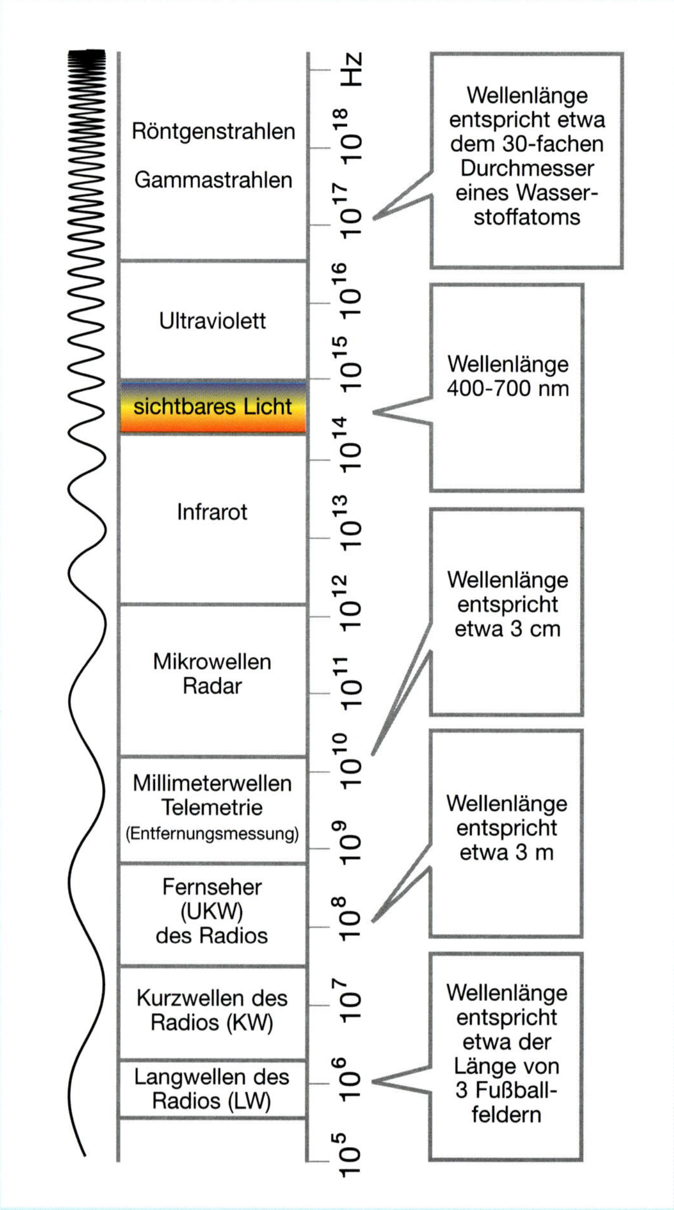

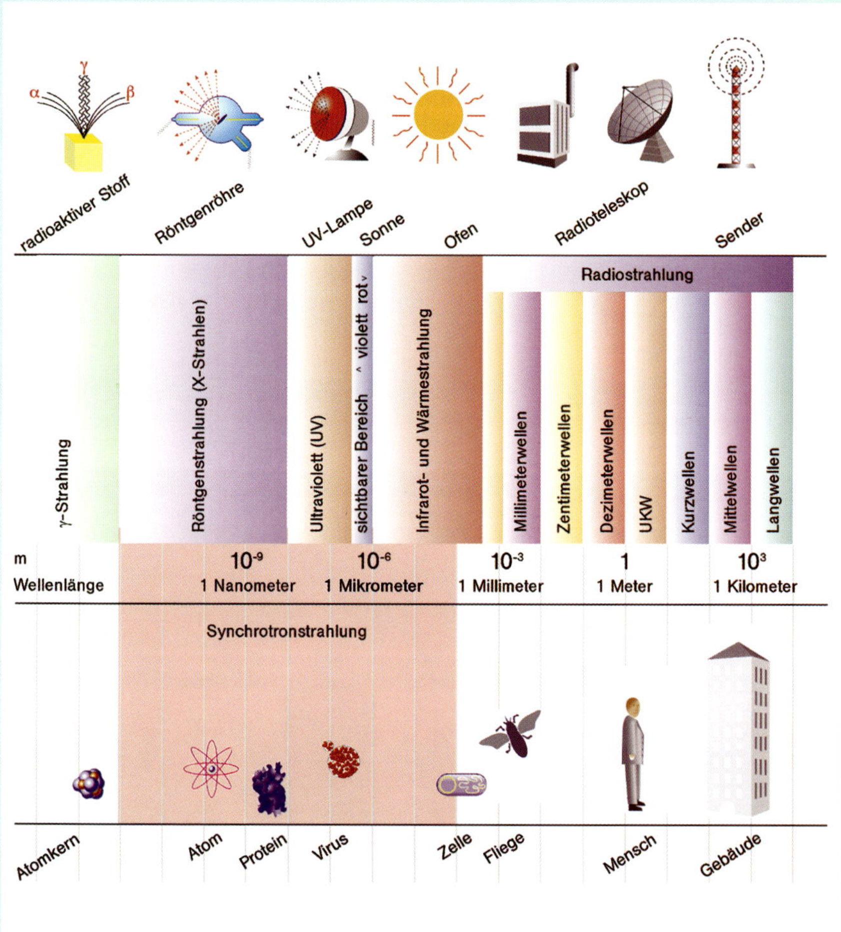

Das elektromagnetische Spektrum der hochfrequenten Strahlen von technischen Frequenzen bis unsichtbarem Licht und ionisierenden Gammastrahlen

11 http://www.freie-energie.net/index/grundlagen/grundl_elmag_spektr_01.jpg

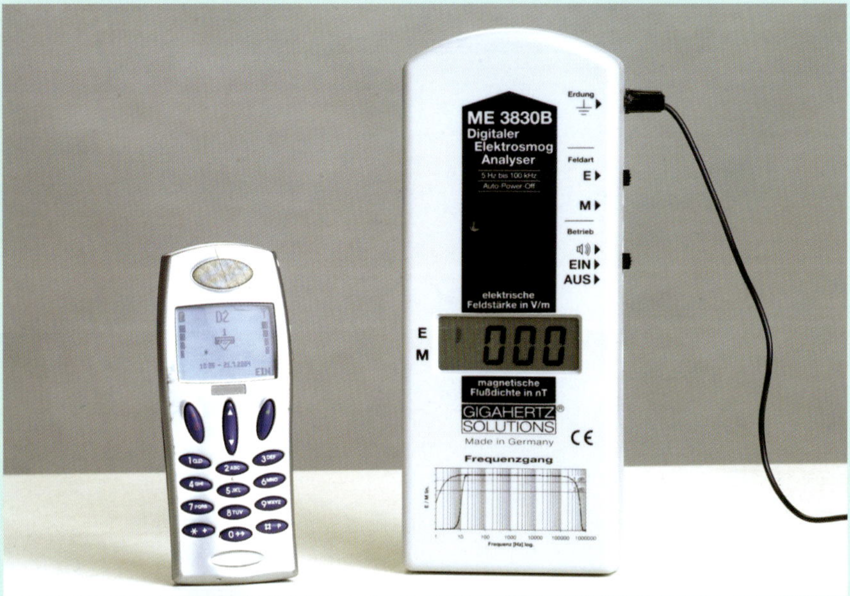

Mikrowellen sind in der Kommunikationsindustrie sehr hilfreich. Stellen Sie ein Handy neben ein Meßgerät (Mikrowellendetektor) und machen Sie einen Anruf ...

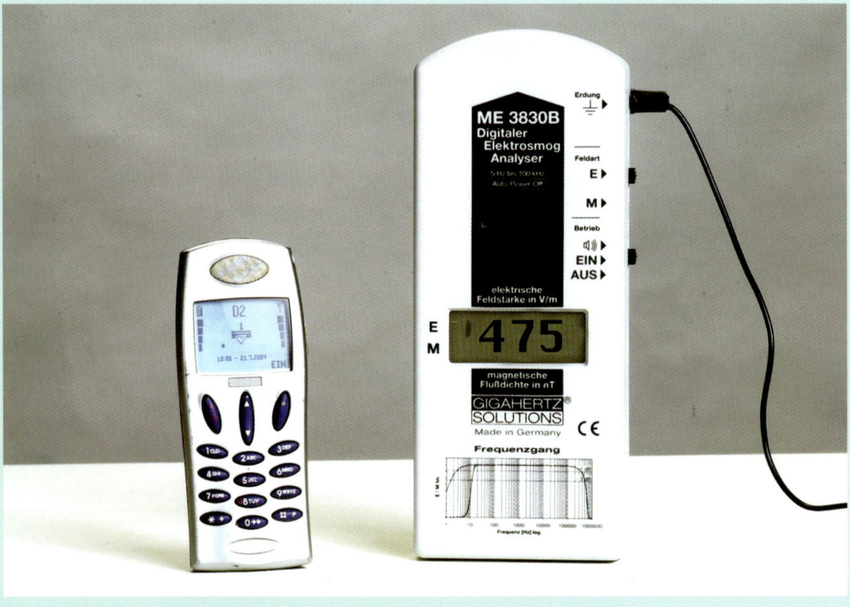

... Das Meßgerät wird deutlich ausschlagen!

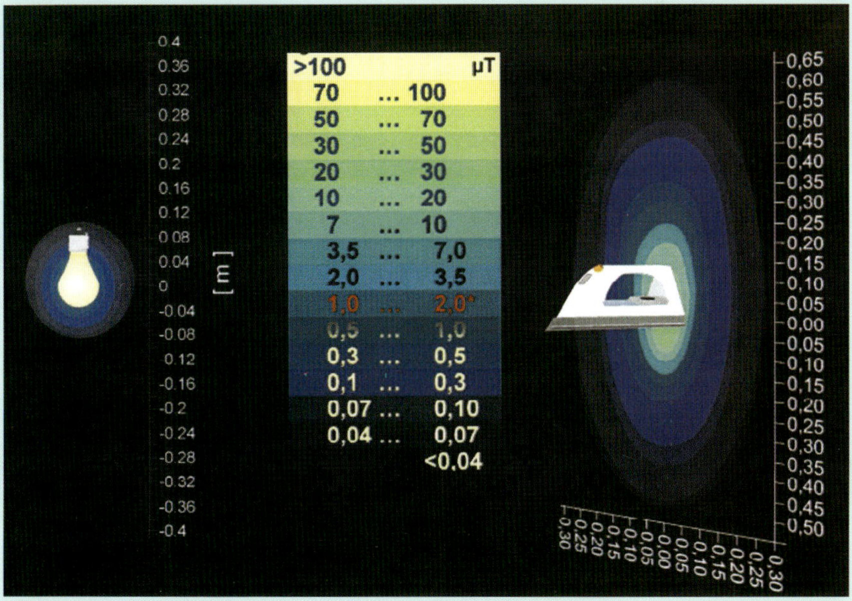

Magnetfeld einer Glühbirne und eines Bügeleisens

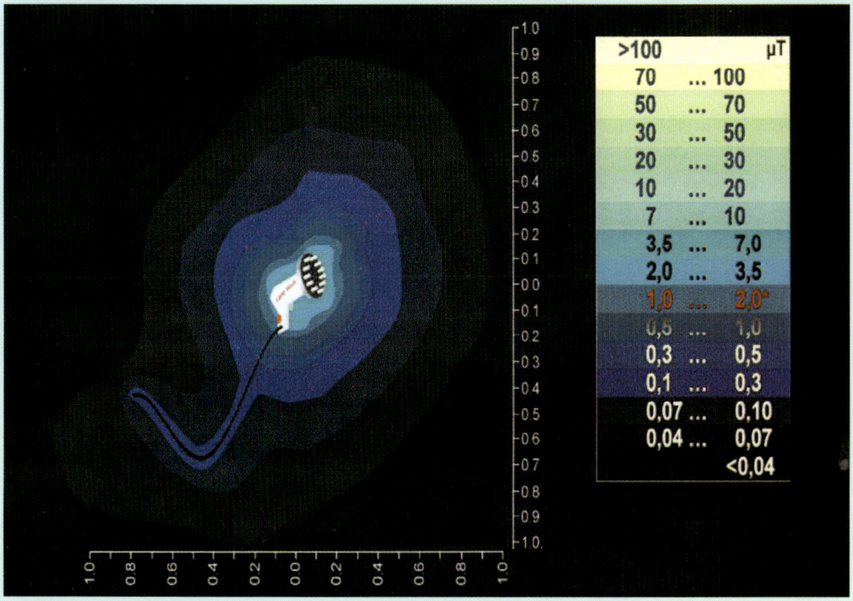

Magnetfeld eines Haarföns

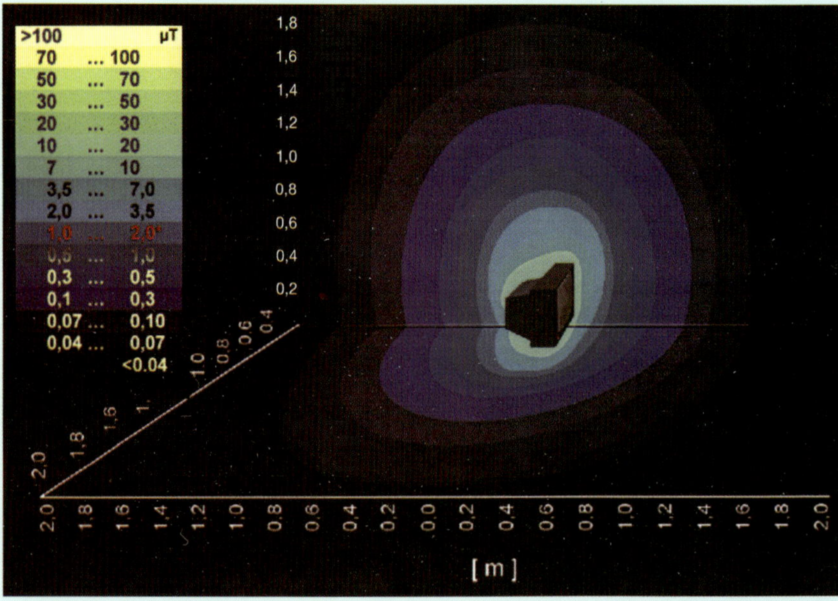

Magnetfeld eines Fernsehers

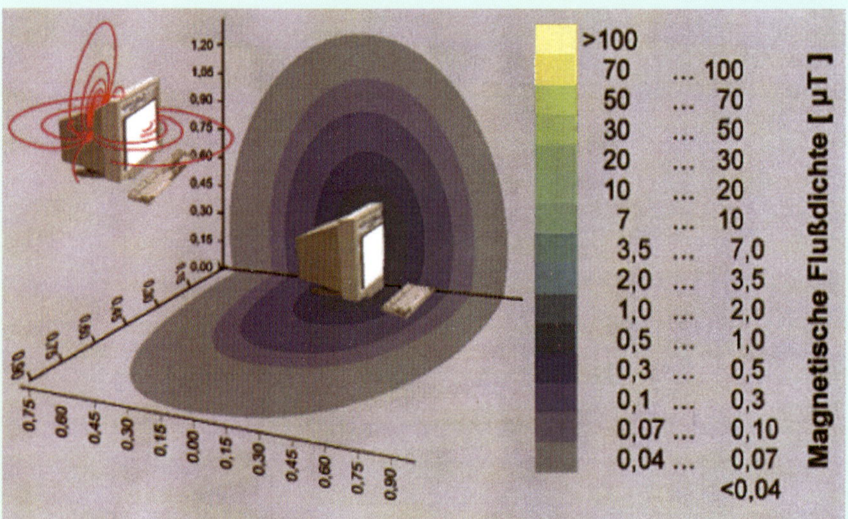

Magnetfeld eines Computerbildschirms

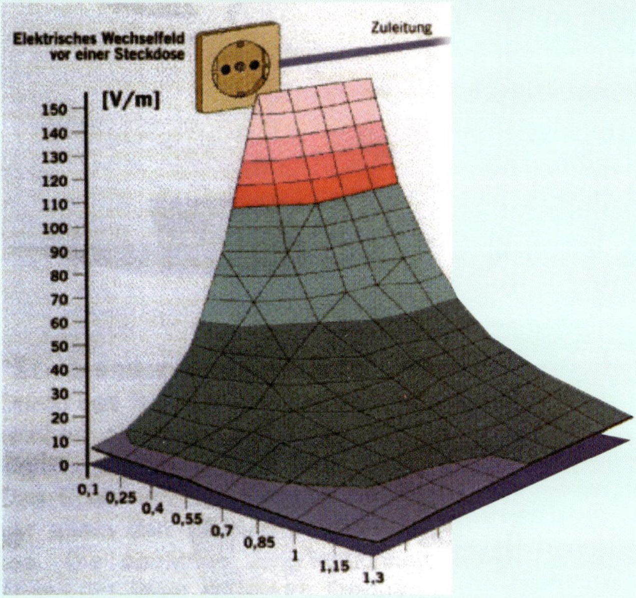

Magnetfeld in der Umgebung einer Netzsteckdose

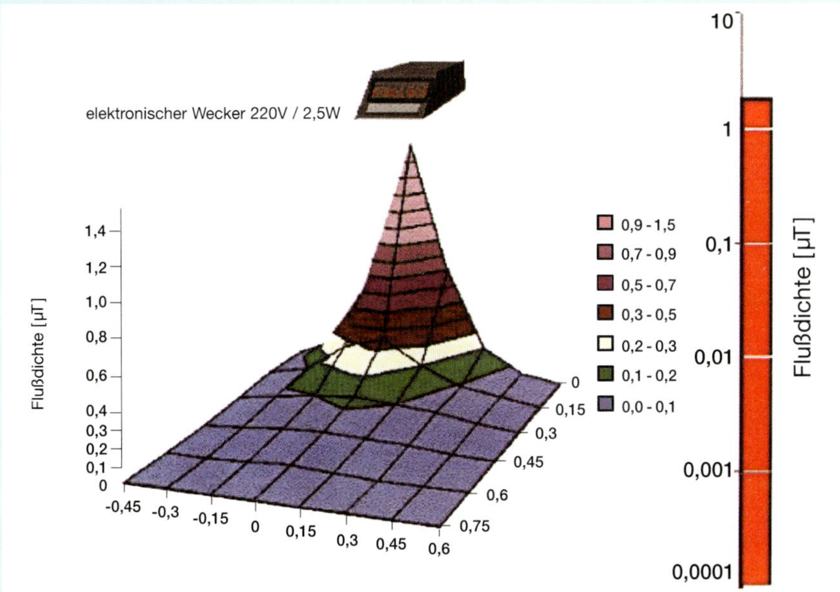

Magnetfeld eines Radioweckers

Den Handyherstellern wurde für die Übertragung von Handysignalen eine bestimmte Frequenz zur Verfügung gestellt. Diese liegt exakt in der Mitte jenes Frequenzbereiches, der menschliches und tierisches Gewebe zum Verdampfen bringt und dem Frequenzbereich, den die Medizin für die Behandlung von Krebserkrankungen nutzt, also genau neben der Frequenz, die für Mikrowellenherde verwendet wird. Die Schulmedizin ist bestens darüber informiert, dass sich die für den Handybetrieb verwendete Frequenz für die Abtötung von Zellen – sowohl von Krebs- als auch gesunden Zellen – besser eignet als die bei einer Bestrahlungstherapie eingesetzten Frequenzen. Allerdings wird zu diesem Thema stoisches Stillschweigen bewahrt, was nicht verwundert.

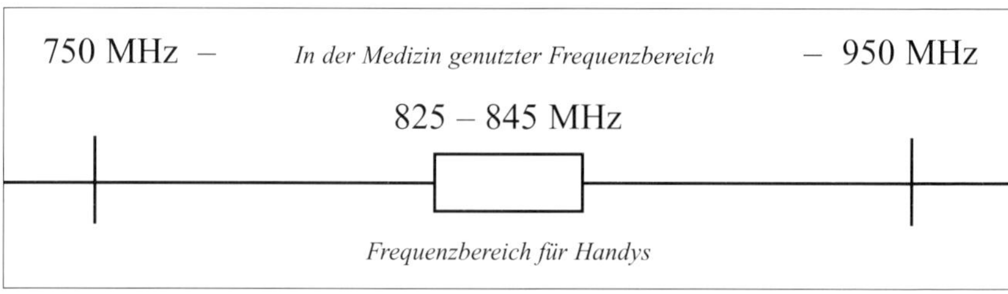

Die Energieabsorptionseigenschaften, welche die Frequenzspanne von 750-915 MHz für eine Hyperthermie oder eine Diathermie so wünschenswert machen, sind exakt dieselben Absorptionseigenschaften, welche die 825-845 MHz Übertragungsspanne für Handys so gefährlich machen.[12]

Es gibt weit über zehntausend wissenschaftliche Abhandlungen sowie zahlreiche Bücher, in denen die Forschungsarbeiten der vergangenen 40 Jahre zum Thema schädliche Auswirkungen von Hochfrequenzstrahlung, wie sie heute von den Handyherstellern eingesetzt werden, dokumentiert sind. Das Absurde an der Sache ist, dass die Regierung, das Militär und die Telefonindustrie von diesen Schriftwerken Kenntnis haben. Allerdings sind sie nicht, wie man vermuten könnte, daran interessiert, diese Informationen der Weltbevölkerung zugänglich zu machen. Warum? Weil sie befürchten, Empörung und Panik könnte sich breitmachen.[13]

[12] Kane, Dr. R. C., *Cellular Telephone…*, S. 5
[13] Kane, Dr. R. C., *Cellular Telephone…*, S. 141

In Anbetracht der Tatsache, dass der Industrie das gesamte elektromagnetische Spektrum zur Auswahl steht, fragt man sich, wieso für die Handynutzung Frequenzen ausgewählt wurden, welche die menschlichen Zellen buchstäblich zum Garen bringen? Um das ganze Ausmaß dieser schädigenden Frequenzen am eigenen Leib zu erleben, statuieren Sie doch die Probe aufs Exempel: Stecken Sie Ihren Kopf in die Mikrowelle und drücken Sie dann auf den Startknopf! Eine beliebte Variante: Wenn Sie das nächste Mal eine Mahlzeit in der Mikrowelle zubereiten, drücken Sie Ihr Ohr fest an die Tür des Geräts, während es eingeschaltet ist. Keinem halbwegs vernünftigen Menschen würde es auch nur im Traum einfallen, einen derart idiotischen Vorschlag in die Tat umzusetzen. Daraus leitet sich die logische Frage ab: Wieso benutzen wir dann Handys?

Der Mikrowellenherd verstrahlt Sie mit 1mW/cm². Ein kurzes Telefonat von gerade einmal 30 Sekunden setzt das Gehirn sowie die für Sehkraft und Gehör verantwortlichen Nerven einem Energiebad aus, das 15-20 mW/cm² ausmacht.[14]

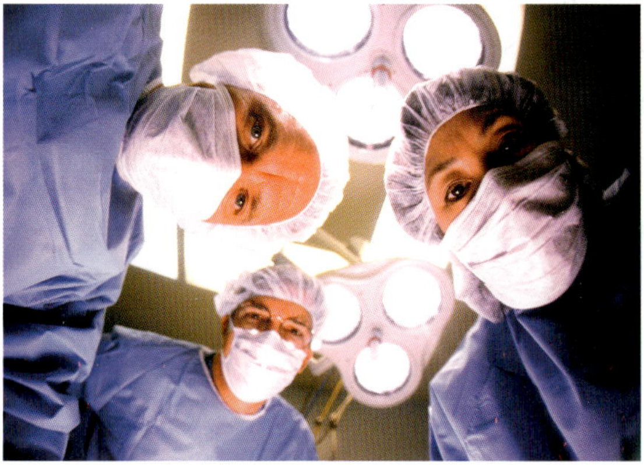

„Es liegt in der Natur der Sache, dass Frequenzen, welche sich für eine Wärmebehandlung als am geeignetsten erweisen, genau jene Frequenzen sind, die sich in einer unkontrollierten Situation als die für den Menschen gefährlichsten herausstellen können."[15]

[14] Kane, Dr. R. C., *Cellular Telephone…*, S. 138

[15] **C. C. Johnson and A. W. Guy**, *Nonionizing Electromagnetic Wave Effects in Biological Materials and Systems, Proceedings of the IEEE*, Nr. 6 (Juni 1972): S. 692-718; zitiert in Kane, Dr. R. C., *Cellular Telephone…*, S. 45

Risiko Mikrowelle

Die erste Entwicklung von Mikrowellenöfen fand während des Zweiten Weltkriegs an der Humboldt Universität, Berlin statt (1942-1943). Das Ziel war, den Soldaten zu jedem Zeitpunkt und an jedem Ort warme Nahrung zur Verfügung stellen zu können. Die Resultate zeigten jedoch das damit verbundene hohe Gesundheitsrisiko, worauf die Herstellung und der Gebrauch von Mikrowellenöfen im ganzen Reichsgebiet verboten wurde. Nach dem Krieg wiederholten die Russen die deutschen Forschungen mit demselben Resultat, worauf Mikrowellenöfen auch in der Sowjetunion gesetzlich verboten wurden.

Wie ein Mikrowellenherd funktioniert

Im Mikrowellenherd befindet sich ein großes „Magnetron". Dieses erzeugt ein Wechselstromfeld, in dem das elektrische Feld durch die Mikrowelle mehr als 2 Milliarden Mal pro Sekunde umgepolt wird.

In unserer Nahrung befinden sich hohe Anteile von Wassermolekülen. Wasser ist ein sogenannter „Dipol". Das heißt, dass ein Ende des Wassermoleküls positiv (+) geladen ist, das andere Ende negativ (-). Die hochfrequente Strahlung in einem Mikrowellenherd zwingt nun vor allem die Wassermoleküle, in rasender Geschwindigkeit hin- und herzuschwingen. Dadurch entsteht Reibungshitze, welche die Nahrung oder Flüssigkeit erwärmt. Dieser unnatürliche Zwang wirkt auch auf Eiweiß und Fettbestandteile der Nahrung bzw. Flüssigkeiten.

Die Auswirkungen dieser Reibung

Durch diesen gewalttätigen Eingriff in die Struktur des Lebensmittels werden die Molekülstrukturen verformt und die Zellwände im Gargut zerstört. Man kann also von Nahrung sprechen, die chaotisiert wurde. Nimmt der Körper über diese kaputten Strukturen chaotische Informationen auf, wirken diese wie ein Fremdköper auf den Organismus. Das

Resultat: Der Organismus reagiert auf derart behandelte Nahrung mit Depolarität (Ungleichgewicht) und Abwehr.

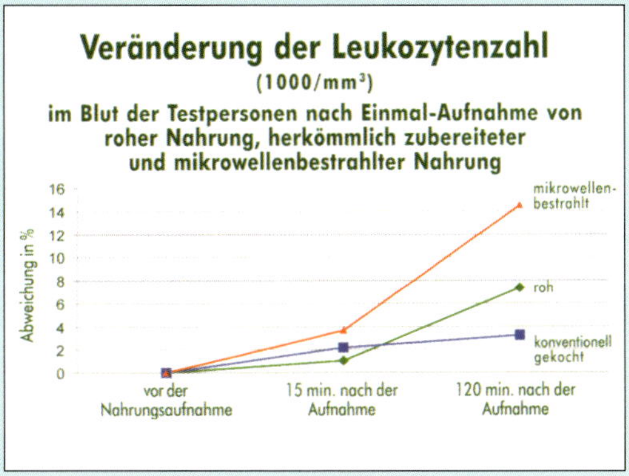

Zunahme der Leukozyten vor, 15 Minuten bzw. 120 Minuten nach der Aufnahme von konventionell gekochter, roher bzw. mikrowellenbestrahlter Nahrung. Stärkste Zunahme nach dem Verzehr von Nahrung aus dem Mikrowellenofen.

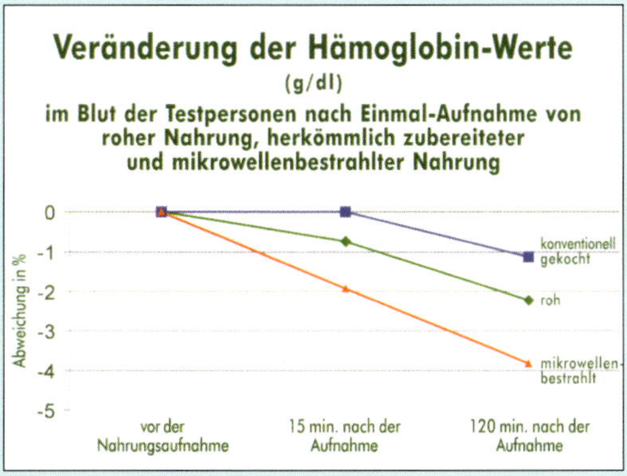

Signifikante Abnahme des Hämoglobingehalts im Blut nach dem Verzehr von konventionell gekochter, mikrowellenbehandelter und roh verabreichter Nahrung. Das Hämoglobin ist der Blutfarbstoff, der für den Sauerstoffhaushalt eine entscheidende Rolle spielt. Bei Mangelzuständen treten z. B. Anämien auf.

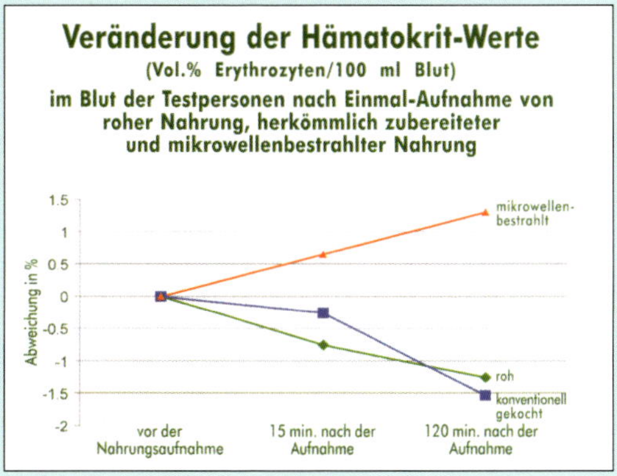

Stresssymptom: Der sogenannte Hämatokrit zeigt eine deutliche Veränderung, unter anderem durch zunehmende Verklumpung der roten Blutkörperchen. Dieser Zustand weist auf starken Stress hin. Während rohe und konventionell erhitzte Nahrung den Hämatokrit im Verlauf von 120 Minuten senkte, erhöhte er sich dagegen nach der Aufnahme von mikrowellenbestrahlter Nahrung.

Zerstörung des Nährwerts der Nahrung

Mikrowellenbestrahlung erzeugt eine signifikante Abnahme des Nährwerts der Nahrung:

- Abnahme der Bioverfügbarkeit von Nährstoffen wie Fetten, fettähnlichen Stoffen, Eiweißen, Kohlehydraten, Vitaminen und Mineralien (die Stoffe können vom Körper nicht mehr aufgenommen und verarbeitet werden)
- Verlust von bis zu 90 % der Vitalenergie in allen getesteten Nahrungsmitteln
- Übersäuerung der Nahrung
- Markante Beschleunigung des strukturellen Zerfalls der Nahrung

Gesundheitliche Auswirkungen

Das Deutsche Institut für Strahlenhygiene des Deutschen Bundesamtes für Strahlenschutz hat bereits 1980 folgende Wirkungen von Mikrowellenbestrahlungen beschrieben:

- Aktivitätsänderungen von Enzymen und Beeinflussung enzymatischer Prozesse
- Beeinflussungen von Schilddrüse und Nebenniere und ihren Hormonen
- Auswirkung auf die Zusammensetzung und Funktion von Blutbestandteilen
- Beeinflussung des Zellwachstums und Chromosomenveränderungen
- Trübung der Augenlinsen (Grauer Star)
- Beeinflussung der Konzentration bzw. Funktion von Blutbestandteilen

Darüber hinaus geht von jedem Mikrowellenherd eine Strahlung aus, die während und nach dem Gebrauch eines solchen Gerätes direkt in den Körper derjenigen strahlt, die sich in der Nähe solcher Geräte aufhalten. Je nach der Höhe, in der ein solches Gerät angebracht ist, sind vordringlich die Augen, der Brust- oder Bauchbereich oder gar die

Genitalien unter Beschuss. Die mittel- oder langfristigen Folgen dieser Bestrahlung sind leicht auszurechnen. Lassen Sie sich hier nicht von der üblichen Augenwischerei der Grenzwertdiskussionen beeinflussen: Es gibt für diese Art technischer Strahlung keinen Grenzwert, der die Einwirkung tatsächlich harmlos machen würde.

Aufgrund dieser Ausführungen kann man schließen, dass Mikrowellennahrung u. U. zu Magen-Darmkrebs, Störungen des Immunsystems und anderen massiven körperlichen Beeinträchtigungen führt.

‚Gesparte' Zeit

Wer die Mikrowelle nutzt, weil er glaubt, „Zeit zu sparen", muss sich darüber klar sein, dass er genau diese „gesparte" Zeit von seiner Lebensspanne abschneidet. Die Industrie will auf ihre Milliardengewinne, die sie durch diese Technologie auf Kosten der Verbraucher macht, nicht verzichten. Bewusst setzen die Vertreter dieser Konzerne die Bevölkerung der Gefahr aus, an Krebs zu sterben und verharmlosen bzw. leugnen die wissenschaftlich seit langem bewiesenen tödlichen Auswirkungen ihrer Geräte ab.

Es ist offensichtlich, dass es für eine derartige Vergewaltigung des Lebens nur eine Lösung geben kann: Diese Geräte müssen endgültig aus dem Verkehr gezogen werden. Dies kann jedoch nur geschehen, wenn die Bevölkerung selbst dazu bereit ist, zum einen auf ihre scheinbar bequeme Mikrowelle zu verzichten und zum anderen gegen diese Technologie zu protestieren und sich für eine lebensverträgliche, gesunde Technik einzusetzen.[16/17/18]

* * *

---

16 http://www.das-gibts-doch-nicht.de/doc/mikrowelle.doc

17 Die hier gezeigten Grafiken verdanken wir der freundlichen Unterstützung von **The World Foundation for Natural Science**, Bern, Schweiz und Washington, DC, USA; www.naturalscience.org

18 Forschungen von Dr. Hans U. Hertel zusammen mit der Universität Lausanne, Schweiz, Ende der 80er Jahre. Die Resultate dieser Forschungen decken sich mit den deutschen und russischen Forschungen aus den 40er Jahren.

Es folgt ein Auszug aus dem Gerichtsmedizinischen Forschungsdokument TO61-7R10/10-77F05

Veröffentlichungspriorität: Klasse 1 R001a
Thema: Auswirkungen von Mikrowellen auf Menschen
Zusammengestellt von William P. Kopp, Research Operations
Atlantis Rising Educational Center (A.R.E.C.)
Educational Research Operations, 7915 S.E. Stark, Portland, Oregon 97215, USA,
Erstveröffentlichung: Anfang der 90er Jahre [19]

Forschungsgeschichte:

Die Mikrowellenöfen (microwave radiomissor cooking ovens) wurden ursprünglich von den Deutschen für den Einsatz bei den mobilen Unterstützungsoperationen während des Russlandfeldzuges erforscht und entwickelt. Die Möglichkeit, elektronische Geräte für die Bereitstellung von warmer Nahrung in großen Mengen einzusetzen, hätte die logistischen Probleme der Bereitstellung von Brennstoffen zum Kochen beseitigt; außerdem hätten die Speisen in wesentlich kürzerer Zeit zubereitet werden können.

Nach dem Zweiten Weltkrieg entdeckten die Alliierten die medizinischen Forschungsunterlagen und Dokumentationen über diese Geräte. Diese Dokumente und die experimentellen Mikrowellengeräte wurden dem U.S. Kriegsministerium überstellt, klassifiziert und der wissenschaftlichen Forschung als Referenz zugewiesen. Auch die Sowjetunion beschlagnahmte einige Geräte und begann, unabhängig weiterzuforschen.

Die Russen waren bei ihrer Erforschung der biologischen Wirkung von Mikrowellenöfen sehr sorgfältig und haben aufgrund ihrer Resultate deren Gebrauch ebenfalls gesetzlich untersagt. Gleichzeitig veröffentlichten sie eine internationale Warnung betreffend möglicher biologischer Schäden und Auswirkungen auf die Umwelt, welche der Einsatz dieser und ähnlich frequenter elektronischer Apparate haben könnte.

[19] Es handelt sich hierbei um das Dokument, welches im Anschluss an die Veröffentlichung der schweizer Untersuchungen den Autoren Dres. Blanc und Hertel zur Verfügung gestellt wurde.

Zusammenfassung der gerichtsmedizinischen Forschungsarbeiten
Die folgenden wichtigsten deutschen und russischen Forschungsstellen befassten sich mit den biologischen Auswirkungen von Mikrowellen:

Die ersten Untersuchungen auf Mikrowellen erfolgten durch die Deutschen an der Humboldt-Universität in Berlin in den Jahren 1942 bis 1943 vor dem Barbarossa-Feldzug. Die russischen Forschungen begannen dann im Jahre 1957 am Institut für Radiotechnologie in Kinsk (weißrussische autonome Region) und am Institut für Radiotechnologie in Rajasthan (autonome Region Rossiskaja), beide in der UdSSR. [...]

Die Auswirkungen, welche die deutschen und russischen Forscher feststellten, werden in den drei folgenden Kategorien zusammengefasst:
Kategorie I: Krebserzeugende Auswirkungen
Kategorie II: Zerstörung des Nährwertes der Nahrung
Kategorie III: Direkte biologische Auswirkungen von Mikrowellenstrahlung auf Menschen

Kategorie I Krebserzeugende Auswirkungen[20]
Die gerichtsmedizinisch festgestellten Auswirkungen von verstrahlter Nahrung waren:

1. Erzeugung von d-Nitrosodiethanolamin (ein bekanntes Karzinogen) in Fertigfleisch, das ausreichend erwärmt wurde, um eine hygienische Nahrungsaufnahme zu gewährleisten.
2. Durch die chemischen Veränderungen in den Nahrungsmitteln wurden Funktionsstörungen im Lymphsystem beobachtet. Dadurch Degeneration des Immunpotentials im Körper, welches gegen bestimmte Formen von Neoplasmen (krebsartige Wucherungen) schützt.
3. Erhöhte Zahl von Krebszellen im Blutserum (Zytome) nach Einnahme von Nahrung, die mit Mikrowellen bestrahlt worden war.
4. Karzinogene Freie Radikale wurden in bestimmten molekularen Formationen von Spurenelementen in pflanzlichen Substanzen, besonders in rohem Wurzelgemüse, gebildet.

[20] Gekürzte Fassung

5. In einer statistisch hohen Anzahl von Personen erzeugt mit Mikrowellen bestrahlte Nahrung krebsartige Geschwülste im Magen und im Verdauungstrakt, außerdem eine allgemeine Degeneration der peripheren Zellgewebe, mit einem allmählichen Zusammenbruch der Funktionen des Verdauungs- und Ausscheidungssystems. [...]

Kategorie II Zerstörung des Nährwertes der Nahrung[21]

Mikrowellenbestrahlung erzeugt eine signifikante Abnahme des Nährwertes aller untersuchten Nahrungsmittel. Hier die wichtigsten Erkenntnisse:

1. Abnahme der Bio-Verfügbarkeit (Fähigkeit des Körpers, einen Nährstoff aufzunehmen und einzusetzen), der Vitamine des B-Komplexes, der Vitamine C und E, der essentiellen Mineralien und fettähnlichen Substanzen in allen Nahrungsmitteln.
2. Verlust von 60 - 90 % der Vitalenergie in allen getesteten Nahrungsmitteln.
3. Markante Beschleunigung des strukturellen Zerfalls aller Nahrung. [...]

Kategorie III Direkte biologische Auswirkungen von Mikrowellenbestrahlung[22]

Die Exposition zu Mikrowellenstrahlung zeigte auch unvorhergesehene destruktive Auswirkungen auf das allgemeine Wohlbefinden von Personen, die solcher Strahlung ausgesetzt sind. Dies wurde erst entdeckt, als die Russen mit sehr fortschrittlichen Geräten zu arbeiten begannen und herausfanden, dass ein Mensch die mikrowellenbestrahlte Nahrung nicht einmal einnehmen musste – dass schon der Einfluss des Energiefeldes selbst genügte – um derart schädliche Nebenwirkungen zu erzeugen. Deshalb wurde 1976 der Gebrauch von Mikrowellengeräten in der Sowjetunion gesetzlich verboten.

21 Gekürzte Fassung
22 Gekürzte Fassung

Die festgestellten Auswirkungen waren:

1. Abbau des „Lebensenergiefeldes“ bei Menschen, die der Abstrahlung eingeschalteter Mikrowellenöfen ausgesetzt waren, mit langanhaltenden Nebenwirkungen auf das menschliche Energiefeld.
2. Kumulierender Langzeitverlust der Vitalenergie von Menschen, Tieren und Pflanzen, welche sich innerhalb eines 500 m-Radius vom aktivierten Gerät befanden.
3. Langanhaltende Ablagerung magnetischer „Depots“ im gesamten Nerven- und Lymphsystem.
4. Destabilisation und Unterbrechung der Hormonproduktion und der Aufrechterhaltung des Hormonausgleichs bei Männern und Frauen.
5. Markant höhere Werte der Störung der Gehirnwellen in den Alpha-, Beta- und Delta-Signalmustern bei Menschen, die Mikrowellenfeldern ausgesetzt waren.
6. Durch die Störungen der Gehirnwellen wurden destruktive psychologische Auswirkungen wie Erinnerungsverlust, Konzentrationsschwäche, unterdrückte Emotionalschwelle, Verlangsamung der Denkprozesse und Schlafstörungen festgestellt, und zwar in einem statistisch markant höheren Prozentsatz bei Personen, welche konstanten Strahlungen von Feldern von Mikrowellengeräten – sowohl Küchengeräten als auch Sendern – ausgesetzt waren. [...]

Gerichtsmedizinische Hinweise aus der Forschung:

Aufgrund der genannten Hinweise ist der Einsatz von Mikrowellengeräten sicherlich nicht anzuraten. [...] Durch die problematische, zufallsgesteuerte, magnetische Ablagerung und Anbindung an biologische Systeme, welche schließlich die neurologischen Systeme – vor allem das Gehirn und die Nervenzentren – beeinflussen, kann sich eine langanhaltende Depolarisation der neuro-elektrischen Kreisläufe im Gewebe einstellen. Da diese Effekte praktisch nicht wieder gutzumachende Schäden an der neuro-elektrischen Integrität der verschiedenen Komponenten des Nervensystems bewirken können (T. R. Luria, Novosibirsk 1975c), ist die Einnahme von mikrowellenbestrahlter Nahrung auf alle Fälle kontraindiziert, also davon abzuraten. Der magnetische Einlagerungseffekt kann die Psychoneural-Rezeptoren im Gehirn durch die künstlich erzeugten Mikrowellen-Frequenzfelder – auch von Radio- und TV-Sendern – leichter psychologisch beeinflussbar machen.

Die theoretische Möglichkeit der psychotelemetrischen Beeinflussung (der Fähigkeit, das menschliche Verhalten durch Radiosignale mit kontrollierten Frequenzen zu beeinflussen) wurde von sowjetischen Forschern in Uralyera und Novosibirsk (Luria und Perov, 1974a, 1975c, 1976a) dargelegt. Dies bedeutet, dass ungewollt eine unterbewusste psychologische Energiefeld-Übereinstimmung (zwischen Gerät und Mensch) durch den eingeschalteten Mikrowellenofen erfolgen kann.[23]

[23] Dieses Dokument wurde von William P. Kopp, A.R.E.C. Research Operations zusammengestellt. Er war Mitarbeiter im Atlantis Educational Center in Portland, Oregon, USA, in dessen Archiven sich das Original des gerichtsmedizinischen Forschungsberichtes befindet. Mit diesem Bericht kam Kopp aber einer mächtigen Lobby in die Quere und sah sich daraufhin gezwungen, seinen Namen zu ändern und unterzutauchen. Aus dieser Veröffentlichung geht im Besonderen hervor, dass nicht nur die Schädlichkeit der Mikrowellenstrahlung an sich und über die verstrahlte Nahrung erwiesen ist, sondern auch die Tatsache, dass im Mikrowellenherd aufgetaute oder erhitzte Nahrung auf schädliche Weise verändert wird – Tatsachen, die freilich von den Herstellern der Mikrowellengeräte aufs heftigste abgestritten werden.

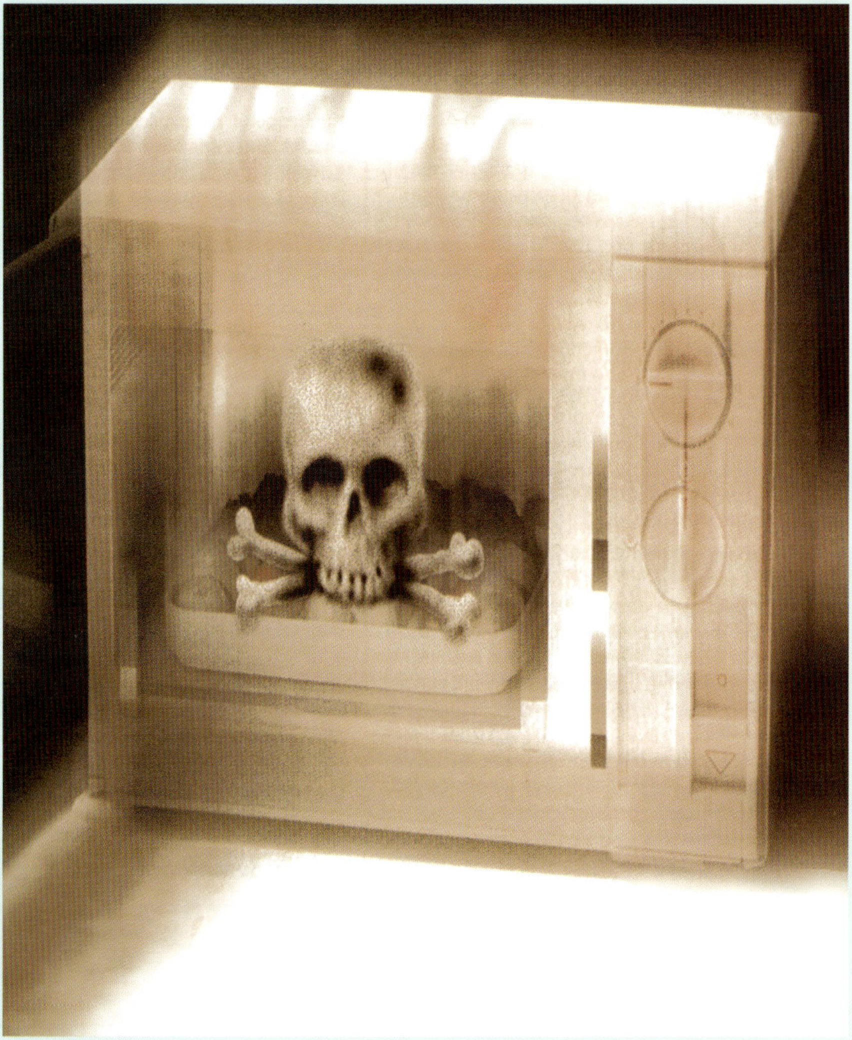

Im Mikrowellenherd zubereitete Speisen sind alles andere als unbedenklich für die Gesundheit

Eine klinische Studie aus der Schweiz[24]

1992 veröffentlichten die Forscher Dr. Blanc und Dr. Hertel einen Forschungsbericht, in dem sie darauf hinwiesen, dass im Mikrowellenherd zubereitete Nahrungsmittel Veränderungen im Blutbild von Testpersonen erzeugten wie bei einem beginnenden Krebsprozess.[25]

Die Veröffentlichung der Studie erfolgte in gekürzter Form erstmals in der 19. Ausgabe des Journal Franz Weber sowie in der Zeitschrift *raum & zeit*.[26]

Blanc und Hertel waren – wie man damals glaubte – die ersten Wissenschaftler, die mit Mikrowellenherden forschten und zum Zweck der Beweisführung vorlegten, inwieweit sich im Mikrowellenherd zubereitete Nahrungsmittel schädlich auf das Blut bzw. auf den ganzen Körper auswirken.

Die Hersteller von Mikrowellenherden und die ihnen den Rücken deckenden Politiker hatten jedoch nach Bekanntwerden der erdrückenden Beweislast kein Interesse, die Tatsachen über die Schädlichkeit von Mikrowellenöfen der Öffentlichkeit zugänglich zu machen, was schließlich dazu führte, dass ein Großteil der Bevölkerung ihre Speisen nach wie vor nichtsahnend im Mikrowellenherd zubereitet, ohne sich der folgenschweren Schäden für die Gesundheit bewusst zu sein.

Verschleierungstaktiken der Industrie

Kaum hatten Blanc und Hertel ihre Ergebnisse veröffentlicht, wurden die Behörden aktiv. Der einflussreiche Schweizer Verband für Elektro-

24 Durchgeführt von Dr. Bernhard Blanc, Universität Lausanne, Schweiz und Dr. Hans Ulrich Hertel, freischaffender Biologe und Forscher.

25 **Blanc, B. H. und Hertel, H. U.**, *Comparative Study about the Influence on Man by Food Prepared Conventionally and in the Microwave Oven*, 1992

26 Blanc, B. H. und Hertel, H. U., *Hände weg vom Mikrowellenherd!*, raum&zeit Special Nr. 6, Ehlers, Sauerlach, 1992

apparate für Haushalt und Gewerbe (FEA) übte Druck aus. Es gelang ihm, über den Gerichtspräsidenten von Seftigen, Kanton Bern, gegen Blanc und Hertel eine Verfügung zu erlassen, die sie mundtot machen sollte. Daraufhin zog sich Dr. Blanc zurück. 1993 wurde Dr. Hertel der Prozess gemacht: Unter dem Druck der Wirtschaft verlor er bis vor dem Bundesgerichtshof im schweizerischen Lausanne. Es wurde ihm verboten, weiter öffentlich auf seine Forschungsresultate hinzuweisen. Dr. Hertel ließ sich jedoch nicht den Mund verbieten und appellierte an den Europäischen Gerichtshof für Menschenrechte in Strassburg.

Am 25. August 1998 wurde das Urteil der schweizer Gerichte durch den Europäischen Gerichtshof für Menschenrechte aufgehoben. Dieser entschied mit 6 zu 3 Stimmen, dass die Schweiz mit ihrem Urteil Dr. Hertels Rechte verletzt hatte. Das Urteil wurde aufgehoben und die Schweiz zu einer Entschädigung von 40.000 SF (ca. $^{1}/_{3}$ der Gerichtskosten) verurteilt.

Das schweizer Bundesgericht in Lausanne hat indessen das Urteil von Strassburg noch immer nicht voll anerkannt und damit bis heute verhindert, Dr. Hertel voll entschädigen zu müssen.[27]

Zurück zum Handy

Angesichts dieser Ausführungen fällt es leicht, die von der Regierung vorgegebenen Sicherheitsrichtlinien im Hinblick auf elektromagnetische Strahlung grundsätzlich in Frage zu stellen, zumal die Handyhersteller – man höre und staune – seit der ersten Stunde des Handyzeitalters sowieso nie dazu verpflichtet waren, sich an selbige zu halten.

Wenn Sie das alles nicht so recht glauben können oder der Meinung sind, das sei ‚etwas weit hergeholt', dann lesen Sie doch einfach auf den nächsten Seiten, was die Behörden sonst noch so unternehmen

[27] www.mercola.com, T*he Hidden Hazards of Microwave Cooking*

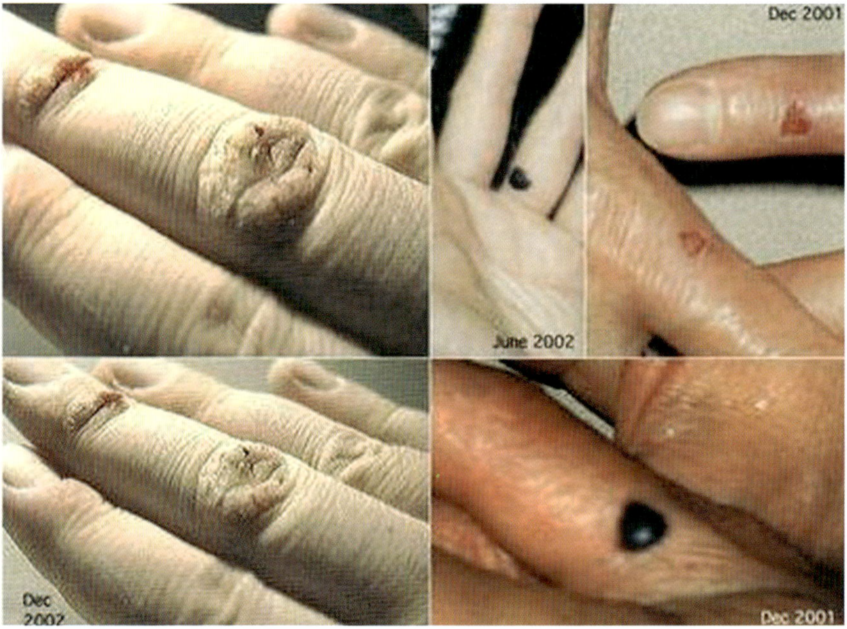

Durch Mikrowellenstrahlung verursachte Schäden an Fingern [28]

bzw. unterlassen.[29] Grund zur Panik besteht bei allem Ernst der Lage dennoch nicht und das ‚gute Stück' (Handy) muss auch nicht sofort entsorgt werden... Wenngleich es dennoch ratsam wäre, es zumindest noch für eine Weile nicht zu eng am Körper mit sich herumzutragen.

* * *

[28] http://www.buergerwelle.de/pdf/skin_effected_by_emf.jpg
[29] Kane, Dr. R. C., *Cellular Telephone...*, S. 19

Das Rockzipfel-Syndrom

Die Regierung kümmert sich schon um uns

„... [Eure Fragen] *zeigten, dass Ihr nach der Wahrheit forscht und Euch freigemacht habt von Nachahmung und Aberglauben, dass Ihr mit eigenen und nicht mit fremden Augen schaut, mit eigenen und nicht mit fremden Ohren hört, dass Ihr Geheimnisse mit eigenem und nicht mit fremdem Bewusstsein entdeckt...Vertraut daher auf Eure Einsicht und Vernunft, bildet Euch Euer eigenes Urteil und bleibt Euren eigenen Überprüfungen treu...“*

'Abdu'l-Bahá [30]

„Wie der Mensch in seiner Vollendung das edelste aller Geschöpfe ist, so ist er, losgerissen von Gesetz und Recht, das schlimmste von allen.“

Aristoteles [31]

Es wird gemeinhin und zu Unrecht geglaubt, dass unsere Regierung sich schützend vor die Bevölkerung stellt, um zu verhindern, dass dieser ja kein Schaden und Unbill zustoße. Tja, wenn das so ist... was ist dann mit Tabak?...

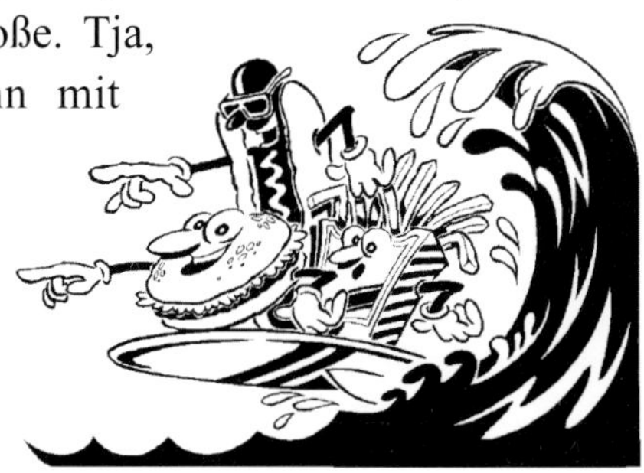

Was ist mit Alkohol?
Was ist mit frittierten Nahrungsmitteln, wie z.B. Pommes frites?
Was ist mit Asbest? [32]

---

30 „*[...] Sie* [die Fragen] *zeigten, dass ihr nach der Wahrheit forscht und euch freigemacht habt von Nachahmung und Aberglauben, dass ihr mit eigenen und nicht mit fremden Augen schaut, mit eigenen und nicht mit fremden Ohren hört, dass ihr Geheimnisse mit eigenem und nicht mit fremdem Bewusstsein entdeckt. Wer nachahmt, sagt: Dieser Mensch hat etwas gesehen, dieser Mensch hat etwas gehört, dieser Mensch hat etwas entdeckt. Mit anderen Worten, er hängt von der Sicht, dem Gehör und dem Bewusstsein anderer ab und besitzt keinen eigenen Willen. [...]“*; www.bahai.org

31 384-322 v. Chr., griechischer Philosoph

32 Asbest und Dioxin, beides starke Krebserreger, werden auch in Tampons verarbeitet, um die Blutung zu verlängern bzw. zu intensivieren und dadurch den Verbrauch zu steigern; http://www.gifam.org/article-012.htm; **Karen Houppert, Ph. D.**, *Pulling the Plug on the Tampon Industry*

Was ist mit Handys und Elektrosmog? [33]
Was ist mit Mikrowellenherden?
Was ist mit der Maul- und Klauenseuche? (Würden Sie Ihre Kinder wegen einer triefenden Nase umbringen?) [34]
Was ist mit BSE bzw. der für Menschen heimtückischen Variante, der Creutzfeldt-Jakob-Krankheit? [35]
Was ist mit AIDS & HIV? [36]
Was ist mit Herzerkrankungen und Krebs, von denen die Bevölkerung dezimiert wird – dabei gibt es weltweit 18 Kulturen, die Krebs gar nicht kennen? [37]

Was ist mit Pestiziden in unseren Nahrungsmitteln? Chemikaliensensitive Menschen können in Supermärkten angebotenes Obst, Gemüse sowie chemisch behandelte Nahrungsmittel nicht mehr essen, da sich bei ihnen sonst ernsthafte Beschwerden bemerkbar machen! [38]

---

33 *„Als Elektrosmog werden elektrische und magnetische Felder sowie elektromagnetische Strahlung bezeichnet, die bestimmte Auswirkungen auf die Gesundheit von Mensch und Tier haben. Da elektromagnetische Felder überall da entstehen, wo Stromleitungen, Elektrogeräte oder Sendeantennen vorhanden sind, begegnet uns Elektrosmog in unserem hochtechnisierten Umfeld auf Schritt und Tritt, auch im Haushalt. Im lebenden menschlichen Körper existieren von Natur aus sog. Bioströme. Daher ist es ein Naturgesetz, dass elektromagnetische Felder im leitfähigen menschlichen Körper elektrische Ströme induzieren. Die biologische Wirkung von elektromagnetischen Feldern und Strahlen [...] sind unumstritten und werden sogar von der Industrie nicht geleugnet. [...]"* Dr. M. Heinitz, Beigabe zum Buch *Grundlagen des Elektrosmogs in Bildern* von **Prof. Dr. Dr. András Varga**. ISBN 2-00-09180-7, Verlag Umwelt+Medizin, Kurt-Schumacher-Str. 11, 69226 Nußloch. Prof. Dr. Varga, Dipl. Ingenieur, Doktor der Naturwissenschaften und Doktor der theoretischen Medizin; er steht auch als Experte und Gutachter zur Verfügung.

34 **Ransom, S.**, *Plague, Pestilence and the Pursuit of Power*, Credence Publications, 2001; www.credence.org

35 ibid

36 **Day, P. & Ransom, S.**, *World Without Aids*, Credence Publications 2000; www.credence.org

37 Day, P., *Krebs – Stahl, Strahl, Cemo & Co.: Vom langen Ende eines Schauermärchens*, Credence Publications 2001

38 **Body Conservation**, *Der Kampf um die Gesundheit - Das Video/DVD, 2002*

Ein paar beunruhigende Worte zum Thema Asbest und seine Grenzwerte [39]

Asbest ist eine Sammelbezeichnung für natürlich vorkommende faserartige Silikatminerale. Ihre Vorteile: Sie sind unbrennbar, unempfindlich gegen Säuren und Laugen, lassen sich spinnen und besitzen ein hohes thermisches Isoliervermögen. Daher wurden sie u.a. zu feuerfesten Schutzanzügen verarbeitet, ferner zu Dichtungs- und Isoliermaterial, Brems- und Kupplungsbelegen, Eternitplatten und Asbestbeton. Kurz: Ein idealer Werk- und Baustoff. Leider hat er nur einen Fehler: Asbest spaltet sich in der Längsachse zu feinsten Fasern auf, die sich als stark gesundheitsschädlich erwiesen haben, weil sie in die Lunge eindringen, Zellzerstörungen vornehmen und zu Krebs führen können.

Die Chronik als Krebserreger sieht folgendermaßen aus:

um 1900	Entdeckung der Asbestose als Krankheit
1936	Asbestose wird als Berufskrankheit anerkannt
seit 1970	Asbest wird als „krebserregender Arbeitsstoff" in die MAK-Liste aufgenommen
1979	Spritzasbest wird in der Bundesrepublik verboten
seit 1995	endgültiges Verbot von Herstellung, Import und Verwendung

(Man beachte: Erst als die Industrie Ersatzstoffe hatte, zog die Politik nach. So befindet sich in den Bremsscheiben heute Antimon. Dieser Werkstoff ist jedoch herz- und leberschädigend (Daunderer) [40]).

[39] Auszug von Uwe Stein, Heilpraktiker, *Neues vom Mobilfunk VI, Mobilfunk und seine Allmacht*, http://www.gesund-in-varel.de/artikel/UweStein040401.html

[40] **Daunderer, Dr. M.**, Toxikologe, München, in seinem *Handbuch der Umweltgifte* zum Thema Mobilfunk, Handys und DECT-Telefone (12/2003)

Die dazugehörigen Grenzwerte:

1973	3 000 000 Fasern/m³
1979	1 000 000 Fasern/m³
1985	500 000 Fasern/m³
1989	250 000 Fasern/m³
heute	< 1 000 Fasern/m³
EU	400 Fasern/m³
WGS (WHO)	200 Fasern/m³

Im Grunde genommen reicht eine Faser aus, um Lungenkrebs auszulösen. Amerikanische Forschungen gehen davon aus, dass 20% aller Krebserkrankungen auf Asbest zurückzuführen sind.

Die Latenzzeit bei Asbestose liegt zwischen 10 - 40 Jahren, d.h. erst nach diesen Zeiträumen können sich die Symptome zeigen. Damit wird der Höhepunkt der Erkrankungen in ca. 10 - 20 Jahren erreicht werden. Das ist auch der Grund, weshalb die Versicherer noch jahrzehntelang zahlen müssen.

Die Verblödung schreitet voran [41]

In dem gleichnamigen, von Ulrich Berger und Christoph Stein am 30.09.2003 veröffentlichten Artikel geht es um die weitgehend verdrängte Bedrohung der menschlichen Intelligenz durch die Vergiftung der Umwelt, an der den Regierungen ja so ‚unglaublich viel' gelegen ist.

„[...] Schwermetalle, radioaktive Stoffe, chemische Umweltgifte und Mangelernährung zerstören die menschliche Intelligenz. Weltweit ist das zentrale Nervensystem des Menschen bereits so stark geschädigt, dass ein globaler Rückgang der menschlichen Intelligenzleistung nicht mehr verhindert werden kann. Das menschliche Gehirn zerfällt. Dieser Zerfall wird seit Jahren von Ärzten und Neurophysiologen beobachtet. Die gesellschaftlichen Schutzinstitutionen, Recht, Wissenschaft und Politik haben versagt. Die Menschheit verblödet.“

Dieses Horrorszenario ist das Ergebnis einer detailreichen Studie von Christopher Williams: *Endstation Gehirn – Die Bedrohung der menschlichen Intelligenz durch die Vergiftung der Umwelt.*[42] Williams ist Fellow des ESRC Global Environmental Change-Programms[43] an der Universität von Sussex, England und Mitarbeiter an der Führungsakademie der Vereinten Nationen in Jordanien. Den ökologischen und medizinischen Sachverhalt hat 1996 eine internationale Tagung von Wissenschaftlern und Ärzten im *Manifest von Erice*[44] festgehalten:

„Die Palette der Stoffe, die schon in winzigsten Dosen das Gehirn schädigen, ist breit. Zu den Verbindungen jedoch, bei denen Auswirkungen auf die innere Sekretion nachgewiesen worden sind, gehören Dioxine, PCBs, Phenole, Phthalate und viele Pestizide. Alle Verbindungen, welche die Tätigkeit von Neurotransmittern, Hormonen und Wachstumsfaktoren im sich entwickelnden Gehirn nachahmen oder ihr

[41] Telepolis, Magazin der Netzkultur, Herausgeber: Christian Heise, Redaktion fr@tp.heise.de
[42] Klett-Cotta Verlag, 2003
[43] http:// www.sussex.ac.uk/Units/gec/index.html
[44] www.heise.de

entgegenwirken oder die entsprechenden Werte verändern, gehören potentiell zu dieser Gruppe.

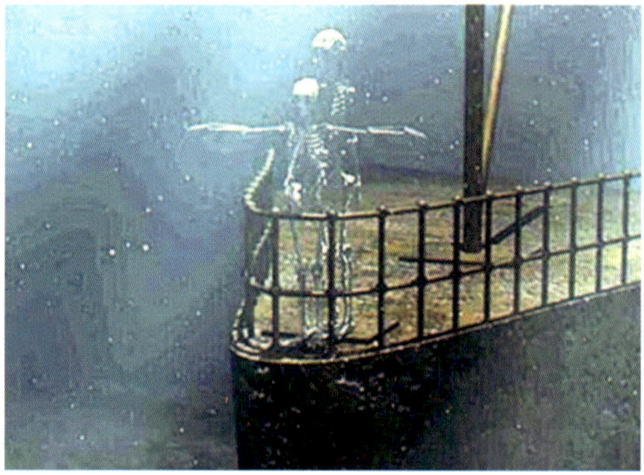

Zukunftsvision? „In 20 Jahren sind wir ein Volk von Demenz-Kranken.“ [45]

Weitere Stoffe, bei denen neurotoxische Wirkungen nachgewiesen werden konnten, sind Blei und andere Schwermetalle, bzw. Schwermetallverbindungen wie Methylquecksilber und Munition aus abgereichertem Uran [...]. Auch radioaktive Strahlung in jeder Form und Elektrosmog stehen unter dem begründeten Verdacht, das Nervensystem zu schädigen. Und diese Substanzen sind allgegenwärtig:

Solche vom Menschen hergestellten Chemikalien (die das endokrine System und damit die Entwicklung des Gehirns und andere Teile des zentralen Nervensystems stören) finden sich auf allen Kontinenten und in allen Weltmeeren. Man findet sie bei einheimischen Populationen von der Arktis bis in die Tropen, und weil sie sich im Körper lange halten, können sie von Generation zu Generation weitergegeben werden. Mit anderen Worten: Schon 1996 gab es kein Lebewesen mehr auf der Erde, das nicht mit Nervengiften verseucht war.“

[45] Dr. Brigitte Lange, Physikerin, Heidelberg beim Montagsforum in Erlenbach (Januar 2001). Die Wissenschaftlerin, die in der Hirnwellenforschung tätig ist, gab zu bedenken, dass selbst die Strahlung eines Handys im Stand-by-Modus die Blut-Hirn-Schranke öffnet, die normalerweise geschlossen ist und Krankheiten wie Alzheimer, Demenz, Multiple Sklerose und Parkinson verhindert. Ihr Fazit: *„Möglichst auf das Handy verzichten.“*

Wie war das noch einmal mit dem blinden Vertrauen in die Regierung? Das bißchen Restvertrauen, an das man sich jetzt noch klammert, wird allerdings durch folgende Tatsache erschüttert: Die Industrie wird nicht von der Regierung reguliert; die Regierung überlässt es der Industrie, sich selbst zu regulieren. Der Begriff Industrie umfasst die chemische Industrie, die Handy-, Wasser- und natürlich die Lebensmittelindustrie.[46]

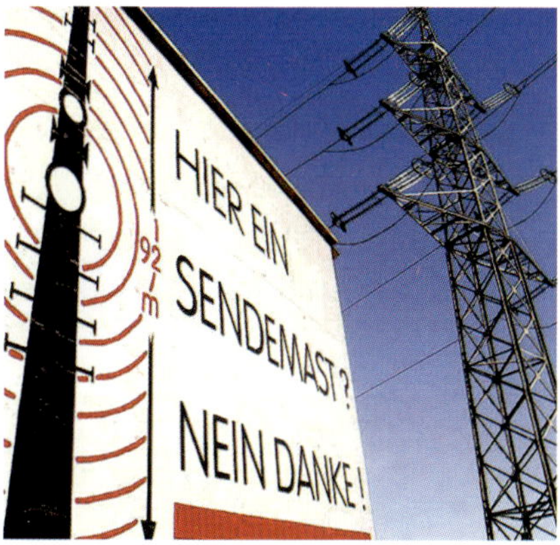

Immer mehr Menschen werden krank durch elektromagnetische Strahlung

Natürlich kann man jetzt einwenden, dass die Experten in der Industrie sitzen und nicht in der Regierung. Zugegeben, das ist richtig. Aber wie beantwortet man dann bitte folgende Frage: Ist Profitstreben das beste Regulativ für die Sicherheit der Verbraucher? Was auf die Handy- und auf die chemische Industrie zutrifft, ist auf alle bzw. in allen anderen Industriezweigen und Großunternehmen übertrag- bzw. erkennbar.

In dem kostenlosen und sehr empfehlenswerten e-Newsletter des amerikanischen Arztes Dr. Joseph Mercola[47] äußert Brian W. Vaszily seine Besorgnis mit den folgenden Worten: *„Wie kann es angehen, dass die Bevölkerung in den letzten Jahren pro Jahr 15 % mehr Geld für Medikamente ausgegeben (das entspricht einer 5-fachen Inflationsrate) und sich die Gesundheit der Bevölkerung trotz dieser Unsummen nicht verbessert hat? 1990 kosteten hochwertige verschreibungspflichtige Medikamente im Schnitt um die 27 $* [ca. 22 €]; *im Jahr 2000 kosteten die-*

[46] Day, P., *Der Kampf um die Gesundheit – Das Video,* Credence Publications, 2002
[47] www.mercola.com

selben Präparate an die 65 $ [ca. 52 €]; *bei dieser Preissteigerung wird sogar der Inflation schwindelig. Was ist hier eigentlich los?"*[48]

49

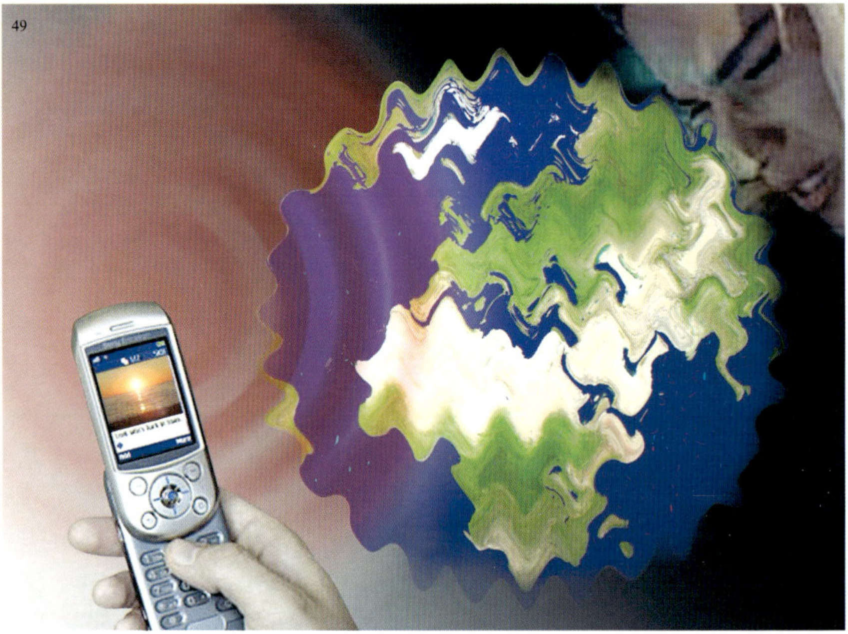

Wenn ein Handy ein Lebensmittel wäre, wäre es schlichtweg verboten.[50]

Und was tut sich so an der Lebensmittelfront… Viele Studien weisen auf einen direkten Zusammenhang zwischen einer Krebserkrankung und frittierten Nahrungsmitteln hin. Die Regierung meint dazu, dass diesbezüglich weitere Untersuchungen notwendig seien. Lauren Neer-

---

48 ibid, *Spin and the Pharmaceutical Industry: Proudly Protecting Profits by Scaring You*

49 Entwurf: **Gottfried Knechtel**, KN Publishing & Marketing, Erding, kn.publishing@t-online.de

50 ibid, *If Mobile Phones Were a Type of Food, They Simply Would Not Be Licensed;* dieser Ausspruch stammt von dem britischen Physiker Dr. Gerald Hyland und wurde in der angesehenen medizinischen Zeitschrift *The Lancet* veröffentlicht (Band 356, Ausgabe 9244, S. 1833;) http://omega.twoday.net/stories/291385/

gaard schreibt: *„Wissenschaftler haben Hinweise auf eine chemische Reaktion gefunden, aufgrund welcher sich in Kartoffelchips, Pommes frites und anderen frittierten oder gebackenen, stärkehaltigen Nahrungsmitteln große Mengen einer möglicherweise krebserregenden Substanz entwickeln. Unter Verdacht steht Asparagin, eine natürlich vorkommende Aminosäure; wird diese mit bestimmten Arten von Zukker, wie z. B. Glucose, erhitzt, so entsteht daraus die besorgniserregende Substanz Acrylamid [...].*

Obwohl frittierte Kartoffelprodukte die Liste der Acrylamid-belasteten Nahrungsmittel anführen, betont die Lebensmittelindustrie, dass diese Substanz mittlerweile in einer Vielzahl von Nahrungsmitteln anzutreffen ist. Von Procter & Gamble durchgeführte Untersuchungen ergaben, dass Acrylamid in vormals unbedenklichen Lebensmitteln wie geröstetem Spargel und Bananenchips nachgewiesen werden konnte.“[51]

Die meisten zur Einhaltung der Sicherheitsstandards ins Leben gerufenen Einrichtungen setzen sich aus Interessensgruppen zusammen. In den Ausschüssen zur Sicherheit von Mobiltelefonen sitzen z. B. Vertreter aus der Regierung, dem Militär sowie selbigem vertraglich verbundenen Unternehmen, der Handyindustrie und ein paar weitere Experten, denen allen lediglich an der Durchsetzung ihrer profitablen Eigeninteressen gelegen ist und die durch ihre Präsenz sicherstellen wollen, dass die Quellen ihrer schwindelerregenden Profite nicht versiegen. Glauben Sie allen Ernstes, dass ein paar Tote mehr oder weniger die Einstellung und Position dieser Herrschaften wirklich ins Wanken bringen werden?

Wenn wir uns also nicht auf die Regierung verlassen und sicher sein können, dass sich diese nach bestem Wissen und Gewissen um uns kümmert, dann stellt sich einem die berechtigte Frage, weshalb man

[51] ibid, *Latest on Carcinogens in French Fries*, CNN, 29. September 2002

überhaupt Steuern bezahlt. Wenn der Regierung tatsächlich so wenig an der Sicherheit der Bevölkerung liegt, welche Existenzberechtigung haben dann die in ihre Ämter gewählten Damen und Herren? Und hier ist die Kernfrage schlechthin: An wen kann sich der im Stich gelassene und verunsicherte Bürger vertrauensvoll hinwenden, damit er nicht ‚unter die Räder' kommt? Die Antwort liegt auf der Hand: Jeder Einzelne kann sich nur auf sich selbst verlassen, sonst ist er verraten und verkauft, im wahrsten Sinne des Wortes. Dank der genialen, grenzüberschreitenden Erfindung des Internets (World Wide Web / www) ist heute jeder Bürger dazu in der Lage, seinen Wissensstand zu allen relevanten Themen zu verbessern und sich ab sofort in der so dringend notwendig gewordenen Eigenverantwortung zu üben.

Mobilfunk verursacht reale und zum Teil schwere Gesundheitsschäden [52]

Natürlich gibt es immer Ausnahmen, die die Regel bestätigen, sprich Menschen, die sich der Wahrheitsfindung und deren Bekanntmachung verschrieben haben, auch wenn sie sich damit ‚unbeliebt' machen und den (in allen Ländern zensierten) Regierungsberichten den ‚Wind aus den Segeln nehmen'. So wendete sich z. B. der Mediziner Dr. Gernot Schwinger in einem offenen Brief mit folgenden Worten an die Ärztezeitung: *„[...] Allein die gesammelte klinische Erfahrung entspricht der Realität, und diese langjährige Erfahrung beschreibt die Problematik aller dieser o. g. Strahlenbelastungen schon seit langem, und zwar detailliert:*

- *Erhöhte Plasmaviskosität (!)*
- *Veränderungen bei den Erythrozyten und Leukozyten*
- *Endothelschäden (!)*
- *Erhöhte Blutgerinnung (!)*

[52] Offener Brief von Dr. med. Gernot Schwinger vom 9.3.2003, www.funksmog.org

- *Erhöhte Komplement-Titer*
- *Erhöhtes Histamin (!), Vaskulitis (!), Hyperämie und Vasospasmen (!), Hypoxie und Ischämie (!) (d. h. speziell Autoimmunkrankheiten und speziell Amyloidosen)*
- *Symptome: Kopfschmerz, Schwindel, Sehstörung, Ataxie, Krampfanfälle, extreme Müdigkeit, Lethargie bis Koma, Herzsymptome und -beschwerden, Atembeschwerden, Nierensymptome [...].*

Bezüglich der Physik berufe ich mich auf Tübinger Physiker, die ebenfalls über ganz andere Erfahrungen aus ihrem Bereich diesbezüglich berichten. Allgemeinsymptome wie Kopfschmerzen, Schwindelgefühl, Tinnitus, Mattigkeit, Angespanntheit, Herzjagen sind nach meinen Erfahrungen unter anderem eindeutig auf Mikrowellenstrahlung, also Mobilfunk, zurückzuführen. Blutbildveränderungen (Blutplättchenverklebung) können ebenfalls auftreten."

La vie en rose – Die rosarote Brille

Gehören Sie, verehrter Leser, zu den Menschen, die angesichts der vorgelegten Informationen spätestens jetzt irritiert den Kopf schütteln und ‚dicht machen' bzw. das Buch am liebsten in die Ecke werfen würden? Oder die empört einwenden: „Wenn das wirklich wahr wäre, dann würde das doch in allen Zeitungen stehen!" Oder: „Das würde die Regierung doch nie im Leben zulassen!" Ach nein?

Tatsache ist und bleibt aber, dass die Regierung sowie sämtliche ihr unterstellten Organisationen die Bevölkerung nicht in dem Maße schützen, wie sie ihr gern glauben machen – wie folgende Aussage des Präsidenten des Bundesamtes für Strahlenschutz, Dipl. Ing. Wolfram König verdeutlicht: *„Manchmal wird der Vorwurf erhoben, die Forderung nach Vorsorge im Bereich des Mobilfunk sei populistisch und hätte nichts mit dem wissenschaftlichen Kenntnisstand zu tun. Derartige Äußerungen scheinen interessensgeleitet zu sein. Entscheidend ist, dass es* *bei der Bewertung des wissenschaftlichen Erkenntnisstandes eben nicht ausreicht, nur zwischen „wissenschaftlich nachgewiesen" oder „nicht nachgewiesen" zu unterscheiden. Vielmehr müssen auch wissenschaftliche Hinweise und Verdachtsmomente berücksichtigt werden. Die nüchterne Bewertung des Erkenntnisstandes zeigt, dass wissenschaftliche Hinweise auf mögliche Risiken tatsächlich bestehen. Ein „Nicht-Sehen-Wollen" bzw. das „Wegdiskutieren" dieser Erkenntnisse mag kurzfristig vielleicht helfen – langfristig wird es nicht zur Akzeptanz der technischen Infrastruktur beitragen..."* [53]

Wie war das noch einmal mit dem blinden Vertrauen in die Regierung?...

Menschen als Versuchskaninchen

Angesichts der Tatsache, dass die Regierung und sämtliche ihr unterstellten Organisationen die Bevölkerung, gelinde ausgedrückt, nach allen Regeln der Kunst ver*rschen, sind folgende Zugeständisse von Mike Repacholi, dem ‚Beauftragten der Weltgesundheitsorganisation (WHO) zur Untersuchung der Gefahren von elektromagnetischer Strahlung'[54], keineswegs Ausdruck von Einsicht, sondern fordern die Bevölkerung zu einer noch heftigeren Anklage geradezu heraus.

Wenn eine Organisation wie die WHO offiziell derartige Zugeständnisse macht, kann sich auch der Dümmste ausrechnen, was den einflussreichen, gesichts- und skrupellosen Hintermännern im Geheimen noch so alles bekannt ist, aber nicht an die Öffentlichkeit dringen darf:

---

[53] Evangelische Akademie Loccum, 11. - 13.2.2002

[54] Anlässlich der EMC-Konferenz in Zürich, Februar 2003; veröffentlicht am 22.4.2004, Mobilfunk-Newsletter der Bürgerwelle e.V.; http://www.funkenflug1998.de/inhalt/meinung/who_versuchskan.html; http://www.mobilfunk-buergerforum.de/home/home_artikelshow.php?_aid=73

- Repacholi weist den Einwand, die Telekommunikationsindustrie missbrauche die Bevölkerung als Versuchskaninchen für Technologien, deren gesundheitliche Auswirkungen nicht klar seien, nicht völlig von der Hand;
- Repacholi bestätigt, dass bei der Zulassung neuer Medikamente viel strengere Maßstäbe gelten;
- Repacholi gibt zu, dass der rasche technologische Fortschritt und der ungestillte Hunger der Mobilitätsgesellschaft nach Neuerungen eine Risikoprüfung vor der Einführung neuer drahtloser Technologien unpraktikabel machen;
- Repacholi sagt, es sei nicht auszuschließen, dass elektromagnetische Strahlung von einigen Personen stärker wahrgenommen werde;
- Repacholi betont, man befinde sich derzeit in einem wissenschaftlichen Notstand;
- Repacholi rät verunsicherten Handynutzern schon heute zum Gebrauch eines Headsets, das die Strahlungsexposition des Kopfes reduziere.

Das sagt wohlgemerkt nicht irgendjemand, sondern der Beauftragte der Weltgesundheitsorganisation!

* * *

„Wir konzentrieren uns darauf, beständig und konsequent zu sein, ohne uns viele Gedanken darüber zu machen, in welchem Zusammenhang wir beständig und konsequent sind bzw. ob wir ständig und konsequent Recht haben oder nicht. Folglich haben wir eine Menge darüber gelernt, wie man mit äußerster Präzision, Beständigkeit und Konsequenz einem abwegigen, falschen Kurs folgt."[55]

Blindes Vertrauen, hm?...

[55] **Deutscher, W.**, Social Problems, University of Manchester Institute of Science and Technology, Unterrichtsblatt, zitiert in Day, P., *Krebs – Stahl, Strahl, Chemo & Co...*, Credence Publications, S.28

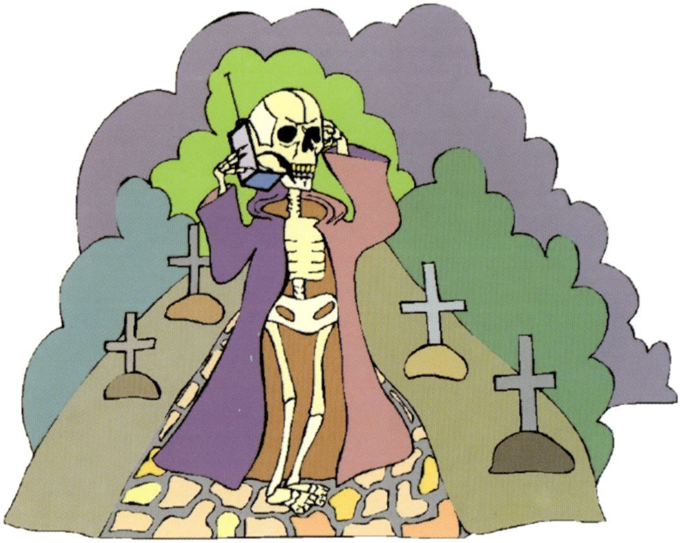

„Kam früher mit der Schnur der Henker,
taucht heut' er auf als „Schnurlos"-Schenker."

Makabere satirische Worte eines Mobilfunkgeschädigten

Augenwischerei

Sie glauben also wirklich, Sie sind frei und wir leben in einer Demokratie?

„Die Staaten sind die kältesten aller Ungeheuer."

Friedrich Nietzsche in „Zarathustra"

„Zur Unterstützung der Tatsache gesundheitlicher Auswirkungen von Mikrowellen, so wie sie heute beim Mobilfunk benutzt werden, sollten wir uns an folgendes erinnern: Während des kalten Krieges war die Mikrowellenbestrahlung der westlichen Botschaften, die durch die Sowjetunion mit der erklärten Absicht durchgeführt wurde, Gesundheitsschäden zu verursachen, erfolgreich. Die Mikrowellenstärken lagen dabei zwischen der eines Handys und einer Basisstation."

Prof. Dr. J. G. Hyland, Institut für Physik, University Warwick, 2001

„Ein Wirtschaftsunternehmen kann keine Moral haben."

Telekom-Sprecher Dr. Volker Bökelmann auf der Bürgerversammlung in Lohre (Februar 2001)

Haben Sie bei der letzten Wahl von Ihrem Stimmrecht Gebrauch gemacht? In der Vergangenheit haben unzählige Menschen ihr Leben dafür gelassen, damit jeder mündige Bürger auf dieses für eine Demokratie charakteristische Privileg einen gesetzlichen Anspruch hat. Ausnahme ‚Demokratie Schweiz': Erst 1976 (!) wurde der dortigen weiblichen Bevölkerung dieses Recht per Gesetzbeschluss zugesprochen. So viel zum Thema modernes und ‚zivilisiertes' Europa.

Ist es denkbar, dass sich die wahlberechtigten Bürger sehr wohl dieses Privilegs bewusst, aber dennoch wahlmüde und -überdrüssig sind, da sie erkannt haben, dass sich trotz aller laut angekündigter, vermeintlicher Veränderung im Grunde genommen nichts verändert (Motto: ‚Je mehr sich die Dinge verändern, um so mehr bleiben sie beim alten')? Jede neu gewählte Regierung macht während des erbitterten Wahlkampfs großartige Versprechungen – die mit Beginn der Amtszeit wieder ganz schnell ‚in die Trickkiste eingepackt' werden und offensichtlich in ‚Vergessenheit' geraten. Fazit: Von einer Verbesserung der Zustände kann keine Rede sein. Eher das Gegenteil ist der Fall. Wir sind in der Tat ‚freie Wähler', können wir uns doch für die Partei mit den vielversprechendsten Wähler-Fangmethoden ‚frei' entscheiden, wohlwissend, dass deren Versprechungen letzten Endes nichts als leere Worte sind.

Hört man sich heutzutage einmal bei der Bevölkerung um – und es spielt dabei keine Rolle, in welchem Land oder auf welchem Kontinent man die Menschen befragt – , so wird einem einhellig bekundet, dass es im Grunde genommen völlig egal ist, welcher Kandidat oder welche Partei gewählt wird. Die so mutlos gewählten Volksvertreter sind denn auch die Letzten, die sich – Ausnahmen bestätigen die Regel – nachhaltig für ihre Wählerschaft einsetzen und in deren Auftrag aktiv werden. Zugegeben, es gibt einige brave Politiker, die sich geduldig die Sorgen und Nöte der Bevölkerung anhören; wir unterstellen sogar, dass sie deren vorgetragene Belange ‚an die zuständigen Behörden' weiterleiten... wo sich die Anliegen dann allerdings wie durch ein Wunder in nichts auflösen. Wie erklärt man sich das? Am besten wahrheitsgetreu: Weder die Belange der Bevölkerung noch die der Umwelt werden von der Regierung kontrolliert. Scho(e)n schaurig, oder?

Verabschieden Sie sich von der offiziellen Gehirnwäsche

Wer hat dann also die Fäden in der Hand? Die unsichtbaren und lautlosen Brötchengeber sämtlicher ‚Staatsdiener'. Deren einziges Interesse gilt jedoch beileibe nicht dem Wohl derer, die sie in ihre Ämter gewählt haben, sondern ausschließlich dem eigenen Status Quo, sprich dem Erhalt der erklommenen Position (möglichst auf Lebenszeit, bitte) sowie die Stellenbeschaffung für deren Nachkommenschaft, die natürlich unauffällig in ihre Positionen eingeschleust werden will. ‚Staatsdiener' sind Befehlsempfänger und Handlanger diskret im Hintergrund agierender, für die Öffentlichkeit unsichtbare ‚Berater', als da wären Unternehmen, Lobbys und multi-nationale Konzerne.[56]

Gefällt es Ihnen, dass Ihr Leben von Menschen kontrolliert wird, deren vorrangiges Interesse der Absicherung der eigenen Position, also des Arbeitsplatzes, dient und die in erster Linie und ganz konkret danach trachten, so viele finanzielle Vorteile aus dem System „herauszuquetschen“, wie nur irgend möglich? Gefällt es Ihnen, dass Sie von Menschen gegängelt werden, die ihrerseits von grauen Eminenzen ‚beraten’ werden, die ausschließlich und in geradezu kriminellem Maße profitorientiert sind? Das Leben eines jeden Bürgers wird von eigennützigen, nachweisbar interessensgesteuerten „Dunkelmännern“ kontrolliert und keineswegs von altruistischen Politikern! Die Handyindustrie erwirtschaftet jährlich 100 Milliarden US$ [etwa 82.5 Milliarden €], Tendenz steigend! Dank der weltweit starken Handynutzung haben die „Dunkelmänner“ leichtes Spiel, Sie und Millionen von Handynutzern in Null Komma nichts ausfindig zu machen und zu kontrollieren, überall auf der Welt und zu jeder Tages- und Nachtzeit.

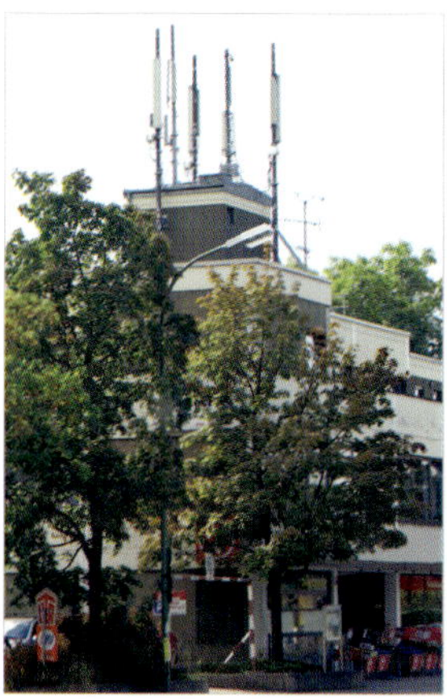

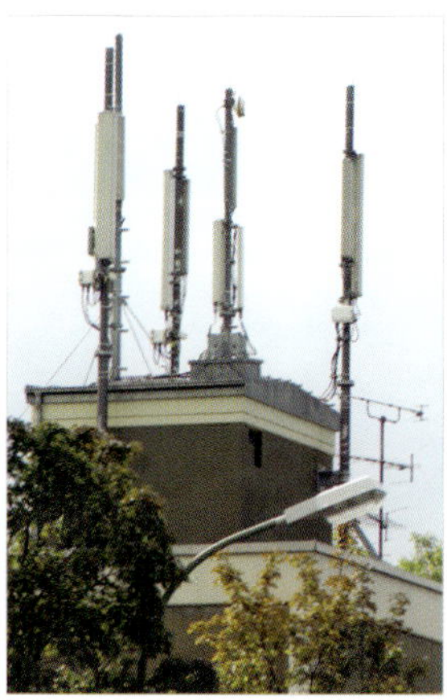

Lukrative Einnahmequelle: Für die Vermietung kommerziell genutzter Gebäude zur Errichtung von Antennen blättern die Mobilfunkbetreiber pro Antenne 15.000 € auf den Tisch der Kommunen – jeden Monat! [57]

Die Strahleneinwirkung von Antennen wird in Kapitel 8 ausführlich beschrieben.

[56] Ein befreundetes Ehepaar war vor der Pensionierung in der Lokalpolitik tätig und im Laufe der Jahrzehnte an zahlreichen Wahlkämpfen aktiv beteiligt gewesen. Unsere Freunde können aus erster Hand bestätigen, dass die erste entlarvende ‚Amtshandlung’ aller Neugewählten dem eigenen Wohl diente, wollten die Herrschaften doch zunächst erst einmal in Erfahrung bringen, welches Gehalt und vor allem welche Vergünstigungen ihnen mit Amtsantritt zustanden.

[57] Auch Kirchtürme (und Litfasssäulen) sind attraktive Standorte für Mobilfunkantennen. Für die Kirchen ist das eine große Versuchung, bringt doch die Vermietung einiger Quadratmeter an eine Betreiberfirma bis zu 5000 Euro jährlich; http://www.buergerwelle.de; Mobilfunk-Newsletter der Bürgerwelle e.V. vom 17.4.2004

Versteckte Mobilfunkantennen[58]

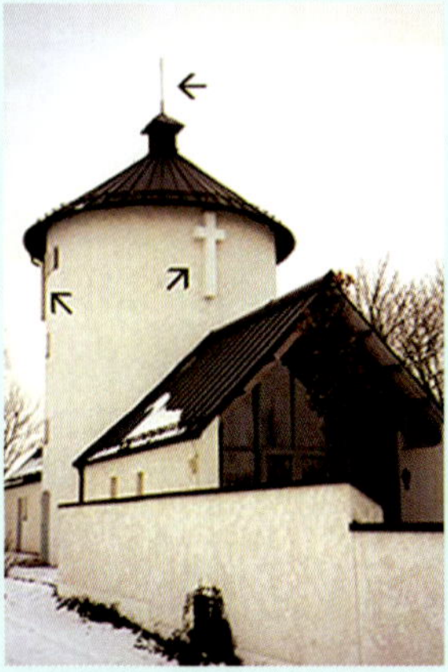

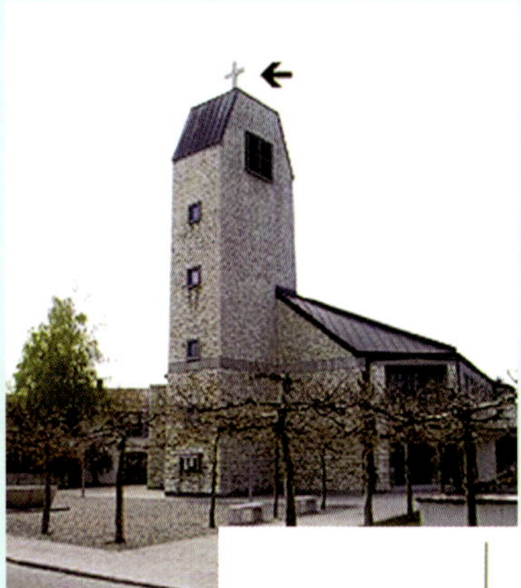

Mobilfunkantenne im Kreuz der evangelischen Kirche (Apostelkirche) in Neuburg/Donau [59]

Antenne im Bereich der Aussegnungshalle eines Friedhofs, die durch ein Kreuz verkleidet wurde.

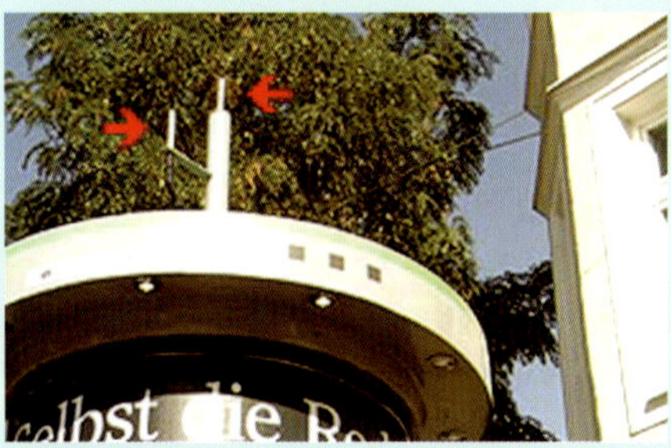

Auf Litfasssäulen im Stadtzentrum häufig anzutreffen: Kleine Antenne zur Versorgung des Nahbereichs.

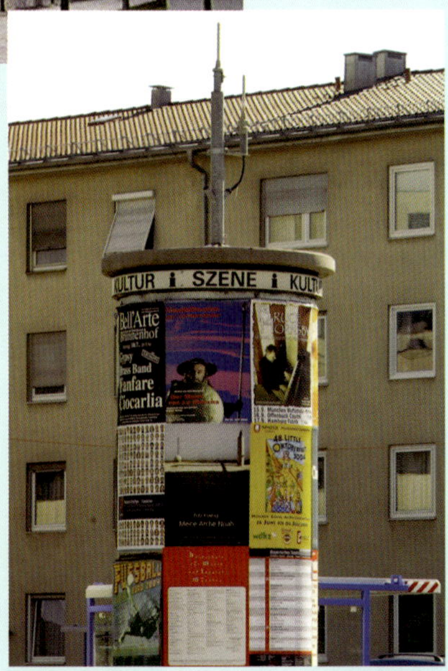

Ähnliche Überlegungen im Bezug auf die immer stärkere Ablehnung gegenüber neuen Mobilfunkanlagen stellen mittlerweile viele deutsche Großstädte an. Damit nicht noch mehr „bedrohlich aussehende" Mobilfunkanlagen das Stadtbild verschandeln, rüstet z.B. Frankfurt derzeit alle Litfasssäulen mit Mobilfunkantennen aus.

[58] Alle Abbildungen: http://www.umweltinstitut.org/frames/all/m390.htm

[59] *„Kirchtürme sind sakrale Einrichtungen, die auf Gott verweisen und dürfen für Gewerbezwecke nicht benutzt werden. Kirchtürme als Masten für Sendeanlagen zu nützen, heißt, ihre sakrale Bedeutung abzuwerten."* Bistum Würzburg M. P. vom 28.8.1998, sowie Erzbistum München-Freising und Tübingen; zitiert in Prof. Dr. Dr. Varga, *Grundlage des Elektrosmogs in Bildern*, Heidelberg, 2002

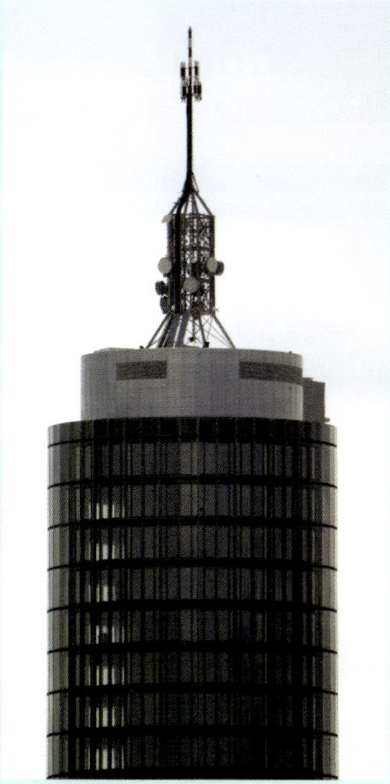

Antenne integriert in die Architektur eines Büroturms in der Münchner Innenstadt

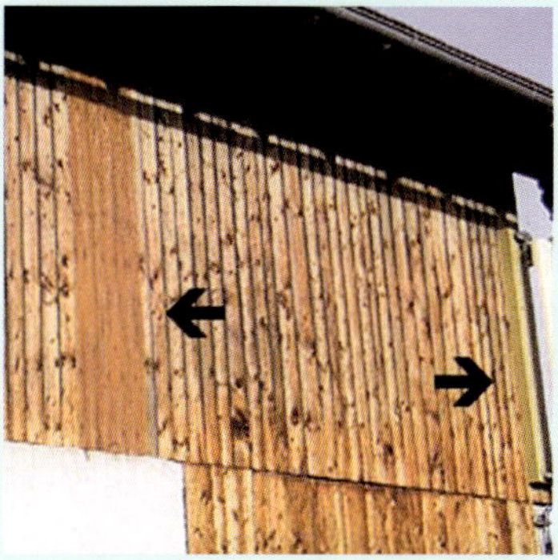

Scheune in Samerberg, Oberbayern. Rechts die zuerst montierte Antenne, die zu Protesten in der Nachbarschaft führte. Die zweite Antenne wurde später hinter die frisch gestrichenen Holzbretter montiert ...

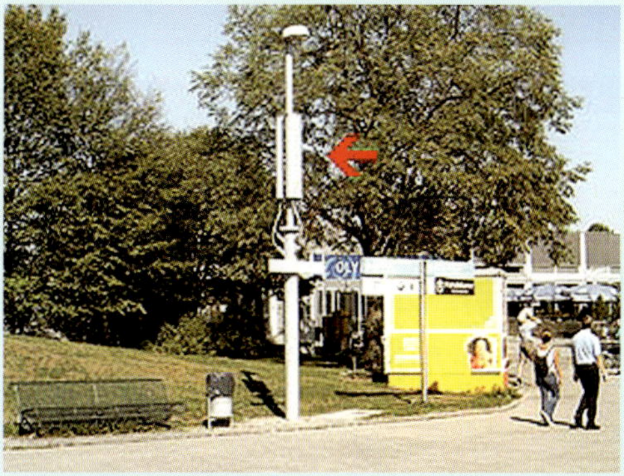

Bild oben:
Wer erwartet einen Mobilfunk-Standort hier unten? Grau lackierte Installation an einer Leuchte am Fuße des Münchner Olympiaturms.

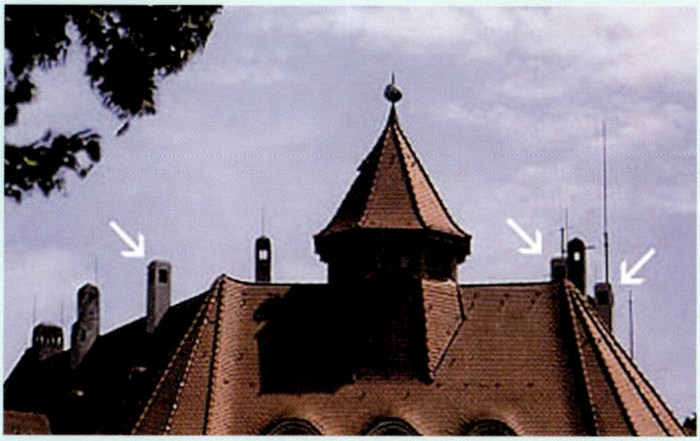

Nürnberg, Prinzregentenufer. Die Kamine ohne „Durchblick“ enthalten Mobilfunkantennen.[60]

[60] http://www.umweltinstitut.org/frames/all/m390.htm

Big Brother - Vielfältige Missbrauchsmöglichkeiten: Ortung, Lokalisierung und Bespitzelung von Handynutzern

Der Spiegel[61] und das Online-Magazin heise.de[62] berichten in sehr interessanten aktuellen Artikeln über das Thema Handy und Ortung/ Bespitzelung. Wenn man diese Artikel und auch die Diskussionen von Technikern[63] über dieses Thema aufmerksam liest, bekommt man langsam eine Vorstellung davon, warum Politik und befreundete Medien und Medienkonzerne das Thema Mobilfunk und Gesundheit so klein halten und der Bevölkerung überaus wichtige Informationen wie wissenschaftliche Studien verschweigen. Offensichtlich ist das Handy das ideale Machterhaltungsinstrument, mit dem man Politiker, Unternehmen, Privatpersonen und Umweltorganisationen auf einfache Weise bespitzeln, abhören, lokalisieren und entsprechende Bewegungsprofile erstellen kann.

Nach den Berichten soll es mit einfachen Softwareprogrammen, die im Internet erhältlich sind, möglich sein, an den Handynutzer SMS-Kurznachrichten zu senden, von denen dieser allerdings nichts mitbekommt. Eine Anklopffunktion soll dabei in Verbindung mit Daten der Netzbetreiber eine blitzschnelle Lokalisierung/Ortung des Handynutzers erlauben; manche Quellen sprechen von einer Genauigkeit von 10 Metern.

Wirkliche Freiheit besteht darin, zwischen Reiz und Reaktion einen Moment inne zu halten, um die Reaktion selbst zu bestimmen.

Es gibt bereits einige offizielle Anwendungsmöglichkeiten (neben vielen inoffiziellen), wie z. B. Staumeldungen, Restaurants in Ihrer Nähe,

61 Ausgabe 4/2003
62 http://www.heise.de/newsticker/meldung/35915
63 http://www.heise.de/mobil/newsticker/foren/go.shtml?list=1&forum_id=40572

Handysuchdienst für verlorengegangene Handys, Homezones, Friend-Finder-Dienste (welcher Freund ist gerade in meiner Nähe) und vieles mehr. Ein Schreiber im heise-Forum berichtete, dass er im Ausland auf seinem Handydisplay sogar schon einmal den Namen der Straße gelesen hatte, in der er sich gerade befand.

„Man muss das Wahre immer wiederholen, weil auch der Irrtum um uns her immer wieder gepredigt wird und zwar nicht von einzelnen, sondern von der Masse, in Zeitungen und Enzyklopädien, auf Schulen und Universitäten. Überall ist der Irrtum obenauf, und es ist ihm wohl und behaglich im Gefühl der Majorität, die auf seiner Seite ist."

Goethe zu Eckermann

Die Artikel berichten von zunehmendem Missbrauch dieser Möglichkeiten durch die Polizei. Es gehört jedoch nicht sehr viel Phantasie dazu, sich auszumalen, wer diese Möglichkeiten wofür noch alles benutzen kann. Hervorragende Möglichkeiten bieten sich sicher auch in der Wirtschaftskriminalität, im Bespitzeln missliebiger Politiker, Überwachen von Umweltaktivisten, Anwälten, Journalisten, Kunden, Privatpersonen, ... Der bei anderen Gelegenheiten so betonte Datenschutz ist hier nicht mehr existent.[64]

Nur eine aufgeklärte Öffentlichkeit hat eine Chance

„Es lässt sich eindeutig nachweisen, dass die uneingeschränkte Verwendung der elektromagnetischen Energie die Umwelt im globalen Maßstab so verändert hat, dass das Leben immer mehr gefährdet ist. Nur eine aufgeklärte Öffentlichkeit hat eine Chance."[65]

[64] www.heise.de, 6.4.2003, Spiegel 15/2003, S. 192

Die Horror-Liste in punkto globale Augenwischerei, Irreführung, Missstände, Verfehlungen, wissentliche Informationsunterschlagung, Missbrauch und Betrug – wohlgemerkt alles unter dem Deckmantel der ‚staatlichen Fürsorge' kaschiert – ist unendlich. Es ist höchste Zeit, dass die breite Öffentlichkeit aus ihrem Tiefschlaf erwacht...

* * *

[65] Prof. Dr. med. R.O. Becker, New York; zitiert am 21.4.2004 im Mobilfunk-Newsletter der Bürgerwelle e.V., Dachverband der Bürger und Initiativen zum Schutz vor Elektrosmog; Herausgeber: BI Omega, Mitglied im Dachverband, Star.Mail@t-online.de; Nachricht von Alfred Tittmann, c/o Hessischer Landesverband Mobilfunksendefreie Wohngebiete e. V.

Weckruf

Das würde die Regierung doch niemals zulassen – oder etwa doch?

„Ein unwissender Mensch ist dazu verdammt, die Fehler der Vergangenheit zu wiederholen."

Unbekannt

„Jeder hat das Recht auf körperliche Unversehrtheit."

Grundgesetz, Artikel 2, Absatz 2

„Wenn Ihr Eure Augen nicht braucht, um zu sehen, werdet Ihr sie brauchen, um zu weinen."

Jean Paul Sartre

Wenn die vorherigen Ausführungen wirklich wahr sind – so argumentiert der Skeptiker –, stellt man sich zwangsläufig die Frage, auf welches Konto diese Verbrechen an der Bevölkerung gehen. Wer steckt hinter diesem globalen ‚Rundumschlag'? Verbirgt sich hinter dieser eklatanten ground zero-Stimmung vielleicht der ungeliebte Weckruf, den die vermeintlich friedlich schlummernde Weltbevölkerung nicht wahr haben möchte, ruft er sie doch in die ungeliebte, da niemals erlernte oder gar praktizierte Eigenverantwortlichkeit? Und an wen können wir uns in dieser Zeit der Verunsicherung vertrauensvoll hinwenden? Fakt ist und bleibt, dass wir in einem Meer von Lügen, Märchen und Halbwahrheiten unterzugehen drohen. Was kann man heute eigentlich noch glauben?

Obwohl uns in den 50er Jahren, den Anfangstagen der Elektrosmog-Ära, der Umgang mit Radio- und Fernsehstrahlen als unbedenklich weiß gemacht wurde, („So eine kleine Strahlendosis ist gut für Sie, Herr Müller!"), so belegen doch Tausende von Tierversuchen, dass sich hochfrequente Strahlung schädlich auf die Zellen, die DNA sowie auf das Verhalten der bedauernswerten Tiere ausgewirkt hat.[66/67]

---

66 Kane, Dr. R. C., *Cellular Telephone...*, S. 10, 74, 80, ff.

67 *„2,1 Millionen Versuchstiere weist die aktuelle Versuchstierstatistik in Deutschland aus – darunter rund 2000 Affen – mit steigender Tendenz";* zitiert am 22.4.2004 im Mobilfunk-Newsletter der Bürgerwelle e.V.

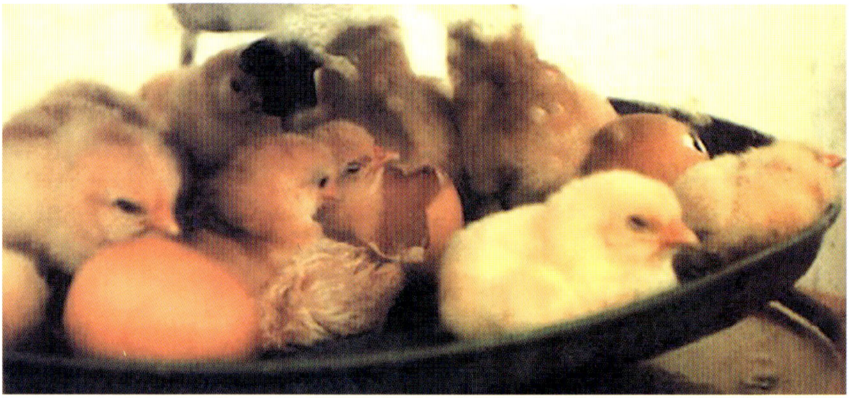

Die Abbildung zeigt das Schlüpfen lebhafter, gesunder Küken aus nichtbehandelten Kontrolleiern.[68]

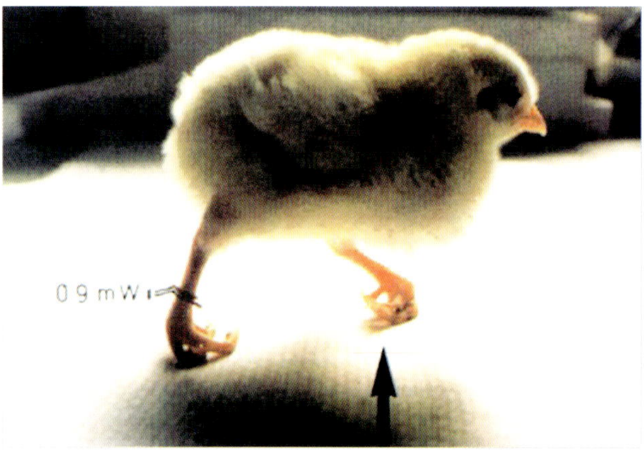

Typische Missbildung bei einem Küken, das als Embryo mit 0,9 mW/cm² – 1,25 GHz, moduliert mit 1 kHz EM-Feld bestrahlt worden ist.

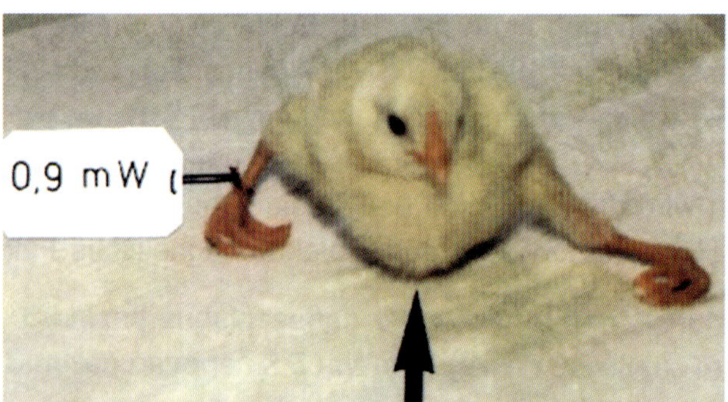

Die Abbildung zeigt den anormalen Brustkorb und die gespreizten, krummen Füße des Kükens, das als Embryo mit 0,9 mW/cm² – 1,25 GHz, moduliert mit 1 kHz EM-Feld bestrahlt worden ist.

[68] Alle Photos aus: Prof. Dr. Dr. A. Varga, *Grundlage des Elektrosmogs in Bildern*, Heidelberg, 2002

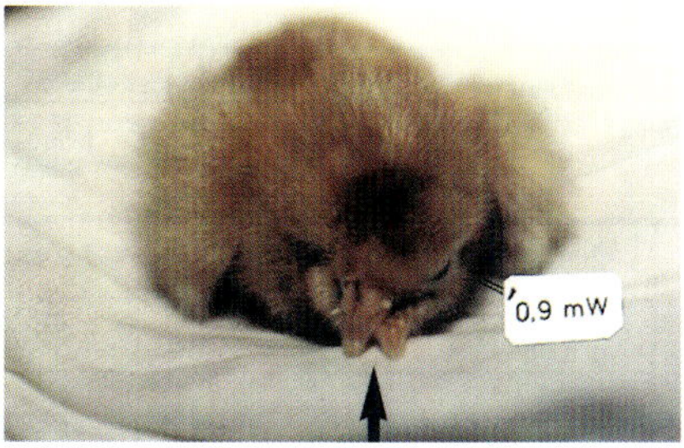

Verdrehter Schnabel, eine typische Missbildung bei Küken, deren Embryos bestrahlt wurden.

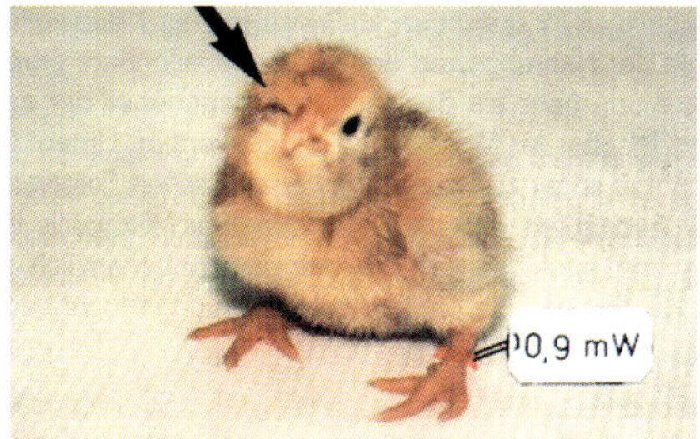

Eine weitere typische Missbildung: Defekte oder fehlende Augen bei Küken, deren Embryos mit 0,9 mW/cm2 – 1,25 GHz, moduliert mit 1 kHz EM-Feld bestrahlt wurden.

Die Salford-Studie [69]

Dunkle Zeiten für Nervenzellen – Handys schädigen Rattenhirne, Folgen für Menschen unklar

Manch einer der mehr als 600 Millionen Handybesitzer in Europa wird sich am Telefon in Zukunft vielleicht kürzer fassen. Denn eine nun veröffentlichte Studie von schwedischen Wissenschaftlern der Universität Lund scheint die Befürchtungen mancher Mobilfunkkunden um ihre Gesundheit zum Teil zu bestätigen: Die Forscher wiesen erstmals Schäden an Nervenzellen im Gehirn von Ratten nach, die sie mit Mikrowellenpulsen eines Handys bestrahlt hatten.

24 Versuchstiere wurden zwei Stunden lang verschiedenen Strahlungsstärken ausgesetzt: 10, 100 und 1000 Milliwatt. Typisch für ein Telefonat mit einem handelsüblichen Handy sind circa 600 Milliwatt. 50 Tage nach der Bestrahlung untersuchten die Forscher die Gehirne der Nager. Ihre Untersuchungsergebnisse bestätigten zunächst frühere Resultate. Demnach machen Handys die Blut-Hirn-Schranke zwischen Kreislauf und Nervensystem durchlässiger für größere Moleküle – zum Beispiel für Eiweiße, die sich im Nervengewebe ablagern.

69 *Erschienen in der Süddeutschen Zeitung vom 2.3.2003*

Zudem beobachteten die Forscher ein bis dahin unbekanntes Phänomen: Im Gehirn einiger Ratten fanden sie zahlreiche „dunkle Nervenzellen“, geschrumpfte, funktionsuntüchtige Neuronen. Sie traten bei den Tieren auf, deren Gehirne mit 100 Milliwatt und mehr bestrahlt wurden. Die Zahl der abgestorbenen Zellen stieg mit der Bestrahlungsleistung.

Inwieweit die Ergebnisse auf Menschen übertragbar sind, ist indes unklar. „Dunkle Neuronen“ findet man auch bei Menschen. Vor allem im Alter und bei Alzheimerkranken, aber auch bei gesunden, jüngeren Menschen kommen sie vor. Die schwedischen Forscher haben das Alter der Ratten jedoch so gewählt, dass es dem menschlicher Teenager entsprechen soll. Deshalb raten sie Kindern und Jugendlichen vorsichtshalber von exzessiven mobilen Gesprächen ab. [...]

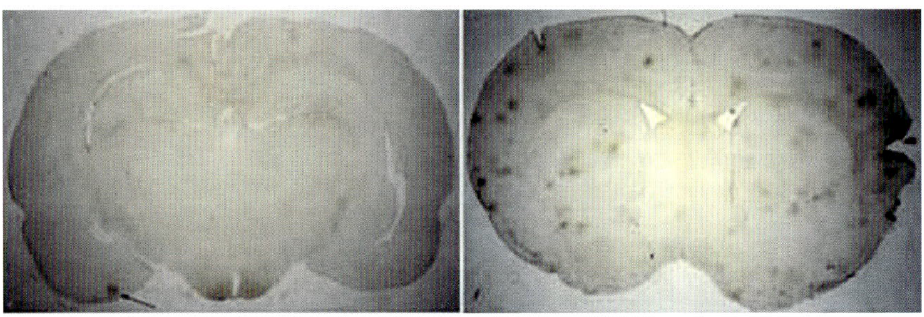

Bild 1a: *unbestrahlt* **Bild 1b:** *bestrahlt*

Ein Rattenhirn, vor und nach Einwirkung von Handystrahlen [70/71]

Bild 1a: *Der Hirnquerschnitt einer unbestrahlten Kontrollratte, mit bräunlich erscheinender Albumin-Verfärbung im Hypothalamus (unterer, mittiger Teil), ein normales Merkmal, was auch zur Methodenkontrolle dient. In der linken unteren Ecke ist ein brauner Fleck zu sehen, eine hin und wieder auftretende Albumin-Undichtigkeit der Blut-Hirn-Schranke eines unbestrahlten Gehirns.*

Bild 1b: *Der Hirnquerschnitt einer bestrahlten Ratte. Die Blut-Hirn-Schranke (BHS) ist an vielen Stellen für Albumin geöffnet. Die Stellen erscheinen als kleine, kreisförmige, bräunliche Bereiche. Hier dringt 50 Tage nach einmaliger, zweistündiger Bestrahlung Albumin ins Gehirn.*

70 http://www.risiko-elektrosmog.de/Forschung/Experimente/Salford.htm; die gesamte Studie samt Bildern ist in Deutsch abrufbar unter:www.risikoelektrosmog.de/Forschung/Studien/Salford2003_d.pdf

71 Dieses Rattengehirn war Mikrowellenfeldern ausgesetzt ähnlich jenen, wie sie von einem Mobiltelefonhörer ausgehen. Die dunklen Flecken sind Eiweiß, welches durch die Blut-Hirn-Schranke, die durch die Strahlung geöffnet worden war, ins Gehirn gelangt ist.

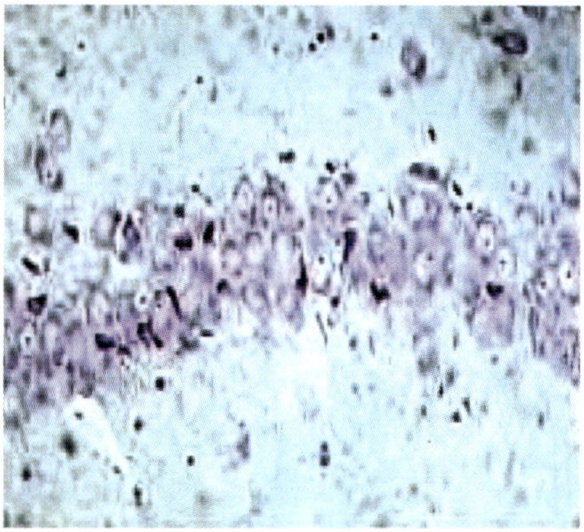

Bild 2a: *bestrahlt*

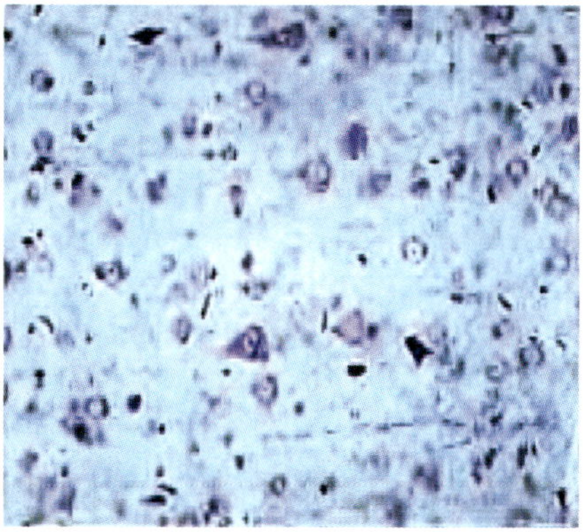

Bild 2b: *bestrahlt*

Hirnschäden bei Ratten durch Handystrahlung.[72] ***Die blaue Bildgruppe zeigt zwei stark vergrößerte, mikroskopische Hirnaufnahmen von zweistündig bestrahlten Ratten.***

Bild 2a: *Eine Reihe von Hirnzellen in einem Bereich des pyramidalen Zellbandes des Hippocampus. Zwischen den normalen, gesunden, großen, blassblauen Hirnzellen befinden sich krankhafte, dunkle, geschrumpfte Neuronen (Nervenzellen).*

Bild 2b: *Normale blassblaue Hirnzellen im Kortex (in der Hirnrinde), dazwischen krankhafte, abnormale, geschrumpfte, dunkle Neuronen – in allen Tiefen des Kortex.*

Geschädigte Neuronen wurden in allen Hirnbereichen gefunden, aber besonders im Kortex, im Hippocampus und in den Basalganglien – auch außerhalb der dunklen Albumin-Undichtigkeiten in Bild 1b.

Die wichtigsten Ergebnisse der Salford-Studie vom 29. 01.2003:

- Die Handy-Strahlung ist die Ursache der gefundenen Neuronenschäden (Hirnzellschäden).
- Die Beweissicherheit liegt über 99,8 %. Ein systematischer Fehler kann ausgeschlossen werden.
- Die Öffnung der BHS ist schon bei zweistündiger Bestrahlung bei einer SAR von 2 mW/kg signifikant (SAR = spezifische Absorptionsrate).
- Die Öffnung der BHS ist noch 50 Tage nach einer nur zweistündigen Bestrahlung nachweisbar.

72 http://www.buergerwelle.de/pdf/hirnschaeden_bei_ratten_durch_handystrahlung.pdf

- Geschädigte, krankhafte Hirnzellen sind signifikant nachweisbar – sowohl in den von Albumin durchdrungenen, als auch in den von Albumin freien Hirnbereichen.
- Die Studie zeigt einen eindeutig steigenden Dosis-Wirkungs-Zusammenhang.
- Trotz der gefundenen Hirnschäden waren keine Verhaltensstörungen bei den Ratten auffällig.

Minenfeld

Es gibt eine Unmenge weiterer Untersuchungen, die nachzuweisen versuchen, ob bzw. inwieweit hochfrequente Strahlung als Krebsauslöser in Frage kommt. Bevor wir uns jedoch auf dieses Minenfeld begeben, wollen wir uns zunächst den Dingen zuwenden, die wir bereits wissen. Wie mittlerweile hinlänglich bekannt ist, wird von der Schulmedizin bei der Krebsbehandlung unter anderem die Bestrahlungstherapie eingesetzt; zusätzlich kommt in manchen Fällen auch eine Hyperthermie (Hochfrequenzwärmetherapie) zur Anwendung. Was in diesem Zusammenhang stark befremdet ist die Frequenz, welche für diese Behandlungen genutzt wird. Und jetzt kommt der eigentliche ‚Hammer': Die Ärzte wissen, dass sich die ‚Handyfrequenz' für die Schädigung von gesunden und kranken Zellen besser eignet als die für eine Bestrahlungstherapie verwendete Frequenz![73] Die Frequenz eines kleinen Handys erhitzt die menschlichen Gehirnzellen, wodurch infolgedessen die DNA geschädigt wird, was wiederum den Tod der Zelle hervorruft.[74]

Soll das heißen, dass die Benutzung eines Handys zu einer Krebserkrankung führt? Viele wissenschaftliche Untersuchungen halten das

[73] Kane, Dr. R. C., *Cellular Telephone...*, S. 22, 202

[74] *„Zu den unerwünschten Nebenwirkungen einer Diathermie-Behandlung gehören u. a. die Entstehung von Katarakten, degenerative Veränderungen der Keimdrüsen sowie Gehirnschäden..."*, **Lehmann, J. F. et al**, *A Comparison of Patterns of Stray Radiation from Therapeutic Microwave Applicators Measured Near Tissue-Substitute Models and Human Subjects*, Radio Science 14, Nr. 6S (November-Dezember 1979): S. 271-283; zitiert in Kane, Dr. R. C., *Cellular Telephone...*

durchaus für möglich, andere Untersuchungen hingegen widersprechen dieser Vermutung.[75/76]

Spektakulärer Präzedenzfall

Ein Radiotechniker war kurzzeitig der Strahlung eines Radiosignals ausgesetzt gewesen. Infolgedessen war er nicht nur farben-, sondern auch nachtblind geworden. Er brachte seinen Arbeitgeber vor den Kadi und verklagte ihn auf 5 Millionen $ Schadensersatz [ca. 4 Millionen €] – **und seiner Klage wurde stattgegeben!**[77]

Brillenträger, die metallverstärkte Gestelle tragen, laufen aufgrund der Handynutzung Gefahr, dass die Netzhaut geschädigt und/oder die Bildung eines Katarakts begünstigt wird.[78] Der Onkologe Professor Lennart Hardell von der schwedischen Orebro Universität ist der Frage nachgegangen, inwieweit ein Zusammenhang besteht zwischen der Benutzung von Handytelefonen und der Entstehung von Gehirntumoren. Von 1997 bis 2003 untersuchte er 1617 Gehirntumorpatienten sowie dieselbe Anzahl gesunde Menschen und verglich deren Auswertungen

---

[75] ibid, S. 88

[76] *„Regierung und Industrie haben versichert, Mobilfunk wäre völlig ungefährlich. Es gibt eine große Zahl wissenschaftlicher Ergebnisse, die das widerlegen. Wir haben Forschungsergebnisse zusammengestellt, die von Regierungen und der Industrie finanziert wurden und die belegen, dass die Strahlung unter anderem folgende Effekte verursacht: Veränderungen von Hirnaktivität und Reaktionszeit des Herz- und Kreislaufsystems, Kalzium-Ionenflusses und Zentralnervensystems; Reduktion der Produktion von TSH-Hormonen, der REM-Schlafphasen, Spermienzahl bei Ratten, Zell-Proliferationsrate und des Hormons Melatonin; Erhöhung der Hirntumorrate, Augentumorrate, Chromosomen-Aberration, DNS-Synthese, Krebsrate bei Mäusen und Embryonen-Mortalität bei Küken, von Stresshormonen, DNS-Strangbrüchen, des Hörstammhirn-Response und Tumor-Nekrosis Faktors bei Mäusen; die Öffnung der Blut-Hirn-Schranke und Veränderungen der Genaktivität; Störung von empfindlichen technischen Geräten wie Herzschrittmachern; Schlafstörung, Müdigkeit, Schwindel, Blutdruckerhöhung, Konzentrationsprobleme, Gedächtnisverlust, Kopfschmerzen, Unwohlsein; Verhaltensstörungen, Verwerfen, Konjunktivitis, Milchleistungsabfall und Fruchtbarkeitsstörungen bei Rindern."* Prof. Dr. Neil Cherry, Lincoln University Neuseeland, Auszug aus seinen Stellungnahmen zum Thema Mobilfunk im Auftrag der Regierung Neuseelands, mehrfach international veröffentlicht und unter anderem vorgetragen vor dem Europa-Parlament in Brüssel (Okt. 1999, Jan. 2000, Mai & Juni 2000); http://www.funkenflug1998.de/inhalt/meinung/zitat.html

[77] ibid, S. 38

[78] ibid, S. 88

Aus der Arbeit des BIA

Berufsgenossenschaftliches Institut für Arbeitssicherheit

Schutzkleidung gegen hochfrequente elektromagnetische Felder (HF-Schutzkleidung)

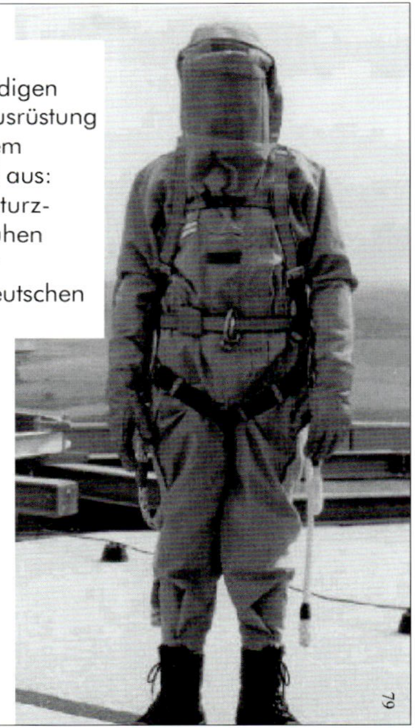

Abbildung
Beispiel einer vollständigen persönlichen Schutzausrüstung für Monteure auf einem Sendemast bestehend aus: HF-Schutzkleidung, Absturzsicherung, Schutzschuhen (Foto mit freundlicher Genehmigung der Deutschen Telekom AG).

Problem

Es gibt Arbeitsbereiche - z.B. auf Sendemasten - bei denen starke elektromagnetische Felder auftreten. Häufig ist es schwierig oder gar unmöglich, ausreichende technische oder organisatorische Schutzmaßnahmen zu ergreifen, um Personen, die in diesen Arbeitsbereichen tätig sind, ausreichend vor dieser Strahlung zu schützen. Um die elektromagnetischen Felder, die auf den Körper einwirken, zu reduzieren, sind in neuerer Zeit persönliche Schutzausrüstungen entwickelt worden. Diese Schutzausrüstungen, die den Körper vor unzulässiger Strahlung abschirmen, unterliegen den Bestimmungen der EG-Richtlinie „Persönliche Schutzausrüstungen" und müssen vor dem Inverkehrbringen von einer unabhängigen Stelle geprüft und zertifiziert werden.

„Wir stellen uns auf Schadensersatzansprüche ein. Sollte die Gefahr durch Mobilfunkstrahlung nachgewiesen werden, dann wäre dies das größte Schadenspotenzial, welches die Versicherungswirtschaft jemals zu bewältigen hätte."
Julius von Rotenhahn, Frankona-Versicherung, 1994

miteinander.[80/81] Sein Befund ergab, dass sich bei Menschen, die ein Handy benutzen, möglicherweise 2½ Mal schneller ein Hirntumor an der Seite des Kopfes bildet – also genau an der Stelle, an der das Handy gehalten wurde. Was die mögliche Entstehung eines Tumors am Gehörnerv (er verbindet das Ohr mit dem Gehirn) anbelangt, so wird diese bei Handybenutzern um mehr als das dreifache begünstigt.

Die von einem Handy ausgehende Strahlung entfaltet ihre geballte Wirkung 3 cm vom Gerät entfernt – die Schädigung findet also im Inneren des Kopfes statt.

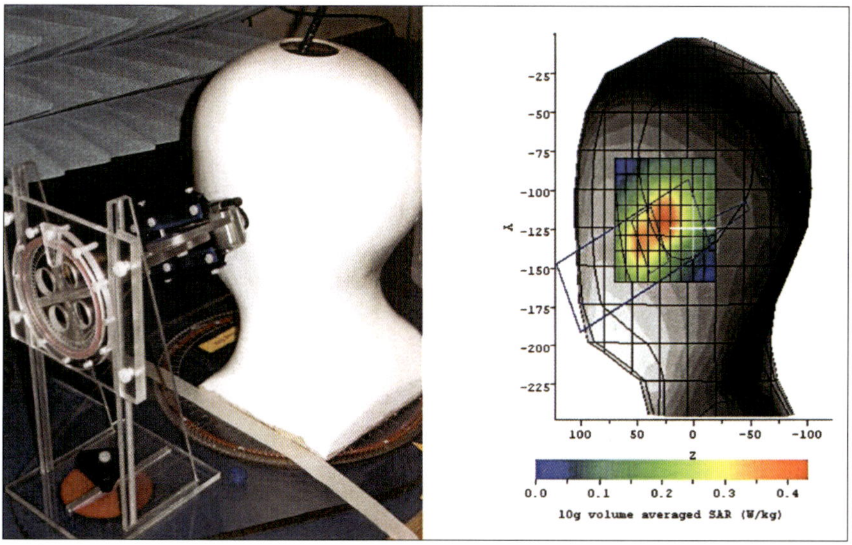

Die spezifische Absorptionsrate (Specific Absorption Rate) gibt Aufschluss darüber, wieviel Energie pro Kubikmeter Gewebe aufgenommen wird. Für diese Testserie wurden dem menschlichen Kopf nachempfundene Kunstköpfe verwendet. [82]

---

79 http://www.elektrosmognews.de/Fotos/strahlenschutzanzugtelekom.gif

80 www.nrpb.org/press/response_statements/archive/1999/response_statement_6_99.htm

81 *„Das Risiko für einen Hirntumor ist statistisch signifikant erhöht, es nimmt mit der Nutzungsdauer zu. Das Risiko wurde vor allem für Tumore im Schläfenbereich jener Kopfseite festgestellt, an der die Handys vorwiegend genutzt werden."* Dr. Lennart Hardell und Dr. Kjell Hansson in ‚EMF-Monitor' Nr. 5 (Oktober 2002) (Die erneute schwedische Studie, welche eine ältere der gleichen Wissenschaftler bestätigt, wurde mit 1617 Hirntumorpatienten im Alter von 20 bis 80 Jahren durchgeführt.); http://www.funkenflug1998.de/inhalt/meinung/zitat.html

82 www.sartest.com; SARTest-Bericht + 0113, Juni 2001

Da ausschließlich Patienten untersucht wurden, die bereits 10 Jahre oder länger ein Handy benutzt hatten, konzentrierten sich die Tests auf analoge Telefone. Professor Hardell fand jedoch heraus, dass die Benutzung digitaler Handys, die weniger Strahlung aussenden, nicht minder gefährlich war und möglicherweise ähnliche Gesundheitsrisiken barg, da digitale Geräte – im Gegensatz zu den statischen Signalen der Analogtelefone – gepulste Mikrowellen verwenden. Prof. Hardell: *„Es wird noch einige Jahre dauern, wahrscheinlich bis mindestens 2005, bis sich die gesundheitlichen Auswirkungen von digitalen Telefonen bemerkbar machen."* In der Zwischenzeit, so warnt auch der *Stewart-Report* [siehe S.79], sollten Handybenutzer Vorsicht walten lassen.

Die Handyindustrie sah sich im Laufe der Jahre vielfach dem Vorwurf ausgesetzt, Mobiltelefone begünstigten die Entstehung von Krebs.[83] Der Ordnung halber muss an dieser Stelle erwähnt werden, dass es ebenso Berichte gibt, denen zufolge die Benutzung von Handys scheinbar völlig unbedenklich ist.

Aber bei dem aktuellen Stand von weltweit 800 Millionen Mobiltelefonen, von denen allein an die 60 Millionen in Deutschland – und etwa 44 Millionen in England – Verwendung finden, könnte bereits ein kleines Gesundheitsrisiko verheerende Folgen haben. Und wenn man bedenkt, dass 71 % der Europäer heute bereits ein Handy benutzen, so stellt man sich die berechtigte Frage: Wann bin ich an der Reihe? [84]

83 *„In den vergangenen Jahren häuften sich auffallend epidemiologische Untersuchungen, denen zufolge ein Zusammenhang zwischen einer Krebserkrankung und den Auswirkungen elektrischer/ magnetischer Felder nachgewiesen werden konnte."* Amerikanische Umweltschutzbehörde EPA (Environmental Protection Agency), zitiert in Kane, Dr. R. C., Cellular Telephone…, S. 141

84 Im Jahr 2003 wurden weltweit ca. 114 Millionen Handys verkauft.

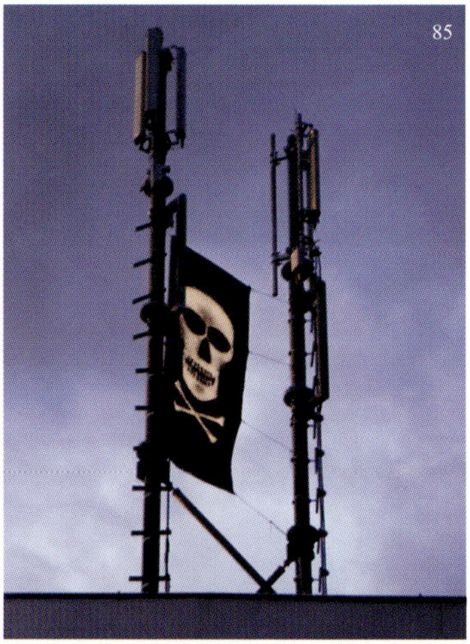

„Wenn man die Grenzwerte reduziert, dann macht man die Wirtschaft kaputt, dann wird der Standort Deutschland gefährdet."

ICNIRP-Vorsitzender Prof. Dr. Jürgen Bernhardt auf die Frage eines TV-Journalisten, wieso man Grenzwerte ohne ausreichendes Wissen um die biologische Gefährlichkeit festlegt und warum man diese nicht beim geringsten Anzeichen einer Gefahr vorsorglich senkt. [86/87]

Grundlegend geht es bei unseren Betrachtungen um das Problem der Aufnahme von Strahlungsenergie. Jedes biologische System, jeder Körper, nimmt zu jedem Zeitpunkt elektromagnetische Wellen auf. Der menschliche Körper setzt sich u. a. zusammen aus Gewebe, Knochen, Muskeln, Gehirn und Fett und jede einzelne dieser Körperkomponenten verfügt über ganz konkrete und spezifische elektrische Eigenschaften, welche die Aufnahme von Energie in all ihren Erscheinungsformen regeln.

Die spezifische Absorptionsrate (Specific Absorption Rate/SAR) in Milliwatt pro Gramm (mW/g) gibt Aufschluss darüber, wie viel Energie pro Kubikmeter Gewebe aufgenommen wird ($1 g = 1 cm^3$).[88] Im Fall von Handytelefonen besteht grundsätzlich das Problem, dass keine die vorgeschriebenen Grenzwerte bzgl. der Strahlenabsorption von Ge-

85 www.elektrosmognews.de

86 Internationale Grenzwerte sind abrufbar unter: http://www.ohne-elektrosmog-wohnen.de/html/grenzwerte_elektrosmog.php

87 Die Sicherheitsbestimmungen der Industrie werden beispielsweise in Deutschland vom VDE-Ausschuss festgelegt. Von 18 Mitgliedern dieses Ausschusses kommen 15 aus der Industrie! The Journal of Natural Science, The World Foundation for Natural Science Nr. 4, 2. erweiterte Auflage 2002

88 Diese Gleichung gilt für Wasser. Für Körpergewebe muss dessen spezifische Dichte berücksichtigt werden. Sie ist aber näherungsweise so groß wie für Wasser.

webe am Ort der Strahleneinwirkung berücksichtigt – und das ist in unserem Fall das Gehirn.

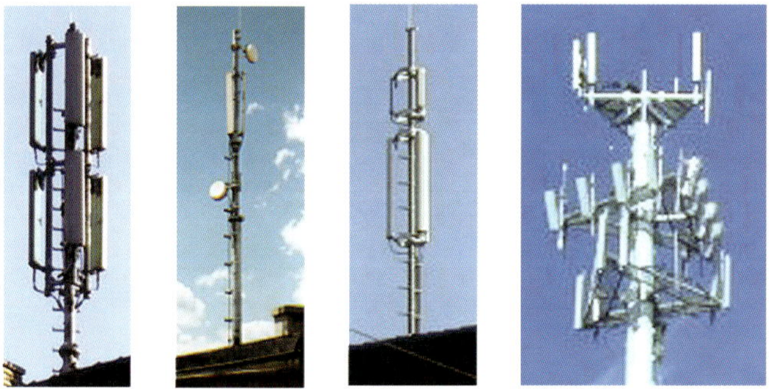

Meistens sind mehrere solcher Pannels an einem Masten befestigt; manchmal auch solche von verschiedenen Senderbetreibern. Aus diesen Sendern wird die hochfrequente und gepulste Strahlung in den Raum gejagt.

Bei Handytelefonen ist in der Gegend um die Antennenspitze oft ein SAR-Wert von 20 mW/g feststellbar. Wie anhand eines interessanten Experiments verdeutlicht wurde, vermochten SAR-Werte von weniger als 0,001mW/g die EEG-Aktivität (elektrische Gehirnaktivität) der Testpersonen, welche direkt für die motorischen Abläufe verantwortlich ist, zu beeinflussen; dieses Ergebnis konnte noch etwa 1 Woche nach Strahleneinwirkung beobachtet werden. Auch das folgende Experiment ist aufschlussreich: Man hatte Versuchstieren beigebracht, einen Hebel herunterzudrücken, um ans Futter zu gelangen; bei Bestrahlung der Tiere mit 7,5 mW/cm^3 war ihnen die Lust am Suchen des Hebels völlig abhanden gekommen.[89]

In der früheren Sowjetunion lag für die Hochfrequenzstrahlungsleistung der Grenzwert bei 0,01 mW/cm^3. In den USA liegt der Grenzwert bei 10 mW/cm^3, in Deutschland bei 2,8 mW/cm^3 und in England bei 1,1 mW/cm^3. Andere Länder orientieren sich am russischen Grenzwert und gleichen sich ihm an.

89 Kane, Dr. R. C., *Cellular Telephone...*, S. 100 bzw. 104

ABER: Die Handyindustrie hat für alle Zeit ‚freie Hand' und ist nicht dazu verpflichtet, sich an diese Grenzwerte zu halten! [90]

Wir haben es hier mit einem großen Problem zu tun, nicht zuletzt deswegen, weil heutzutage immer mehr Kinder eine Brille tragen. Befinden sich metallische Gegenstände in der Nähe des Handys, so konzentrieren diese die Strahlungsenergie. Wer also eine Brille mit Metallgestell trägt, darf davon ausgehen, dass er eine ordentliche Ladung Energie sowohl vom Handy als auch vom Brillengestell abbekommt – wobei dadurch die Zellen in Augen, Gehirn und Ohren buchstäblich ‚gekocht' werden.

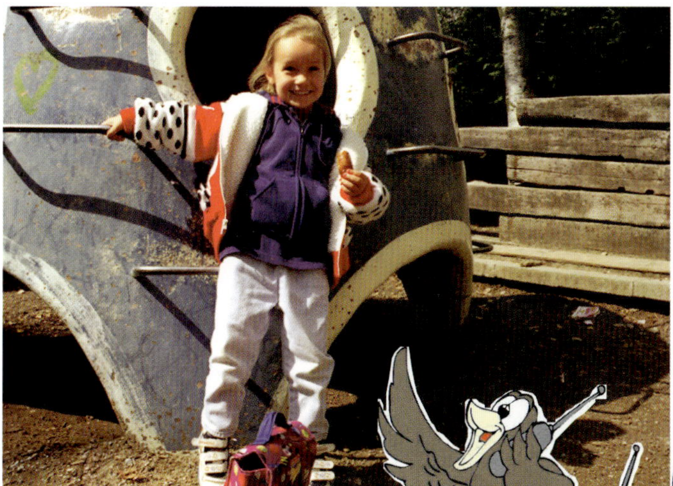

Kindern und Jugendlichen unter 16 Jahren wird vom Mobiltelefonieren dringend abgeraten.

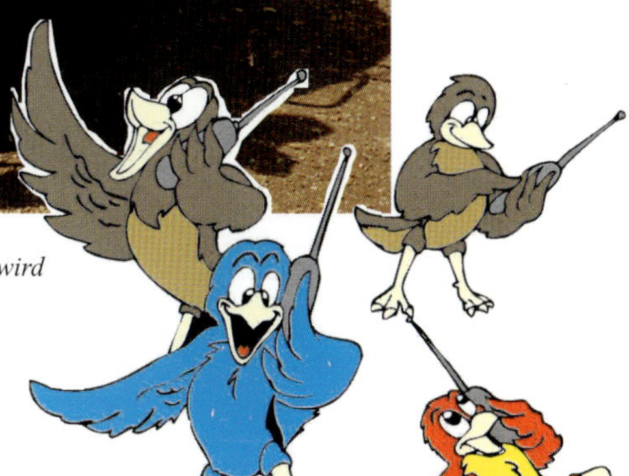

[90] ibid, S. 138

Viele Kinder besitzen heute ein Handy und telefonieren stundenlang mit ihren Freunden. Aber Vorsicht ist angesagt: Der Kopf eines Kindes absorbiert 50 % mehr Strahlung als der Kopf eines Erwachsenen. Wieso drückt man Kindern unter diesem Gesichtspunkt überhaupt ein Handy in die Hand? [91/92] Im Juli 2003 erklärten Regierungssprecher, dass Kindern unter 16 Jahren die Benutzung von Handys untersagt werden muss bzw. dass sie gar nicht erst ein Handy besitzen sollten.

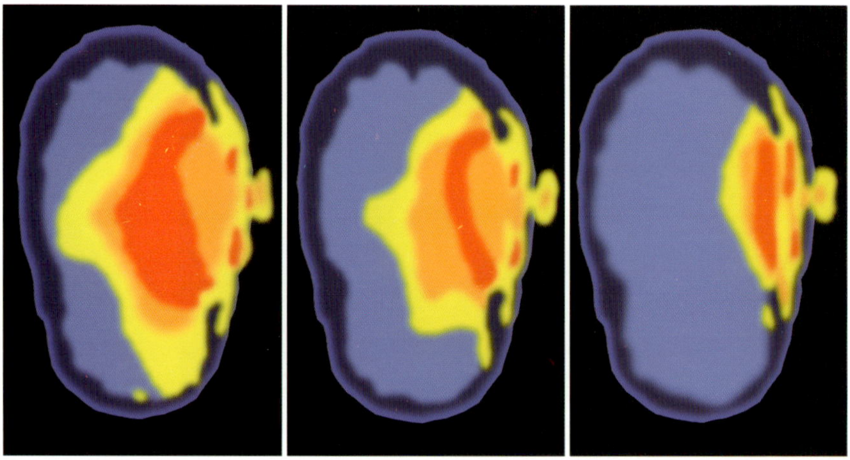

5-jähriges Kind *10-jähriges Kind* *Erwachsener*

Am 24. April 2000 stellte Senator Hayden dem Senate Business and Profession Committee diese (mit einer Wärmekamera aufgenommenen) Photos eines 5-jährigen und 10-jährigen Kindes sowie eines Erwachsenen vor. Daraus ist unschwer der auffallend hohe Absorptionsgrad bei den kindlichen Köpfen während eines Telefonats mit einem Handy erkennbar. Die hier gezeigten Abbildungen wurden mit freundlicher Genehmigung von John Coates/RF Safe grafisch nachgestellt. [93]

91 ibid, S. 50

92 1979, Denver, Colorado, USA: Die Epidemiologin Dr. Nancy Wertheimer (ebenso abgeschlossenes Studium der Psychologie und Biologie) war die erste, die in einer von ihr und Ed Leeper geleiteten Studie Zusammenhänge nachwies zwischen kindlicher Leukämie und Strommasten. Ihre Arbeit wies nach, dass Magnetfelder möglicherweise als Auslöser für kindliche Leukämie in Frage kommen und dass Kinder, die an Leukämie gestorben waren und in einem Umkreis von 40 m von einem Starkstrommasten gelebt hatten, zwei bis dreimal mehr gefährdet waren als andere Kinder. Der von den Eltern betroffener Kinder eingereichten Klage wurde stattgegeben und ihnen Schadensersatz in Höhe von über 20 Millionen $ [etwa 16,2 Millionen €] zugesprochen; http://www.stonelight.ie/sup/articles/art7.htm

93 http://www.rfsafe.com/computer_models_rfs.htm

Von Kindesbeinen zur Abhängigkeit erzogen:

Neuester Krankmacher für unsere Kinder

Damit auch schon die Kleinsten möglichst frühzeitig den „korrekten Umgang“ mit einem Handy erlernen, werden mittlerweile „kindgerechte“ Modelle angeboten und deren „Vorzüge“ gepriesen:

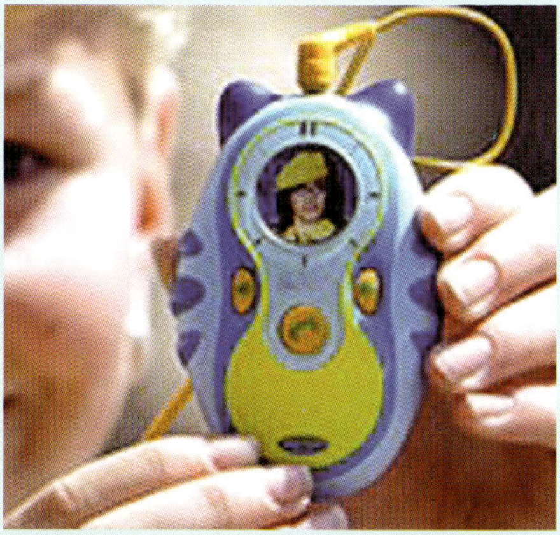

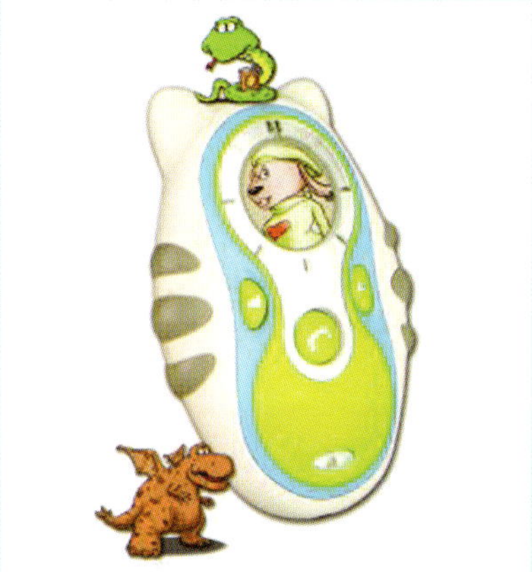

Frequenzband: DualBand, Gewicht (in g):70, Abmessungen (HxBxT): 88x56x22, Farbe: Pink, Weiß Batterie: Li-Ionen, Sprechzeit (in h): 2, Standby (in h):100

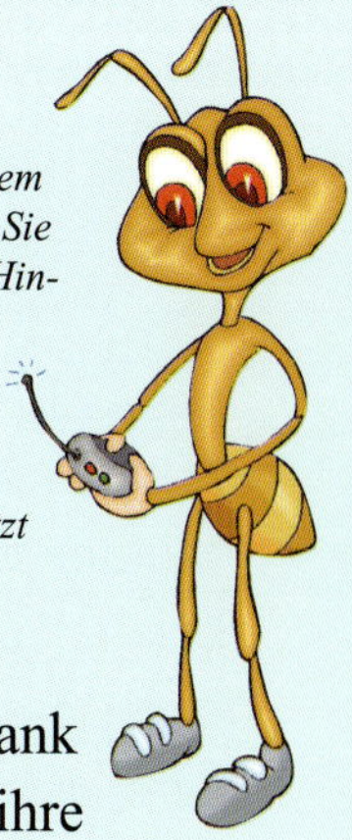

Original Verkaufsslogan des Herstellers:

„Die Handynutzer werden immer jünger und die Kosten steigen immer mehr. Mit unserem ersten Markenhandy nicht. Exklusiv und einzigartig bei uns. Mit diesem Handy können Sie erzieherisch wirken und haben von Anfang an die volle Kostenkontrolle. Ein optischer Hingucker mit einfachster Bedienung. Mit nur drei Tasten (Ein, Aus; Rufannahme und Rufwahl; Nummernwahl) bedienen Sie es auch im Dunkeln, egal in welcher Situation. Sie speichern nur 5 feste Nummern ein. Ihre Kinder erreichen Sie also überall und in jeder Situation [Motto: „Mama, ich hab' die Windeln voll!“], *aber nicht jeder erreicht Ihr Kind! Das ist Sicherheit! Brauchen Kinder als erstes Handy mehr? Leben Sie ab jetzt beruhigter und Ihr Kind freut sich. Nicht geeignet für Kinder unter 5 Jahren. Inkl. Kopfhörer und Notruf.“* [94]

„Beruhigter leben“ und dabei die totale Kontrolle behalten: Dank folgendem Armband sind Eltern demnächst in der Lage, ihre Kinder gewissermaßen „an die lange Leine“ zu legen. Inwieweit bei den Gegängelten tatsächlich Freude aufkommt, bleibt indes fraglich.

[94] www.buergerwelle.de/pdf/neuester_krankmacher_fuer_unsere Kinder.doc, vom 6.7.2004

Optimale Nachwuchskontrolle: Big Mother is Watching You

Mit einer „elektronischen Kuhglocke“ können besorgte Eltern bald jederzeit und überall in wenigen Minuten ihre Kinder aufspüren bzw. überwachen. Einem Bericht der englischen *Times*[95] zufolge kommt in wenigen Monaten eine Art Armbanduhr des Herstellers Wherify Wireless für £ 99.00 (ca. 150 €) auf den britischen Markt, die einen satellitengestützten Sender enthält und den Standort des Trägers bis auf wenige Meter exakt bestimmen kann. Der Schließmechanismus des Armbands funktioniert nur per Computer und verhindert damit, dass sich die Kinder (etwa junge Ausreißer) das Gerät einfach abstreifen können. Die Idee für die Wherify Watch[96] – von Kritikern abfällig als „elektronische Kuhglocke“ tituliert – kommt aus den USA, wo das Gerät reißenden Absatz findet. Dort wird es aber nicht nur Kindern umgebunden, sondern auch älteren Menschen sowie Patienten, die an Alzheimer erkrankt sind.

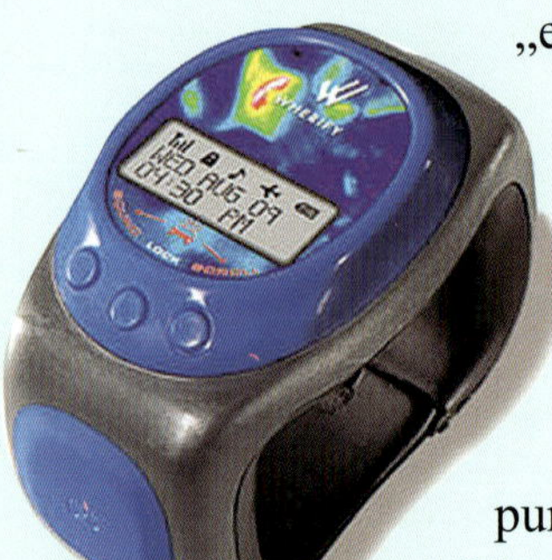

Der in den Farben „galactic blue“ und „cosmic purple“ erhältliche „Kinderfinder“ basiert auf Mobilfunk-Technik, weshalb er neben einer normalen Uhr mit einer Sprecheinrichtung sowie einem Panikknopf ausgerüstet ist, der einen Hilferuf zur Polizei senden kann. Laut Hersteller können vermisste Kinder über Hunderte Kilometer hinweg in Minuten gefunden werden. Zielgruppe seien Alleinerziehende oder arbeitende Elternpaare. Kritiker sind dem Zeitungsbericht nach der Meinung, dass überbehütende Eltern mit dem Gerät ihre Kinder daran hindern, erwachsen zu werden und sich vom Elternhaus zu lösen.

[95] Von Stefanie Marsh, *The Times*, 19.7.2004; http://tomorrow.msn.de/news?id=91454; Artikel in Gesamtlänge (Englisch): http://www.sovereignty.org.uk/features/eco/pindown.html

[96] Wherify ist eine Wortkombination aus dem englischen Wort ‚where’ (wo) und verify’ ((nach-) prüfen, überprüfen).

Handys für Kindergartenkinder

Im Sommer 2003 hat der Online-Handyhändler Semec die ersten Handys für Kindergartenkinder auf dem deutschen Markt eingeführt. Wie bekannt ist, arbeiten diese Geräte mit der gleichen Technik wie Erwachsenenhandys, sie haben nur eine einfachere Bedienungsausstattung; d. h. Kinderhandys sind nicht strahlungsreduziert, sondern nur für Kinder bedienungsoptimiert.[97]

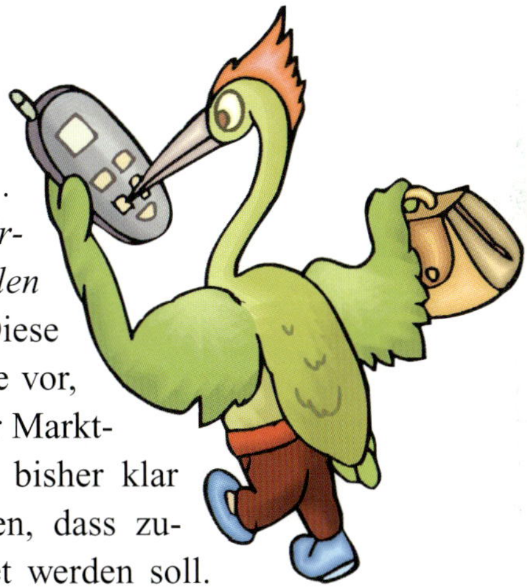

Nicht ohne Grund titelte bereits am 26. Januar 2002 die englische Zeitung Daily Mail: *„… Zynismus der Mobilfunkfirmen … Topwissenschaftler klagt die Mobilfunkfirmen an, Kinder als Zielgruppe auszuwählen und deren Gesundheit zu riskieren …“* Diese Schlagzeile gilt uneingeschränkt nach wie vor, zumal keiner der bekannten Hersteller zur Markteinführung der speziellen Kinderhandys bisher klar Stellung bezog. Es ist davon auszugehen, dass zunächst die Reaktion des Marktes getestet werden soll. Verlaufen die Geschäfte gut und die Proteste der warnenden kritischen Stimmen im Sand, ziehen alle anderen Hersteller nach.

97 Baby-Elektrosmog-Alarm: Belastungen beginnen in vielen Fällen bereits im Säuglingsalter! Auch die neuesten, von der Firma Öko-Test untersuchten Babyphon-Geräte erzeugen immer noch jede Menge Elektrosmog. Eines sendet sogar die besonders umstrittenen gepulsten Strahlen, und zwar im Dauerbetrieb. Peppiges Design, komfortable Ausstattung und trotzdem günstige Preise sind bei den Eltern gefragt. Dem entspricht die Industrie mit immer neuen, technisch verbesserten Geräten. Doch größere Reichweiten und zusätzliche Funktionen erfordern auch mehr Leistung, was zu einer Erhöhung der Strahlungsbelastung führen kann. Öko-Test wollte wissen, wie „strahlend“ die neue Generation Babyphone ist und schickte 19 Geräte zwischen 30 und 220 € (davon 18 Funk-Babyphone) ins Labor. Ein Gerät nutzt das hausinterne Stromnetz als Übertragungsweg und wurde gesondert bewertet. Das Testergebnis: Keines der 18 Geräte ist „sehr gut“. Nur drei schneiden mit „gut“ ab. Sechs „mangelhafte“ und zwei „ungenügende Geräte“ produzieren so viel Elektrosmog, dass sie in Babys Schlafzimmer nichts zu suchen haben. (Dieser Text wurde leicht gekürzt. Sie können das Heft mit dem vollständigen Beitrag nachbestellen.
http://www.oekotest.de/cgi/ot/otgs.cgi?doc=30461; Copyright © ÖKO-TEST Verlag GmbH, Frankfurt; aus: Mobilfunk-Newsletter der Bürgerwelle e.V., BI Omega vom 4.06.2004)

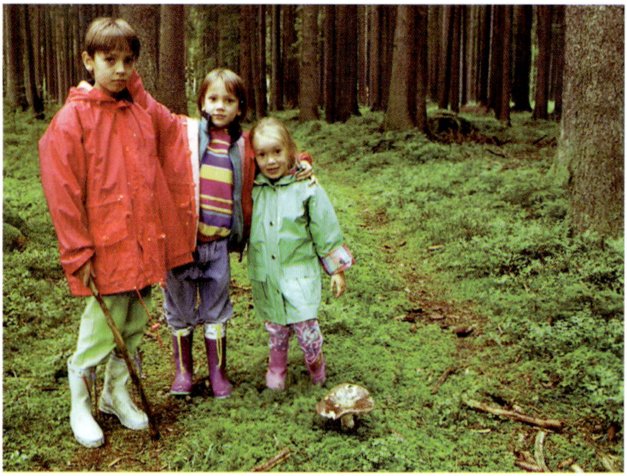

„Eltern sollten ihre Kinder von Handys fernhalten.“

Wolfram König, Präsident des Bundesamtes für Strahlenschutz [98]

Das erhöhte Gesundheitsrisiko für Kinder beim Mobilfunk ist hinreichend bekannt; es liegt einfach in der Natur des Kindes. Hier seien nur einige Aspekte erwähnt, z. B.: Die Körpergröße fungiert als ideale Antenne,[99] um die Mobilfunkstrahlung optimal aufzunehmen; die Wanddicke der kindlichen Schädeldecke lässt ein unverhältnismäßig tiefes Eindringen der Mobilfunkstrahlen in das Gehirn zu; der neurobiologische Reifeprozess sorgt für eine niedrigere Ansprechschwelle auf elektromagnetische Strahlung als bei Erwachsenen – dies ergibt sich letztlich aus der Entwicklung der Myelinscheide, einer nervlichen Isolationshülle, vergleichbar derer von Stromleitungen.

Die Reifung der Myelinscheide ist in der Regel erst im Alter von ca. 13 Jahren vollständig abgeschlossen. Reifestörungen im Nervensystem können die Ursache für spätere Autoimmunerkrankungen, wie z. B. Multiple Sklerose sein. Diese elementaren, aber auch weitere kindspezifische Erkenntnisse sind hinreichend bekannt; deshalb wird von seriösen Behörden und Institutionen permanent und eindringlich auf die

[98] Interview mit der Berliner Zeitung vom 1.8.2001

[99] *„Man muss sich den Körper als eine Antenne vorstellen, die Energie aus ihrem Umfeld absorbiert.“*; **Maes, A. et al**, *Vitro Cytogenetic Effects of 2450 MHz Waves on Human Peripheral Blood Lymphocytes*, Bioelectromagnetics 14, Nr. 6 (1993), S. 495-501; zitiert in Kane, Dr. R. C., *Cellular Telephone...*, S. 87

erkannten Gefahren hingewiesen. So empfiehlt z. B. der Präsident des Bundesamtes für Strahlenschutz (BfS) Wolfram König, dass sich Kinder unter 16 Jahren generell vom Handy fernhalten sollten. Aufgrund des *Stewart-Reports*, eines Großforschungsprojektes der britischen Gesundheitsbehörde, wird ebenso vom Mobiltelefonieren für Kinder und Jugendliche unter 16 Jahren dringend abgeraten. Die russische Strahlenschutzkommission warnt schon seit langem, dass Kinder, Jugendliche, Schwangere und bestimmte Risikogruppen aus gesundheitlichen Gründen generell kein Handy benutzen sollten.

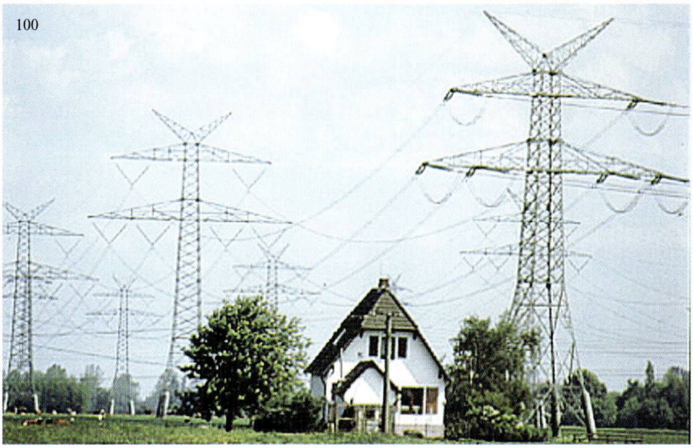

„Ich würde mein Kind nicht in einen Kindergarten schicken, wenn sich im Umkreis von 250 Metern eine Mobilfunkanlage befindet."

Prof. Dr. Peter Semm, Universität Frankfurt, Forscher im Telekom-Auftrag (1998)

Eine Arbeitsgruppe um Prof. W. Mäntele, Institut für Biophysik an der Universität Frankfurt a. M., kam zu dem Ergebnis, dass vor allem bei Kleinkindern von einem erhöhten Risiko ausgegangen werden müsste, *„da bei ihnen die geringen Volumina von Organen mit den üblichen Sendeleistungen zusammenkommen"*. Dr. K. Trost vom Wissenschaftsladen Bonn e.V. erinnert daran, dass wissenschaftliche Forschungen

[100] http://www.buergerwelle.de/body_fotogalerien_.html

ernsthafte Hinweise darauf geben, dass Handy-Nutzung – bei Kindern mehr noch als bei Erwachsenen – die Konzentrationsfähigkeit beeinträchtigt und Gehirnzellen schädigen kann. Er führt weiter aus, dass das Kinderhandy auch deshalb kritisch zu beurteilen sei, weil es Kinder, die kein Risiko- bzw. Gesundheitsbewusstsein hätten, ganz selbstverständlich zu Kunden und möglichen Vieltelefonierern von morgen mache.[101]

Jugendliche in der Schuldenfalle – Das erste eigene Handy als Einstiegsdroge

Das Handy ist jedoch bei allen Altersgruppen heiß begehrt. Bereits sieben Prozent der Sechs- bis Neunjährigen haben ein Mobiltelefon. Bei den Zehn- bis Zwölfjährigen ist es fast jeder Dritte. 79 Prozent der Jugendlichen verfügen bereits über ein Handy, was einer Steigerung von 46 Prozent seit 2001 entspricht.

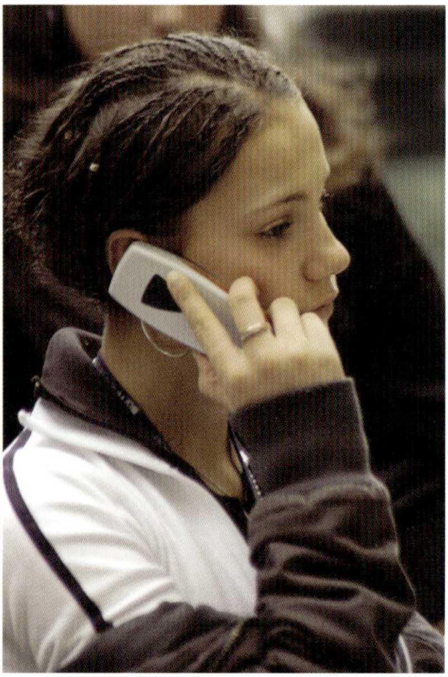

Das Handy ist bei allen Altersgruppen heiß begehrt.

Nach der Anfang Juli veröffentlichten Kids-Verbraucher-Analyse beträgt das durchschnittliche Jahreseinkommen der Kinder und Jugendlichen zwischen 6 und 19 Jahren mittlerweile 1811 €. Insgesamt haben die 11,2 Millionen Jungen und Mädchen mittlerweile die Rekordsumme von 20,43 Milliarden € zur Verfügung. Jeder zehnte Jugendliche in Deutschland ist mit

101 Presseinformation hese-Project, 25. 06. 2003

durchschnittlich 1550 € verschuldet. Nach Angaben des Instituts für Jugendforschung in München wird die Verschuldung Jugendlicher weiter zunehmen. Von den 13- bis 17-Jährigen stünden sechs Prozent mit im Schnitt 370 € in der Kreide. Hauptverursacher seien die Kosten für Mobilfunk und Telekommunikation, aber auch für Autos, Mofas oder Einrichtungsgegenstände.[102]

Welche Auswirkungen können wir im Lauf der nächsten fünf Jahre erwarten? Einen gewaltigen Anstieg an Gehirntumoren und Katarakten sowie Erblindung und Gehörverlust bei allen Altersgruppen. Eine von Wissenschaftlern unterstützte Bewegung übt auf die Europäische Kommission dahingehend Druck aus, dass diesen Kindern der Besitz bzw. die Benutzung von Handys verboten werden soll.[103]

Gratis-Strahlungsration

Niemand ist sicher. Und damit sich die besorgte Öffentlichkeit bloß nicht noch mehr beunruhigt und sich zu viele Gedanken um ihre vermeintliche Sicherheit macht, haben sich die Mobilfunkanbieter etwas „ganz Schlaues" einfallen lassen und verstecken ihre Übertragungstürme in übergroßen Preistafeln oder Firmenlogos auf dem Tankstellen- oder Supermarktgelände. Überzeugen Sie sich davon, wenn Sie das nächste Mal Besorgungen machen.

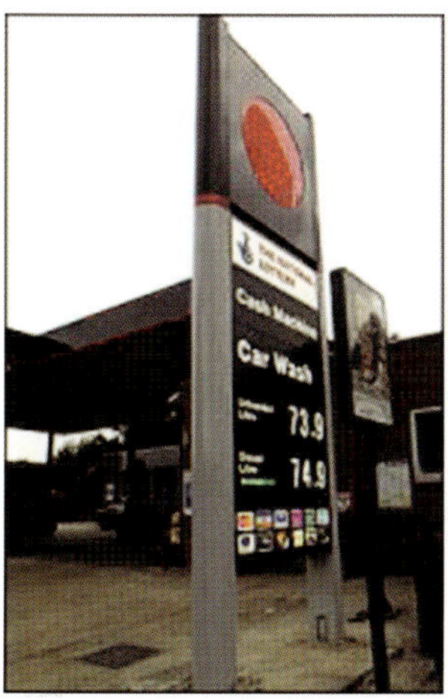

Übertragungsmasten werden in übergroßen Preistafeln oder Firmenlogos versteckt.[104]

[102] Erschienen am 18. August 2003 in Wirtschaft, Mobilfunk-Newsletter
[103] www.naturalscience.org, Dr. Hans U. Hertel
[104] http://www.bariumblues.com/towerspix.htm

Beim Tanken oder Einkaufen erhalten Sie somit eine Gratis-Strahlungsration, nämlich „satte“ 10 mW/cm^3 pro Tank bzw. pro Besuch. Diese Dosis verdoppelt sich spielend, wenn zusätzlich noch ein Handy benutzt, eine metallverstärkte Brille und/oder ein BH mit Metallbügeln getragen wird.

Aber, aber, lassen Sie den Kopf nicht hängen und sich von den Fakten nicht „erschlagen“. Als positiver, konstruktiver und lösungsorientierter Mensch wissen Sie, dass die guten Nachrichten nicht mehr lange auf sich warten lassen ...

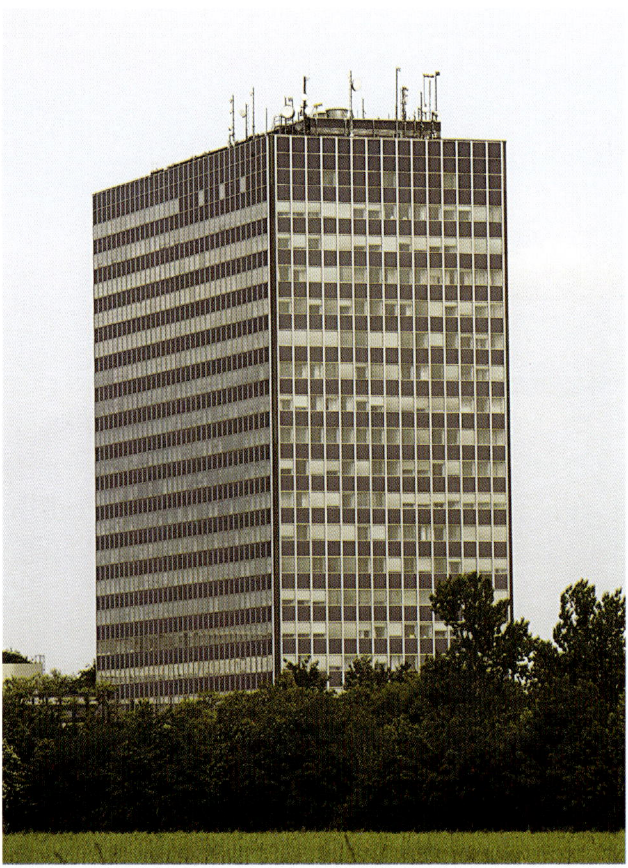

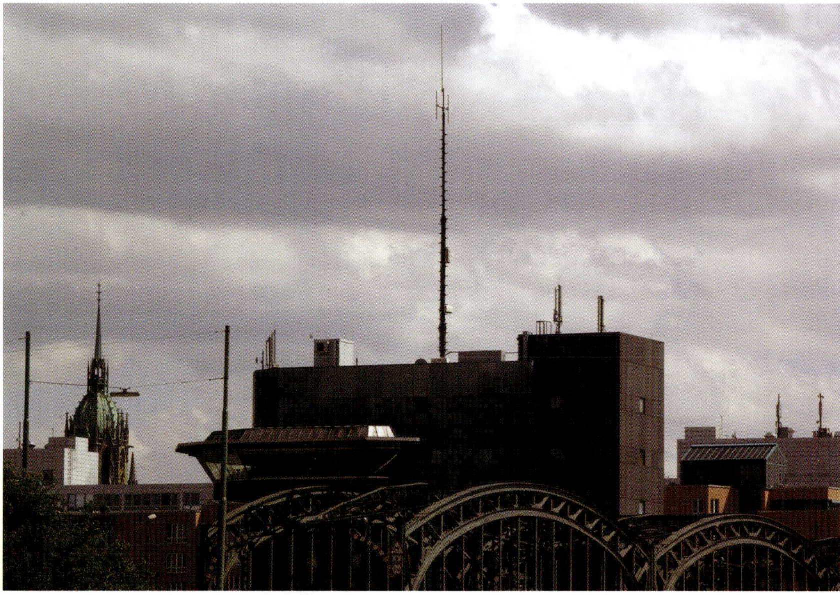

„Die grausige Kälte des Ungeheuers Staat entwickelt sich schleichend. Ist die Eiszeit einmal da, ist es zu spät, die Eisbrocken mit einer sanften Erwärmung zum Schmelzen bringen zu wollen. Dann hilft nur ein Paradigmenwechsel mit Rosskur und guten Nerven."

Walter Hirt, Zürich

Bild linke Seite: Bürogebäude, München
Bild oben: Antenne auf einem Bahnhofsgebäude an der Hackerbrücke, München

Einige Grundtypen von Mobilfunk-Anlagen[105]

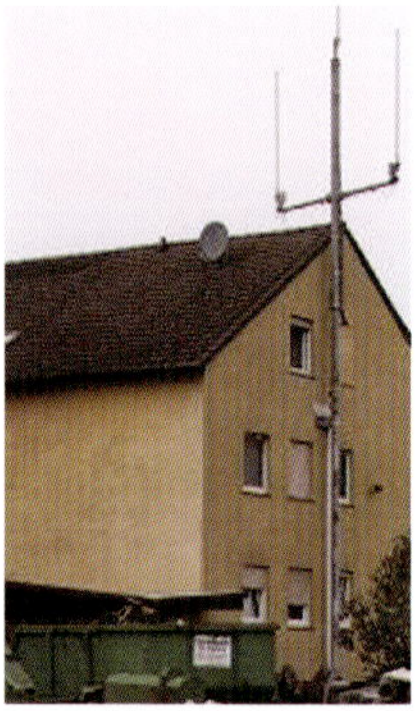

Auf dem Bild links ist eine klassische Omnizelle mit drei Antennen zu sehen. Der mittlere Stab ist die Sendeantenne. Bei den äußeren Empfangsantennen wird Diversity zur Empfangsverbesserung eingesetzt. Zusätzlich sind noch Vorverstärker installiert, die man unten an den Antennen sehen kann.

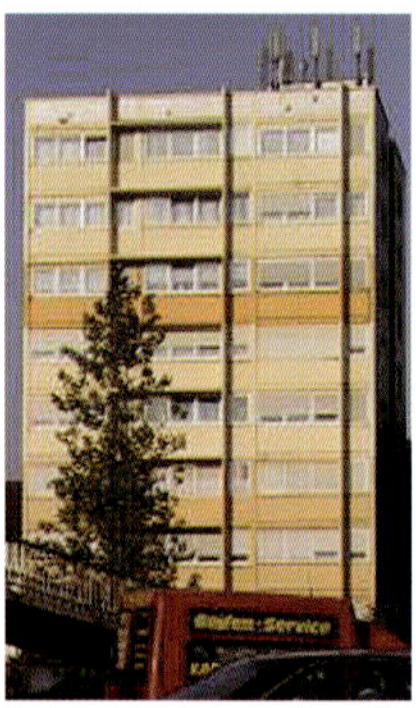

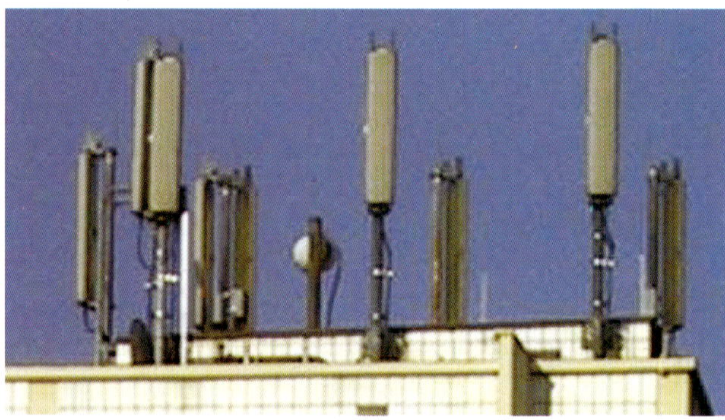

Die Variante mit drei Antennen pro Sektor ist heute immer seltener anzutreffen. Die beiden äußeren Antennen sind für den Empfang zuständig. Die mittlere Antenne ist die Sendeantenne.

Deutschlands europäische Nachbarn handeln in punkto niedrigere Grenzwerte um einiges vernünftiger. In Österreich liegt der Grenzwert zirka 10'000-fach unter dem deutschen Grenzwert. Und sogar Russland und China haben ein Hundertstel vom deutschen Grenzwert.

Wir erinnern uns: Asbest, Holzschutzmittel, Formaldehyd und PCB stellten sich als gesundheitsgefährdend heraus. Die Folge: Zehntausende anerkannte Berufskrankheiten und hohe Sanierungskosten. Oder in jüngster Zeit: Nach einem endlosen Hickhack wurde die Gefährlichkeit

105 http://www.senderlisteffm.de/bilder01.html

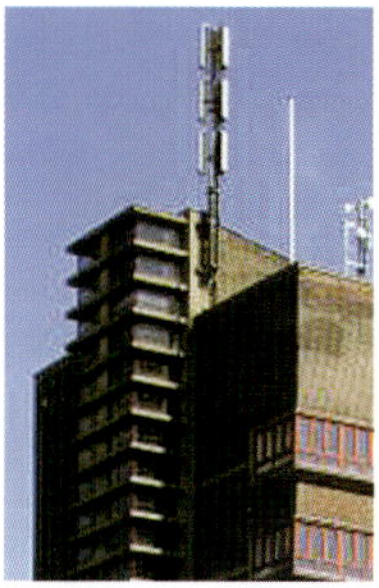

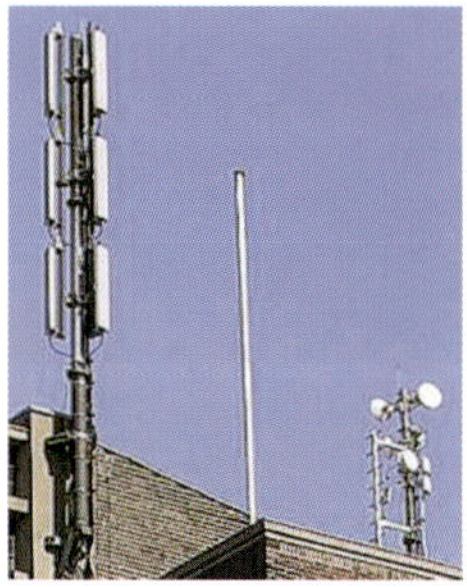

Großmarkthalle Frankfurt. Der Mast für die Antennen ist schon seit langer Zeit vorhanden, während die Richtfunkinstallation relativ neu ist. Der Anbieter hat hier im Bereich erst vor kurzem angefangen, die für D2 eher untypischen Standorte mit Standleitungsanbindung gegen solche mit Richtfunkanbindungen auszutauschen.

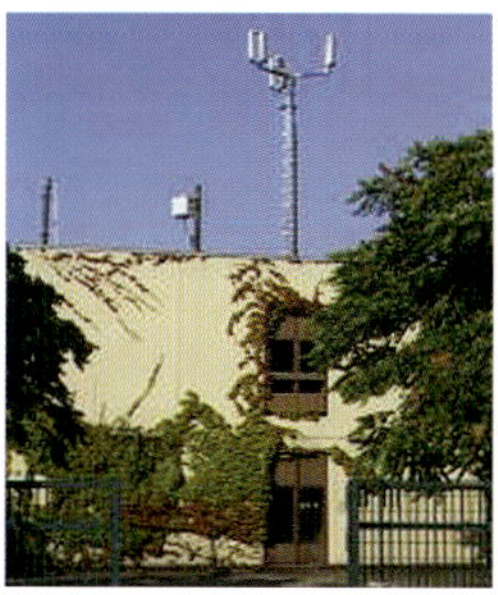

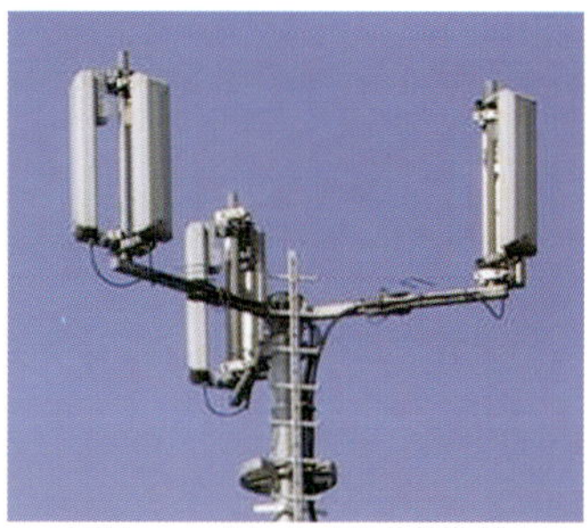

Diese Variante mit zwei Antennen pro Sektor sieht man sehr häufig, hier noch dazu ganz klassisch auf einer Ortsvermittlungsstelle des Anbieters. Sie können, wie in diesem Fall, auf einem Träger montiert sein. Es kommen aber auch Bauarten mit drei Einzelmasten vor.

der Radarstrahlen im Einsatz bei der Bundeswehr anerkannt. Große Versicherungen übernehmen keinen Versicherungsschutz gegen mögliche Schadensersatzklagen bei Mobilfunkantennen.[106]

Mobilfunkantennen haben auch für Kauf- oder Mietinteressenten eine abschreckende Wirkung. Inzwischen ist bekannt, dass Immobilien beim Verkauf 40 bis 60 Prozent weniger wert sind (falls überhaupt veräußerbar) und beim Vermieten Mietkürzungen von 10 bis 20 Prozent vorgenommen werden können.[107/108]

---

106 Als Seismographen unserer materialistischen Welt sind die Versicherungsunternehmen anzusehen. Wenn diese den Mobilfunkbetreibern und Handyherstellern den Risikoschutz versagen, bedeutet das, dass die Wissenschaft künftig doch noch nachweisen kann, dass der gepulste Funk für den menschlichen Körper gerade im athermischen (nicht thermischen) Bereich schädlich sein kann. Damit unser Körpergewebe nicht beim Telefonieren „schmort", hat der Gesetzgeber die Grenzwerte erlassen. Diese sind allerdings willkürlich festgelegt worden und die höchsten der Welt; Uwe Stein, Heilpraktiker, *Neues vom Mobilfunk VI, Mobilfunk und seine Allmacht*, http://www.gesund-in-varel.de/artikel/UweStein040401.html

107 http://www.ntz.de/kommunen/koengen/aktuelles/index.php?l_action=einzel&id=3244

108 *„Die Mieter dürfen den Mietzins um 20 % mindern, wenn sie sich durch eine nachträglich auf dem Dach ihres Hauses installierte Mobilfunkantenne beeinträchtigt fühlen."* Urteil des Amtsgerichts München, Az.: 432 C 7382895 vom 27.3.1998

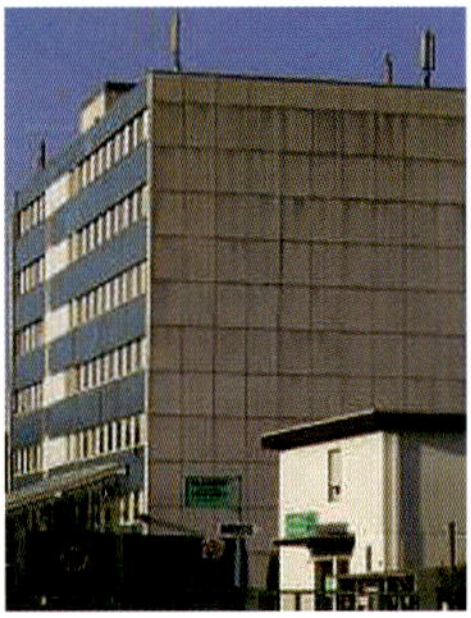

Bei größeren Gebäuden werden die Antennen eher an den Hausecken befestigt.

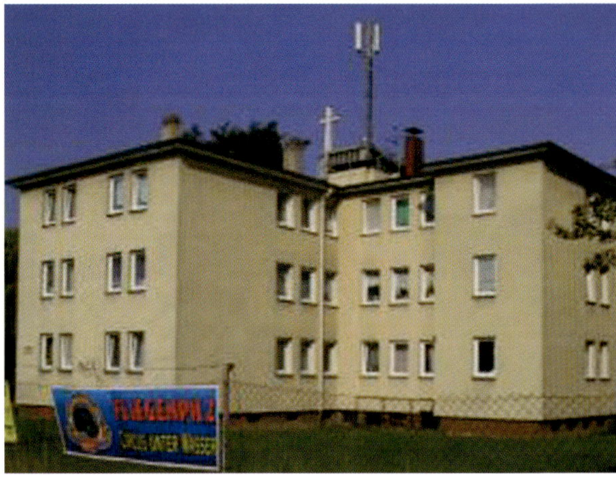

Es gibt inzwischen auch Anlagen, die mit nur einer Antenne auskommen. Aber das ist nur die halbe Wahrheit, wie schon die zwei Antennenanschlüsse vermuten lassen. Bei diesen X-Pol Antennen sind zwei um 90° in der Polarisation verdrehte Antennen in einem Gehäuse integriert. Speziell in Innenstädten findet man solche Anlagen häufig.

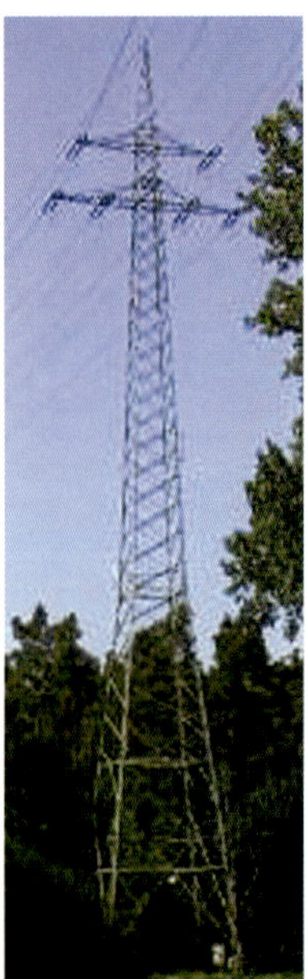

An diesem Hochspannungsmast (links) sind Antennen angebracht, die in dessen Fachwerk jedoch wenig auffallen. Der kleine Kasten am rechten Fuß des Masts beinhaltet die komplette Technik des Repeaters. Dieser vergrößert die Zelle, indem die Signale empfangen und verstärkt an der jeweils anderen Antenne wieder abgestrahlt werden.

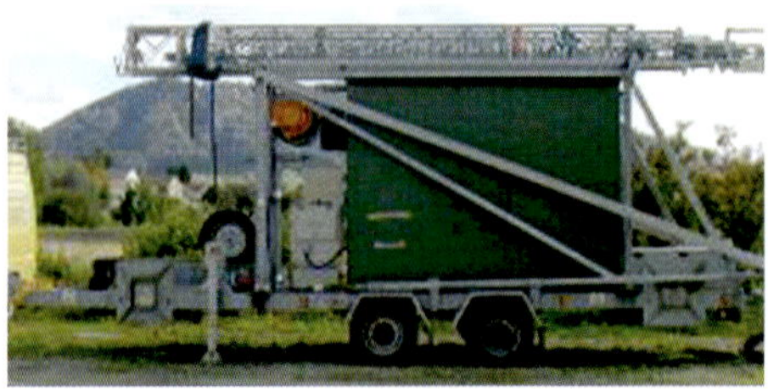

Ein Standort muss nicht immer fest installiert sein. Hier sehen wir eine mobile BTS. Zuerst zusammengeklappt auf dem Anhänger und dann am Bestimmungsort aufgestellt.

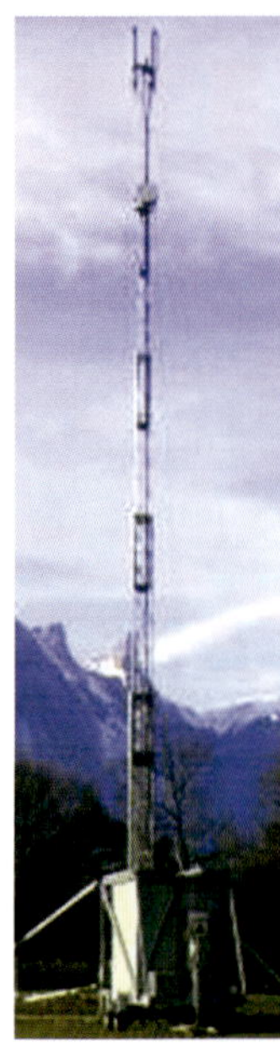

Märchenstunde

Aber irgendwie müssen wir doch schließlich leben!?

„Jeder Vierte hat ein geschädigtes Immun-, Nerven- oder Hormonsystem. Jeder Dritte ist Allergiker. Wir haben den Punkt erreicht, der keine zusätzlichen Belastungen verträgt."

DGUHT, Deutsche Gesellschaft für Umwelt und Humantoxikologie (1994)

Ja, wir müssen in einer Gesellschaft leben und zurecht kommen, aber das heißt noch lange nicht, dass wir in der Gesellschaft leben müssen, die andere mit unserer (in vielen Fällen nicht willentlich und freiwillig erteilten) Billigung aufgebaut haben. Wir bewegen uns tagtäglich in einem Meer von Fernseh- und Radiosignalen, ultravioletter Strahlung, Satellitenstrahlen, kosmischen Strahlen und sogar Neutrinos, die in regelmäßigen Abständen durch jegliche Art von Materie hindurchrasen[109] – und entwickeln als Folge dieser sehr realen Strahlenüberflutung nie gekannte Stresssymptome. Strahlung ist von Natur aus schädlich, das ist ein physikalischer Fakt. Die meisten Menschen wären jedoch nicht dazu bereit, auf die vielen Annehmlichkeiten des modernen Lebens zu verzichten, als da wären Fernseher, Handys, Walkmans, usw. Das Leben wäre verhältnismäßig langweilig ohne die Technologien, deren Entwicklung wir zugelassen haben. Um die von einem Handy ausgehende Strahlung allerdings auf einen sicheren Wert (0.001 mW/cm^2) zu senken, müsste auf jeder Lampe, auf jedem Zaun und auf jedem Baum ein Übertragungsmast angebracht werden.

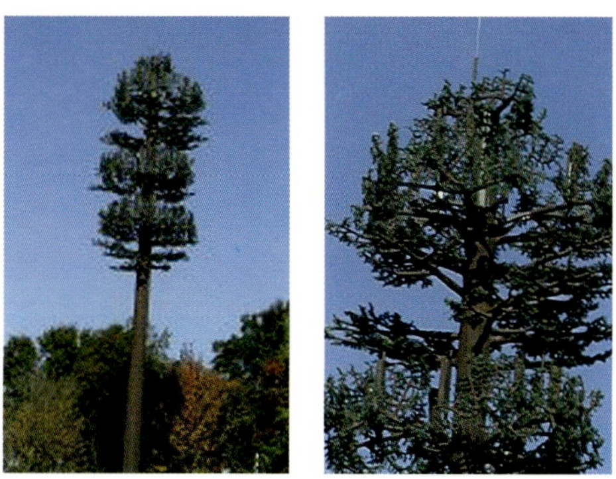

„Strahlenbaum" (im Baum integrierter Übertragungsmast) am Garden State Parkway, New Jersey, USA

[109] Genau genommen mit einer Lichtgeschwindigkeit von 300.000 km/Sekunde.

„Die Nadeln und Blätter unserer Bäume sind wie kleine Antennen und reagieren auf die schwächste Hochfrequenzstrahlung."

Prof. Dr.-Ing. Günter Käs, Universität der Bundeswehr, 1992

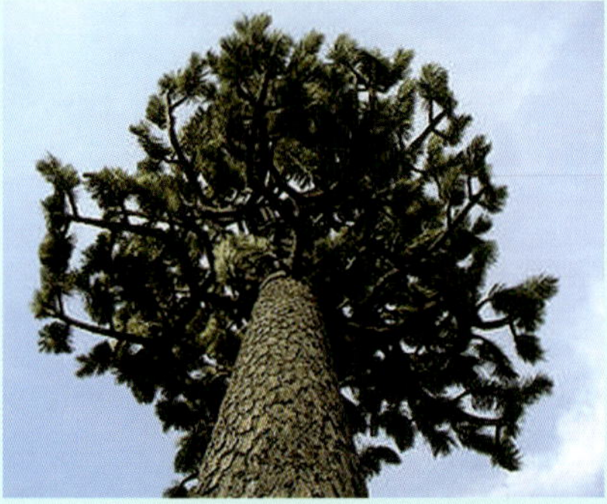

Ein als Baum getarnter Sendemast – damit Stadtbild und Landschaft nicht verunziert werden.

Sendemast mit Ast [110]

Alle wollen mit dem Handy telefonieren – aber die Sendemasten mag niemand haben. Strahlend schön sind sie nämlich nicht gerade und als ungesund umstritten. Deshalb werden sie verkleidet: Als Baum, Kamin oder Kruzifix. Wer sein Grundstück für einen Mobilfunk-Mast zur Verfügung stellt, kriegt gutes Geld – und Ärger mit den Nachbarn. Ob wegen des Aussehens oder aus Sorge um die eigene Gesundheit: Die Antennen sind extrem unbeliebt. Darum haben clevere Mast-Macher die Camouflage für sich entdeckt und verkleiden die Sender als Baum oder Bootsmast.

„Es kommt immer wieder vor, dass diverse Ämter bitten, ob man die Masten nicht angenehmer gestalten kann", sagt Josef Skuk, Geschäftsführer der österreichischen Industrieanlagenbau GmbH.[111] Sein Unternehmen baut Masten, die wie Bäume aussehen, *„Nadel- und Laubbäume, wir haben beides im Programm"*. Für *„um die 25.000 Euro"* kommt dann kein hässlich-grauer Sende-Spargel in die Landschaft, sondern ein durchschnittlich 30 Meter hohes Baum-Imitat. Tauchfeuerverzinkt.

---

110 Rafael Heiling in Mobilfunk-Newsletter der Bürgerwelle e.V. vom 14. 6. 2004, gekürzt

111 Die österreichische IAB produziert Handy-Sender als Baum, Mast oder Kruzifix; http://www.iab.co.at/start.html

Auch die niederländische Mastenfabrik Kaal[112] und die britische Firma Francis & Lewis (FLI)[113] sind Baumschulen der besonderen Art. Kaal bietet schnellwachsende Masten („*Aufstellung innerhalb eines Tages*") und die Briten versprechen: „*Der FLI Cypress Tree gleicht einem echten Baum von der Borke bis hin zu den begrünten Ästen.*"

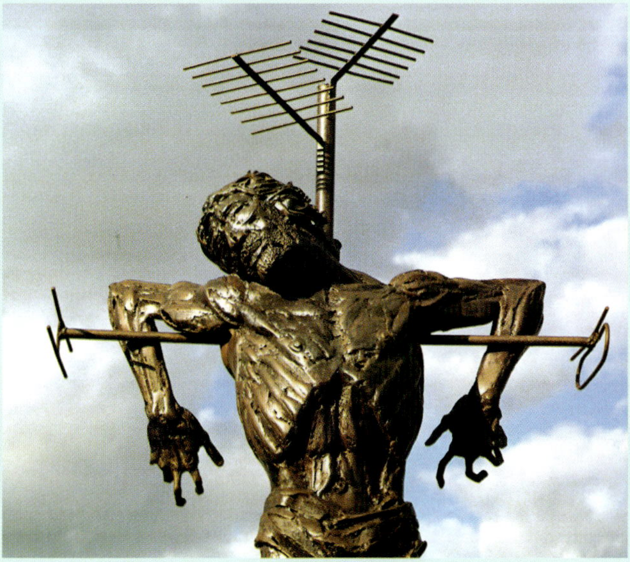

Streit um Elektrosmog durch Radio Vatikan. Blick auf einen Sendemast von Radio Vatikan nördlich von Rom. Zwischen der Regierung in Rom und dem Vatikan ist ein offener Streit um die angebliche Elektrosmog-Gefährdung von Menschen durch die Sendeanlagen von Radio Vatikan entbrannt. 114

Friedhofshalle als Sendestation

Macht sich sicher gut, aber nicht auf dem Dach. Auch ein Bootsmast ist zu Lande eher ungeeignet. Deshalb stellt die Firma Industrieanlagenbau auch Kamin-Attrappen her – und sogar Kreuze für Kirchen. Im bayrischen Schwabhausen steckt ein Sender in einem Kruzifix, das an der Aussegnungshalle des Friedhofs hängt. In Neuburg an der Donau macht eine Antenne auf der evangelischen Apostelkirche weltliche Telefonate möglich – sie ist in ein Kreuz integriert.

112 Das niederländische Unternehmen baut Handy-Masten als Bäume und Fahnenstangen; http://www.kaal.nl/K/de/index.html

113 Die Briten haben einen Mobilfunk-Mast im Zypressen-Design entwickelt; http://www.fli.co.uk

114 Fotograf: KNA Radtke; dpa - Fotoreport © picture-alliance/dpa

Heimlich oder nur ästhetisch?

Dass die Masten Tarnung tragen – so wird jedenfalls von den Mobilfunk-Unternehmen behauptet – diene allein der besseren Optik oder dem Denkmalschutz und nicht dem Versteckspiel; sonst sägten die Netzbetreiber am Mast, auf dem sie selber sitzen. Dagegen sagt Hans Ulrich-Raithel vom privaten Münchener Umweltinstitut: *„Das Verstecken von Mobilfunkmasten in Kaminen geschieht häufig wegen Anwohnerprotesten.“*

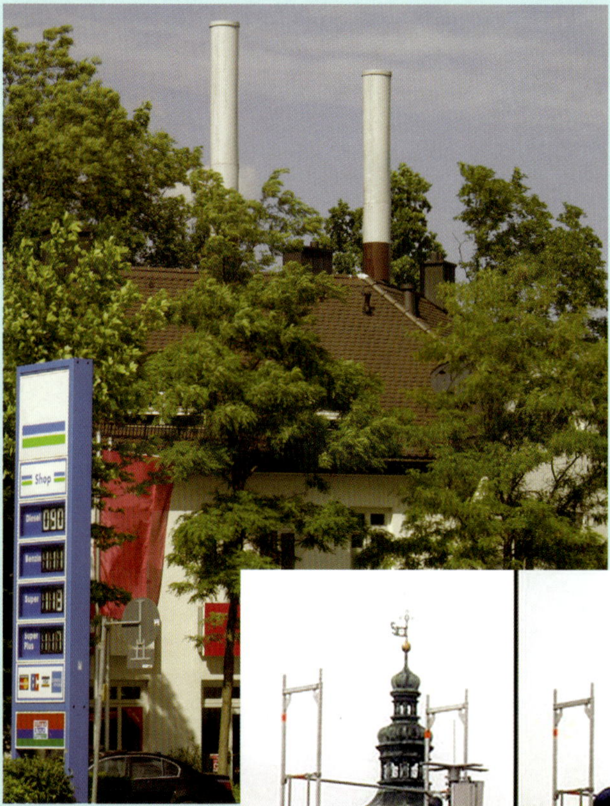

Perfekte Camouflage – Versteckte Mobilfunkmasten in Kaminen

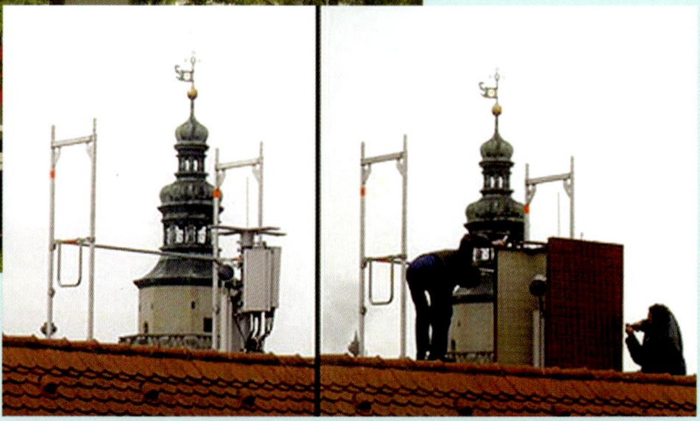

Photo rechts von Bürgerwelle e.V.

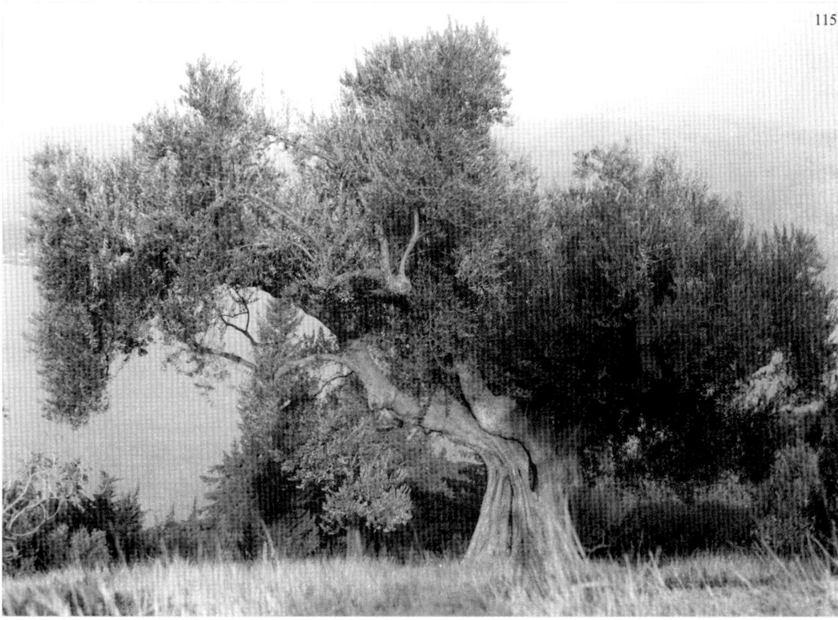

115

„Blätter und Nadeln sind ideale Mikrowellenantennen. Zwischen Waldsterben und hochfrequenter Strahlung besteht eindeutig ein Zusammenhang."

Dr.-Ing. Wolfgang Volkrodt, ehem. Siemens-Manager, 1990

Dieses Buch ist keine Schmähschrift, die gegen jegliche Technologie wettern und sie in Grund und Boden argumentieren will, ganz im Gegenteil. Worum es in dem vorliegenden Buch jedoch ganz konkret geht, sind SIE, IHRE Verantwortlichkeit und IHRE sprichwörtliche Opfer-Bereitschaft. Während die Telekommunikationsindustrie – mit Blick auf jährliche Gewinne von 100 Milliarden $ [etwa 82,5 Milliarden €] – ohne mit der Wimper zu zucken mit der Gesundheit von

[115] Photographie von Olivenbaum: Gabriele Brünner

weltweit 800 Millionen Menschen spielt (es wird geschätzt, dass die Zahl von Handybenutzern bis 2005 auf 2,5 Milliarden ansteigt) und mit Millionen von Bäumen, Pflanzen und Tieren experimentiert, können Sie unterdessen folgendes tun: Nehmen Sie Ihr Geschick in die eigene Hand und lassen Sie sich von den Industriegiganten nicht länger als willenloses Versuchskaninche missbrauchen,[116] wie folgende Begebenheit auf dramatische Weise veranschaulicht:

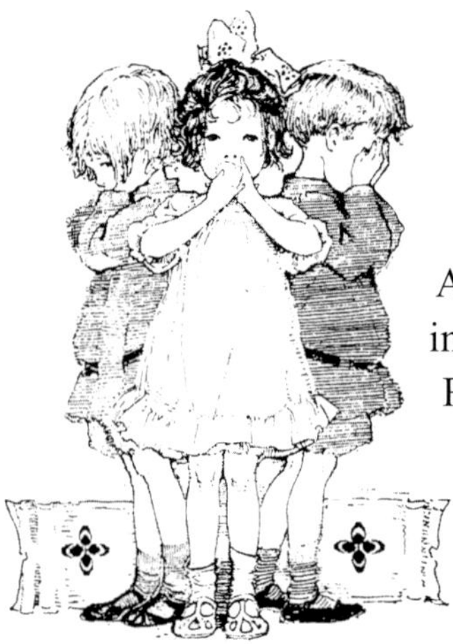

Anlässlich eines im September dieses Jahres in London abgehaltenen Symposiums der Royal Society of Medicine zum Thema Elektrosensibilität wurde der spektakuläre Fall einer Grundschule an der Südküste Englands bekannt, der unlängst für große Bestürzung gesorgt hatte. Eines Morgens im Frühjahr 2004 stellte sich bei 11 Schülern in unterschiedlichen Klassen aus unerklärlichen Gründen zur gleichen Zeit Nasenbluten und Übelkeit ein; ein Schüler erlitt einen Zusammenbruch und musste ins Krankenhaus gebracht werden. Die Polizei wurde eingeschaltet, um die Ursache für diese mysteriösen Vorgänge herauszufinden. Erst Wochen später stellte sich heraus, dass ein TETRA Sendemast, der einige Monate zuvor im Ort aufgestellt worden war – 75 m von der Schule entfernt! – an jenem verhängnisvollen Morgen zum ersten Mal in Betrieb genommen wurde und die von ihm ausgehende Strahlung offenbar der Auslöser für die körperlichen Reaktionen der Kinder war.

116 Kane, Dr. R. C., *Cellular Telephone…*, S. 234

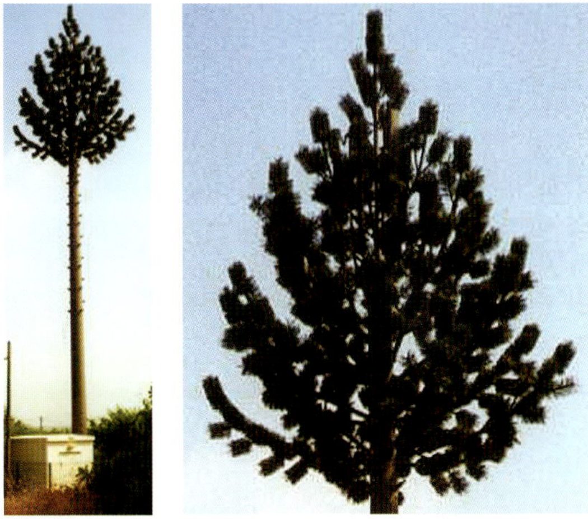

Antennenbaum in Portugal. [117]
Auf diesem Foto kann man eine ziemlich gut getarnte Anlage sehen. Verräterisch ist natürlich sofort der BTS Container, aber der Baum an sich ist gut gelungen. Man muss schon genau hinsehen, bis man die Antennen erkennt.

„Die elektrische Komponente der hochfrequenten elektromagnetischen Strahlung, die von der Handy-Antenne abgestrahlt wird, koppelt kapazitiv an alles an, was als Empfangsantenne geeignet ist: Körper, Gliedmaßen, Wohnungseinrichtung, Pflanzen, Blattrippen, Nadeln von Nadelbäumen und mehr...“ [118]

Dipl.-Ing. Wolfgang Priggen

[117] http://www.senderlisteffm.de/bilder01.html

[118] *„Dabei werden gut leitende Metalle bevorzugt, also auch das Verbindungskabel eines Handy-Headsets, welches sich noch in unmittelbarer Nähe der Handyantenne befindet und so die Sendeenergie direkt an den Kopf weiterleitet!“*

Natürliche elektromagnetische und technische Strahlung sind nicht identisch[119]

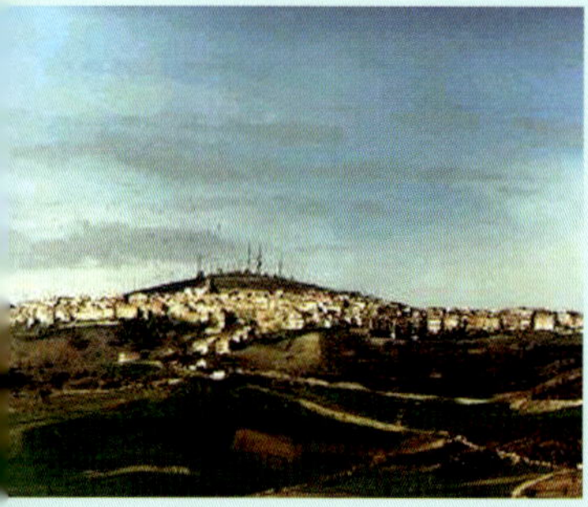
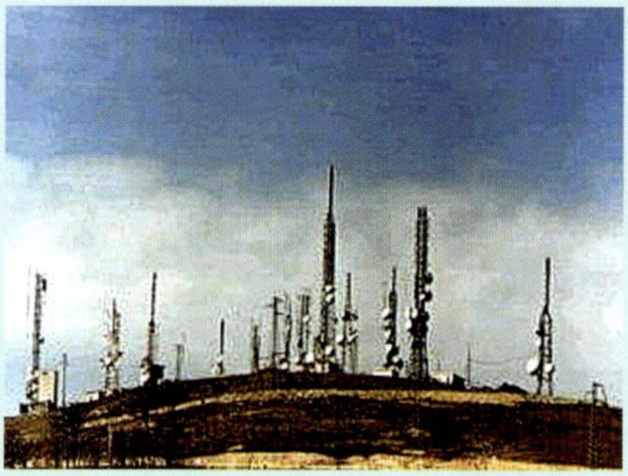
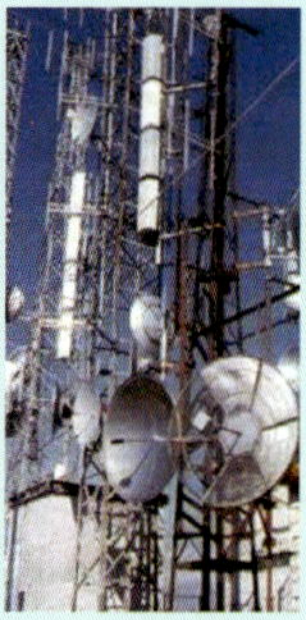

Landschaftsidylle mit Sendemastbatterie

Die Bewohner des romantisch in einer hügeligen Landschaft gelegenen italienischen Städtchens Volturino haben seit Errichtung des Mastenwaldes nichts mehr zu lachen. Die Dauerstrahlung hat vor allem schreckliche Folgen für die Vierbeiner des Dorfes, wie nachfolgende Bilder auf grausame Weise verdeutlichen. Man kann sich unschwer vorstellen, welche gesundheitlichen Probleme für die ansässige Bevölkerung entstehen, besonders für Kinder, Schwangere, alte und kranke/gebrechliche Personen.

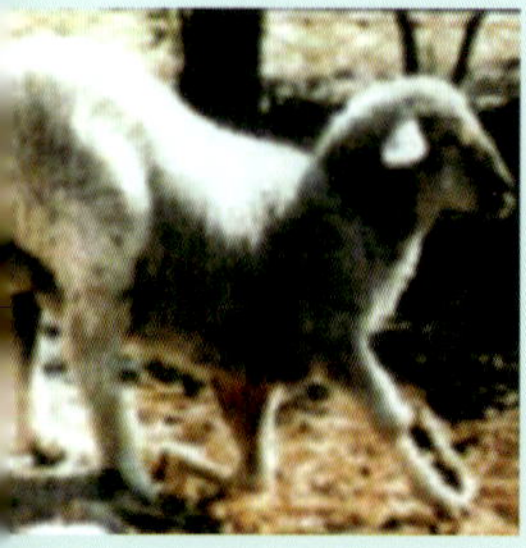
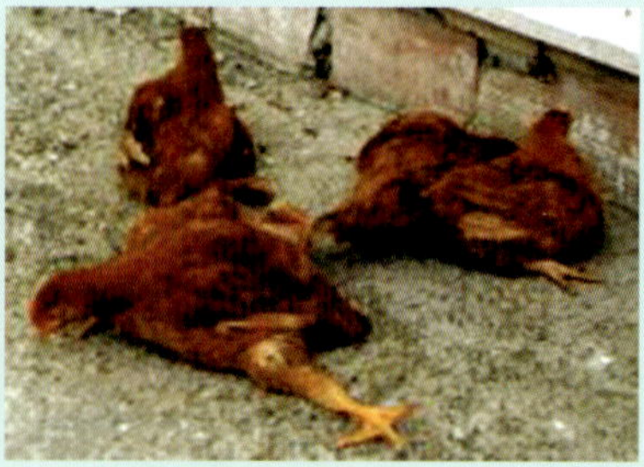
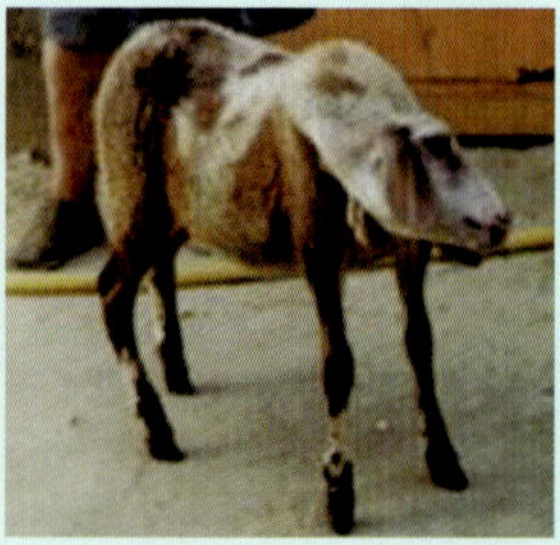

Deformierte Tiere in Volturino, Italien

„Natürliche elektromagnetische und technische Strahlung sind nicht identisch. Die natürliche ist als unverzichtbare Lebensgrundlage anzu-

119 http://www.buergerwelle.de/pdf/volturino_missgebildete_tiere.doc

sehen genauso wie sauberes Wasser, saubere Luft und natürlicher Boden. Es gibt keinen Beweis dafür, dass der Frequenzbereich von 0 bis Infrarot in der Schöpfung als Spielwiese für moderne Technik vorgesehen ist. Die wissenschaftlichen Erkenntnisse über Wechselwirkungen elektromagnetischer Strahlungen mit Biosystemen sind nicht oder nur mit der Industriebrille durchgeführt worden. Für die Erforschung der wahren Zusammenhänge gibt es kein Geld, vorhandene Erkenntnisse werden negiert und breitere Einsichten boykottiert bis in höchste Regierungskreise.

Durch technische Vorgänge wird natürliche Strahlung konstruktiv verändert und verfälscht, pegelmäßig je nach gegebener Dominanz angehoben oder abgesenkt, wodurch die natürlichen Verhältnisse im Mikro- und Makrobereich weitgehend verloren gehen und für Biosysteme als Orientierungshilfe nicht mehr zur Verfügung stehen.

Prinzipiell gilt festzustellen, dass technische Strahlung in den Hauptaussendebereichen als Kontinuum vorhanden ist, dass sie durch immer mehr Anwendungen, durch ständig vergrößerte Pegel und dichtere Frequenzbelegung rund um die Uhr allgegenwärtig ist, insbesondere in hoch technisierten Ländern. Diese grundsätzlichen Fakten sind bei jeder speziellen Betrachtung ins Kalkül zu nehmen.

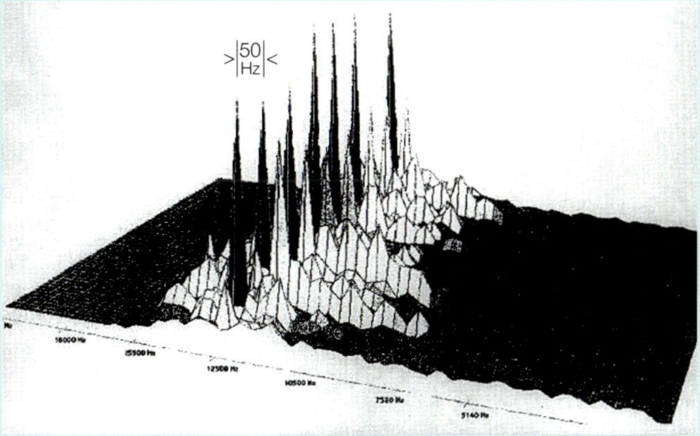

Vor diesen elektromagnetischen Spitzen (den Pulsen der Mobilfunkstrahlung) hätte selbst ein Fakir den größten Respekt!

Technische Störstrahlung hat sich immer dort als besonders aggressiv erwiesen, wo ihre Struktur impulsartig ist und damit ähnlich beschaffen wie natürliche Strahlung. Jede technische Strahlung erzeugt ähnlich einem Steinwurf ins Wasser Wellen, die als sogenannte „Harmonische Wellen" oder „Oberwellen" bezeichnet werden. Diese Oberwellenpegel werden von jeder technischen Strahlung kontinuierlich erzeugt und sind noch als Mikrowellenpegel mit teils erheblichen Feldstärken – insbesondere in den Keulen von Sendern mit ultrakurzen Frequenzen – nachweisbar."[120]

Ein Horrorszenario – auch in Deutschland:

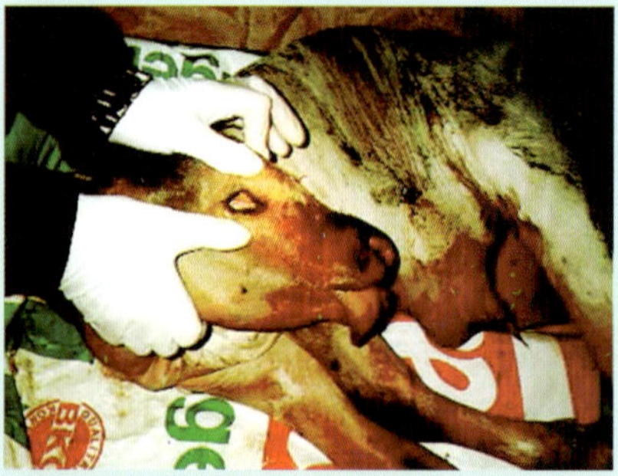

Kalb ohne Auge

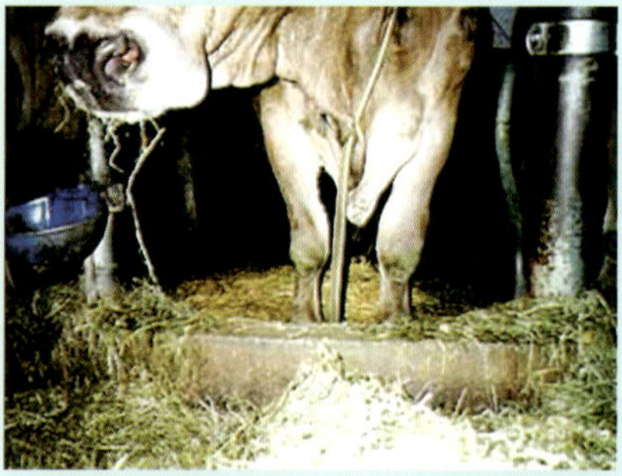

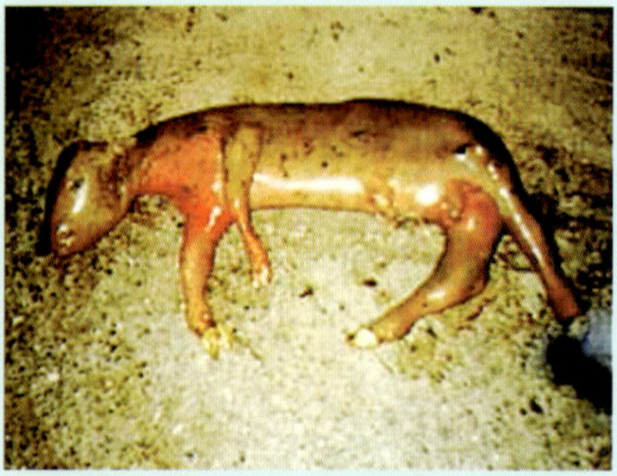

Aufnahme vom 12.5.1998: Trächtigkeitsdauer 6 Monate. Ein Bein war zu kurz und das ganze Kalb zu klein.

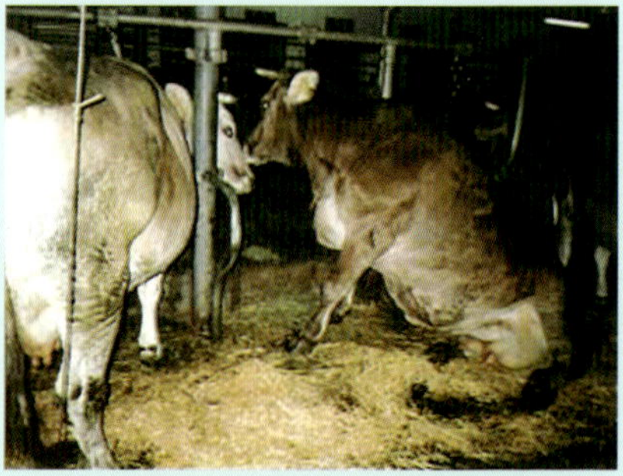

Februar 1998: Gelenkentzündung bis hin zur Lähmung. Das Vieh musste erschossen werden.

120 Nach Gerd Ernst Zesar; Werner Hengstenberg (Endotronic: 07566 - 465)
121 Alle Photos: Bürgervereinigung esmog augsburg, http://www.esmog-augsburg.de

„Zuerst lacht man uns aus, dann verfolgt man uns und zum Schluss sagt man, das haben wir alle immer gewusst.“

Worte eines ergrauten Wissenschaftlers [122]

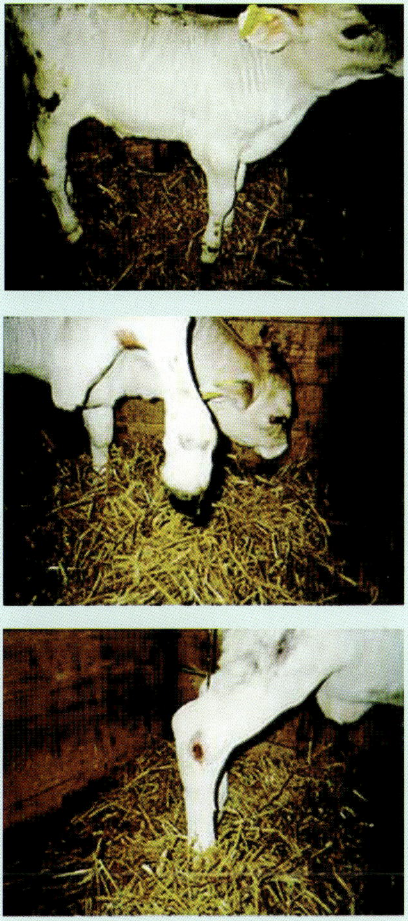

Geboren am 13.5.1999 mit Geschwüren. Das Kalb konnte eine Woche lang nicht ohne Hilfe stehen. Musste mit fünf Wochen getötet werden.

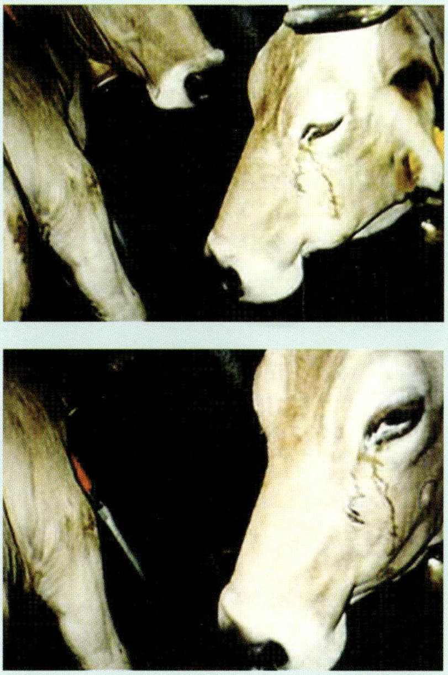

Sommer 1998: Eitrige Augenentzündung.

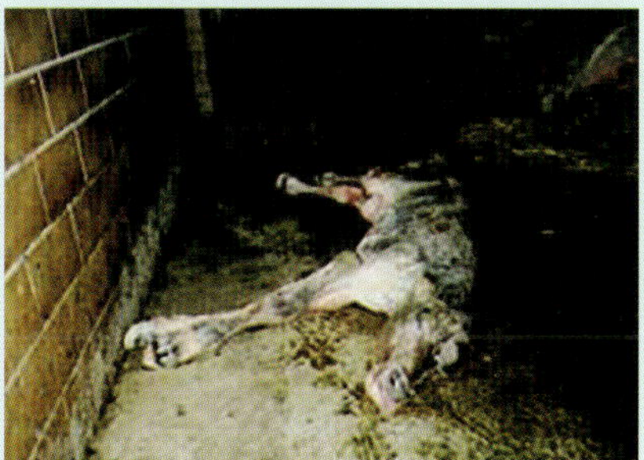

21. 1. 1997: Tot geboren, mit überlangen Vorderbeinen

[122] www.gigaherz.ch

Unter diesen Gesichtspunkten und ganz im Zeichen konstruktiver Kritik (und um nicht vollends an Glaubwürdigkeit zu verlieren) wäre die Handyindustrie gut beraten, umgehend neue Spielregeln einzuführen und diese als Erste zu beherzigen. Als erster Schritt in die richtige Richtung – und als Beweis für deren nie für möglich gehaltene Größe – wäre bereits eine uneingeschränkte Schadensanerkennung seitens der Industrie, zu der sie bislang jedoch nicht fähig ist – wenngleich folgender Auszug den Eindruck zu erwecken scheint, als würde sie vielleicht doch langsam zur Besinnung kommen:

Die weltweit größten Mobiltelefonhersteller haben Geräte patentieren lassen, die das Hirntumorrisiko bei Handybenutzern senken sollen – und wehren sich im selben Atemzug gegen Behauptungen, Handys seien überhaupt gesundheitsschädlich. Die Produktingenieure der „Großen Drei"– Nokia, Ericsson und Motorola – haben Komponenten erfunden, mit deren Hilfe der Handybenutzer vor den Auswirkungen der Handystrahlung geschützt wird. Nur fragt man sich: Wo sind diese Strahlenschutzvorrichtungen?

In einem Patentantrag des Herstellers Nokia (eingereicht beim amerikanischen Patentamt in Washington und eingesehen von der Zeitung *The Times*), wird festgehalten, dass *„darauf hingewiesen wurde, dass das ständige Einwirken von Hochfrequenzstrahlung die Entstehung von bösartigen Tumoren begünstigen könnte."*

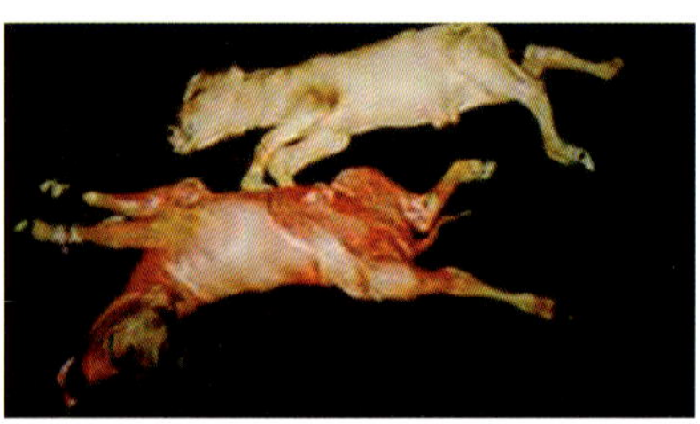

Fehlgeburten, Missbildungen und Verhaltensstörungen bei Rindern auf Bauernhöfen in der Nähe von Sendeanlagen nehmen deutlich zu. Tot geboren am 11.10.1997: Trächtigeitsdauer 7 Monate[123/124]

[123] Erstklassig gemachte, wenngleich auch schaurig-skurrile, 3-minütige Bauernhof-Satire (Zeichentrick), angelehnt an den Film The Matrix – abrufbar unter: **www.themeatrix.com** (in Englisch)
[124] http://esmog-augsburg.de/

„Wer die Wahrheit nicht kennt, ist nur ein Dummkopf.
Wer die Wahrheit kennt und sie eine Lüge nennt, ist ein Verbrecher.“
Galileo Galilei

Wie aus den Patentschriften hervorgeht, arbeiten die Hersteller seit mindestens acht Jahren an der Entwicklung der strahlungsreduzierenden Komponenten. Weiterhin bleiben die Firmen bei ihrer Behauptung, die Existenz der Patente stelle keineswegs einen Widerspruch zu deren öffentlichem Standpunkt dar.[125]

Die in nachfolgender Liste aufgeführten biologischen Wirkungen werden durch Frequenzen ausgelöst, die weit unterhalb der gültigen Grenzwerte liegen. Der ausreichende Verdacht einer Gesundheitsbeeinträchtigung ist somit gegeben.

- Tinnitus durch Mobilfunkstrahlung
- Hirntumore
- Hirnstromveränderungen
- Gedächtnisstörung, Konzentrationsmangel und Müdigkeit
- Hörnerv wird geschädigt
- Augenkrebs durch häufige Handy-Benutzung
- Blut-Hirn-Schranke wird durchlässiger
- Chromosomale Schädigung der Lymphozyten
- Einfluss auf die Spermienmotilität (-beweglichkeit)
- Einfluss auf Melatoninproduktion
- Einfluss auf Dopamin- und Endorphinsysteme
- Beeinflussung von Wasser (der Kopf besteht zu 90% aus Wasser!)
- Schädigung des Erbguts[126]

---

125 www.mercola.com, *Cell Phone Companies Patent Cancer Shields*, von Nic Fleming und Ian Cobain
126 http://www.funkenflug1998.de/handy/fr_handy.html?inhalt=handy.html

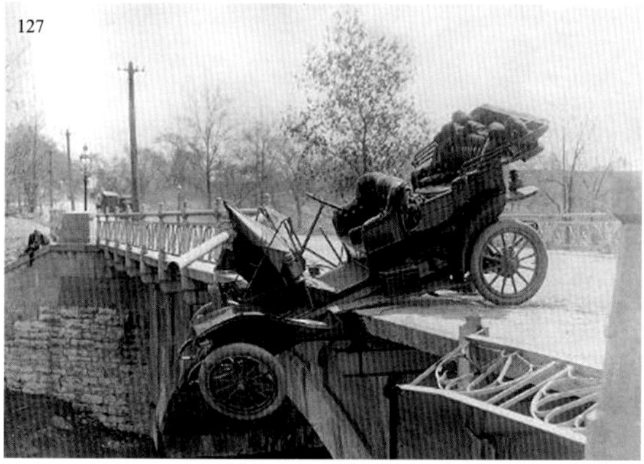

Das Telefonieren mit einem Handy während des Autofahrens beeinträchtigt die Reaktionszeit des Fahrers

Handytelefonierer am Steuer sind gefährlicher als Betrunkene [128]

Und damit nicht genug. Tests, die von Wissenschaftern im Transport Research Laboratory (TRL), England durchgeführt wurden, bewiesen, dass das Fahrverhalten beim Gebrauch eines Mobiltelefons stärker beeinträchtigt wird als beim Überschreiten der Alkoholgrenzwerte. Die Direct Line-Studie hat über drei Monate lang durch die TRL die Reaktionszeiten und das Fahrverhalten von einer Anzahl Versuchspersonen in einem Fahrsimulator festgehalten. Die Forscher testeten, wie das Fahrverhalten sowohl mit einem Handy als auch mit einer Freisprecheinrichtung beeinträchtigt wird und wie dies der Fall ist, wenn Autofahrer über das gesetzliche Limit hinaus Alkohol getrunken haben. Die Resultate zeigen, dass die Reaktionszeiten der Autofahrer durchschnittlich 30 % länger während des Telefonierens mit einem Handy am Ohr waren als in angetrunkenem Zustand und fast 50 % länger als unter normalen Fahrbedingungen. Die Tests ergaben außerdem, dass die Autofahrer nur vermindert eine konstante Geschwindigkeit und einen Sicherheitsabstand zum Vordermann einhalten konnten.

127 http://www.wreckedexotics.com/newphotos/weird/weird387.shtml
128 http://www.gigaherz.ch/463/; Website: www.directlinegroup.com; E-Mail: feedback@directline.com; Scott William, Contrywide Porter Novelli

Die Benutzung eines Handys (am Ohr) hatte die stärksten negativen Auswirkungen auf das Fahrverhalten. Im Durchschnitt hatten Handybenützer eine um eine halbe Sekunde längere Reaktionszeit als normal, verglichen mit der Reaktionszeit im angetrunkenen Zustand war sie um eine Drittelsekunde länger. Bei der Benutzung einer Freisprechanlage wurde ebenfalls eine Fehlreaktion der Fahrer festgestellt. Tatsächlich wurde bei Teilnehmern an der Studie festgestellt, dass sie es leichter fanden, in angetrunkenem Zustand zu fahren als bei der Benutzung eines Mobiltelefons, sei es am Ohr oder mit Freisprecheinrichtung. Dominic Burch, der Geschäftsführer der *Direct Line* Versicherungsgesellschaft sagte: „*Die meisten Leute begreifen, dass das Telefonieren während der Fahrt gefährlicher ist als das Fahren im angetrunkenen Zustand, jedoch können viele Autofahrer nicht einschätzen, wie gefährlich es tatsächlich ist. Darum wollen wir das Risiko dadurch quantifizieren, indem wir das Fahrverhalten während der Benutzung eines Mobiltelefons mit jenem vergleichen, wenn zuvor Alkohol über die erlaubte Grenze hinaus getrunken wurde. Trunkenheit am Steuer ist eine klar erkannte Gefahr in den Augen der Fahrer. Wir sind überrascht, dass das Telefonieren während der Fahrt in der Tat gefährlicher ist als Trunkenheit am Steuer. Daraus folgt, dass in Großbritanien 10 Millionen Autofahrer an einer Aktivität teilnehmen, die potenziell gefährlicher ist als Alkohol am Steuer.*“ Diese Tatsachen zeigen weiter nicht nur für die Fahrer selbst, sondern für die anderen Straßenbenutzer inakzeptable Gefahren auf.[129]

Der zweite Schritt in Richtung verantwortungsbewusste Marktpolitik betrifft die Entwicklung sicherer Alternativen. Solange diese nicht eingeführt worden sind, liegt es in der Verantwortung eines jeden Bürgers – insbesondere der Eltern – sich umfassend zum Thema zu informieren. An Informationsquellen mangelt es bekanntlich nicht. Die Wissenschaft ist ihrer Aufgabe gerecht geworden und kann mit fundierten und

129 Mehr Informationen über Handy am Ohr unter: http//:gigaherz.ch/463/419/; *92Volt pro Meter auf der Oberfläche des menschlichen Gehirns bei einem Handy-Telefonat* (unter Forschung & Technik)

erschöpfenden Antworten auf Gesundheitsfragen aufwarten – wohlgemerkt zu nahezu allen Gesundheitsfragen, einschließlich Krebs.

Natürliche Strahlung ist schon seit jeher ein konkreter Bestandteil allen Lebens auf der Welt – und gereicht dennoch sage und schreibe 18 Naturvölkern keinesfalls zum Nachteil, weder in Form von Krebs noch einer anderen Erkrankung.[130] Aber wir, die sogenannten „zivilisierten" Nationen, haben die besten Ärzte der Welt, wird der Eine oder Andere jetzt gewiss einwenden. Wenn dem so ist... wie erklärt man sich dann, dass die Bevölkerung unaufhaltsam vom Krebs dahingerafft wird und jene Kulturen nicht einmal wissen, was Krebs ist? Wir erinnern uns: Es gibt ein regelrechtes Heer von Organisationen, Ausschüssen und dergleichen, die das Leben der Weltbevölkerung kontrollieren. Zu jenen gewissenlosen Herrschaften reihen sich auch unzählige, nur den profitablen Eigeninteressen versklavte Experten, denen – aus Sorge um die lukrative Stellung – sehr daran gelegen ist, dass die Wahrheit zum Thema Handys, Krebs, HIV/AIDS, gefährliche Inhaltsstoffe, usw. nicht ans Tageslicht gelangt.

Das Wetter als Marionette und Druckmittel

Die Profitsucht der Dunkelmänner und deren raffinierte, geradezu kriminelle Vertuschungsstrategien kennen keine Grenzen. Ganz im Zuge des vorher Gesagten sei uns an dieser Stelle ein kurzer Abstecher in buchstäblich „himmlische Gefilde" erlaubt, um zu verdeutlichen, wie tiefgreifend unsere Gesundheit geschädigt wird. Die Rede ist hier keinesfalls von saurem Regen, sondern von einer weltweiten Umweltverschmutzung der ganz perfiden Art, die der verdummten Bevölkerung als vermeintliche „Lösung" in Sachen globale Erwärmung angedreht wird. Wenn Sie jetzt gequält aufseufzen und sagen, „Was soll denn der Unfug? Das hat doch nicht das geringste mit Strahlung zu tun!", dann haben Sie

130 Day, P., *Krebs*..., S. 248

natürlich Recht. Aber wie Sie gleich erfahren werden, hat auch dieses Experiment massive Auswirkungen auf Ihre Gesundheit – und zwar schon heute. Und das mit derben Lügen überschüttete Versuchskaninchen Mensch ist nur zu willig und hält gleich für mehrere großangelegte Versuchsreihen unkritisch, da uninformiert, den Kopf hin...

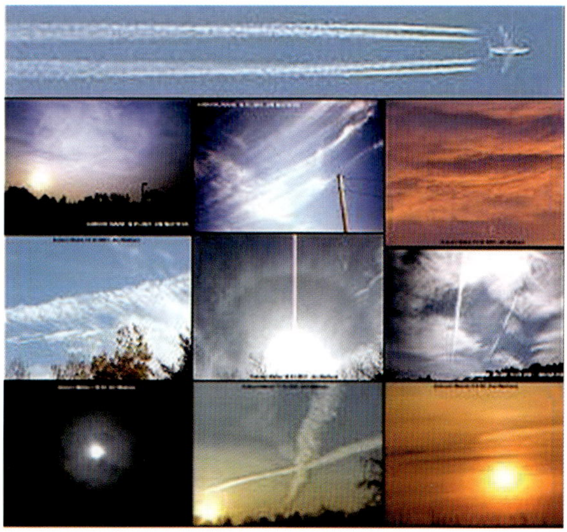

Der gestohlene Himmel [131] *Kondensstreifen oder Chemtrails?*

Globales Chemie-Verbrechen in der Atmosphäre

Es klingt wie eine unglaubliche Horrorphantasie und doch haben neueste Enthüllungen bestätigt: Im Rahmen eines US-Projektes wird eine gefährliche Aluminium-Mischung in den Himmel gesprüht, auch in Europa. Die chemischen Schwaden (chemtrails) sollen die Erdatmosphäre abkühlen und die Ozonschicht sanieren. Der Nebeneffekt: Unabsehbare Schäden für Gesundheit und Umwelt! [132]

Der Begriff „Chemtrail“ [etwa: „Chemischer Streifen“] ist eine Wortschöpfung, die in den letzten Jahren aufgrund des Auftretens von

[131] Chemtrails über Amerika; http://deepspace4.com

[132] http://217.160.88.14/_data/127_005.pdf?PHPSESSID=f841ea951db6f5254671a51c5856dcae

Chemtrails geprägt wurde. Damit nicht zu verwechseln sind Kondensstreifen. Ein Kondensstreifen entsteht durch Kondensation von Wasser an Rußteilchen der Triebwerksabgase. Pro Kilogramm verbrannten Treibstoffs werden ca. 1,3 kg Wasserdampf erzeugt. Wenn die das Flugzeug umgebende Luft genügend feucht und kalt ist, kondensiert dieser Wasserdampf und kann sogar zu kleinen Eiskristallen gefrieren. Das Ergebnis sind die sichtbaren Kondensstreifen. Es ist typisch für diese aus Wasser bestehenden Streifen, dass sie, je nach Luftfeuchtigkeit, nach ein paar Minuten verdampfen. Ein Chemtrail unterscheidet sich sehr deutlich von einem Kondensstreifen, obgleich er anfangs durchaus wie ein solcher aussehen mag. Anstatt sich jedoch nach wenigen Minuten aufzulösen, breitet sich ein Chemtrail langsam am Himmel aus und wird zu einer dunstigen „Wolkenbank". Diese Streifen durchziehen den ganzen Himmel und halten sich bis zu fünf oder mehr Stunden. Es wurde vielfach beobachtet, dass ein vormals blauer Himmel in eine graue Nebeldecke verwandelt wurde.

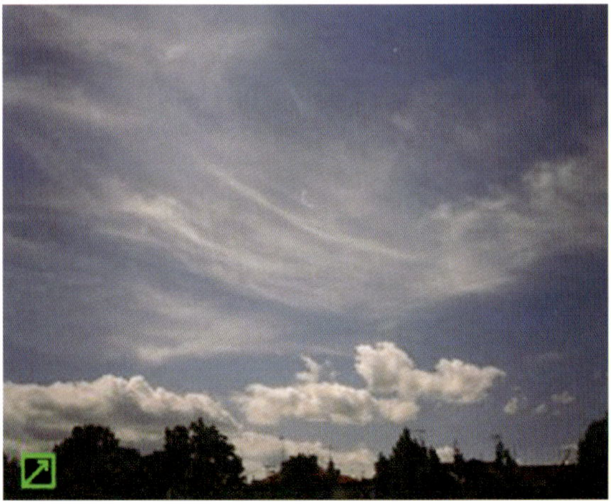

Eine künstliche Chemtrail-Wand auf Kollisionskurs mit echten Wolken – Rijeka, Kroatien; http://www.deepspace4.com

Beobachtungsmuster bzw. -merkmale von Chemtrails

von Lazarus von Grauenstein[133]

Beobachtet wird, wie sowohl über ländlichem wie städtischem Gebiet eine auffällig hohe Zahl an Flugzeugen (5 bis 15 sind zu jedem beliebigen Augenblick am Himmel zu sehen) in einer Höhe von gut 6000 Metern hin und her kreuzen. Diese Flugzeuge sind oft gänzlich unmarkierte, graugestrichene Transporter (Typ Boeing KC-10 bzw. KC-35), seltener auch zivile Maschinen, die jedoch nie erkennbar in einem Start- oder Landemanöver begriffen sind.

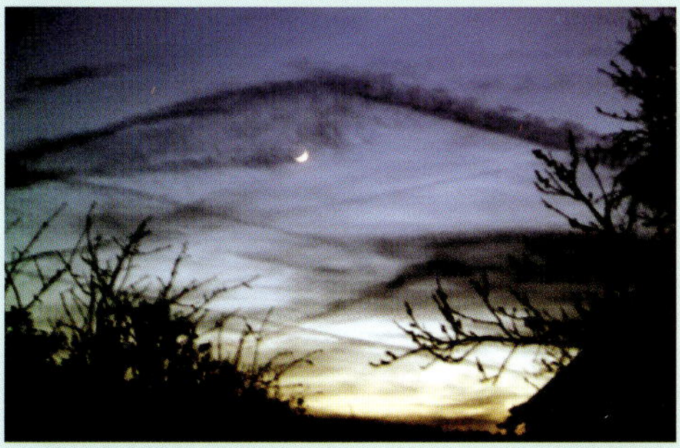

Romantische Abendkulisse im 21. Jahrhundert:Statt bunter Farben jetzt schicke schwarze Streifen. Dafür hat der Mond wenigstens ein Dach über dem Kopf.[134]

Was sich im ersten Moment bei diesen Flugzeugen als Kondensstreifen ausnimmt, lässt bei längerem Hinsehen jedoch stutzig werden: Diese „Kondensstreifen", die in einem regelrechten, riesigen Gittermuster ausgelegt werden, lösen sich auch nach Minuten nicht auf, sondern bleiben regungslos hängen; man ist versucht, von einem „am Himmel kleben bleiben" zu sprechen. Dabei wird oft eine „perlenschnurartige" Anordnung des Kondensats erkennbar, die auch in eine Tropfenform auslaufen kann.

Langsam aber stetig verbreitern sich diese „Kondensstreifen" oder Tropfen nun im Zeitraum von 30 bis 60 Minuten und bilden dabei eine zähe, „schlabbrige", wolkenartige Masse, die wie am Himmel eingerührter Milchschaum aussieht. Die vermeintlichen Kondensstreifen verlaufen sich nun immer mehr zu Nebelbänken.

133 Hauptquelle: http://www.konvergenzen.net; Lazarus von Grauenstein, Postfach 1202, 68521 Ladenburg, vongrauenstein@web.de; http://orgonit.de

134 Alle Photos: http://www.chemtrails.de/hos.html

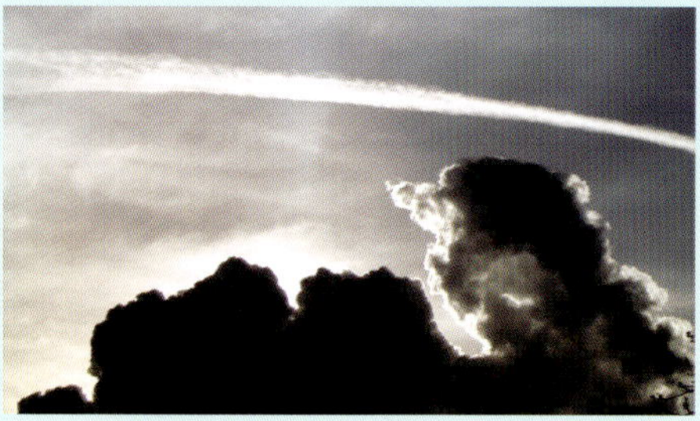

Die Geburtsstunde einer neuen Wolkengattung: Chemtrailstratus, Chemtrailcumulus oder Nimbochemtrail?

Nach 2 bis 5 Stunden ist eine den ganzen Himmel bedeckende, diffuse Nebel-Wolken-Schicht gebildet, wobei diese nur dort entsteht, wo die Flugzeuge zuvor intensiv gekreuzt und gesprüht haben. Eigenartigerweise bleiben die ursprünglich gelegten Chemtrails in dieser milchigen Brühe wie weiße Schnüre verdichtet auch noch nach Stunden erkennbar.

Während dieser Zeit kreuzen die Flugzeuge in einem grobgerasterten Schachbrettmuster weiterhin über den Himmel – bis auch sie sich im immer dichter werdenden Dunst verlieren. Wird interessanterweise irgendwo ein Start- oder Landemanöver beobachtet, so fällt der qualitativ völlig andersgeartete, weil normale Kondensstreifen auf, d.h. dieser erstreckt sich meist wenige Kilometer hinter dem Flugzeug und zerfällt bestenfalls nach wenigen Minuten in - nichts! Dieser Unterschied in der Konsistenz könnte augenfälliger nicht sein!

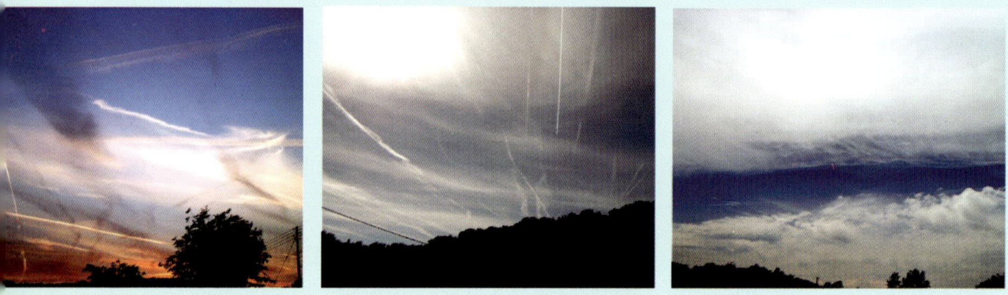

Wer will da noch ‚frische Luft schnappen'...

Nun hat sich zwischen unserem Beobachter und dem vormals blauen Himmel schon eine undurchdringliche Nebelbank geformt, die bald den ganzen Himmel eindickt. Lässt sich die Sonne irgendwo zwischen den Chemtrailschwaden noch ausmachen, so nimmt man oft einen Lichthof um die Sonne herum in Form eines blassen Regenbogeneffekts wahr. Dieser Effekt ist auf die Brechung des Lichts im Aluminiumpulver der Chemtrails zurückzuführen.

Schon nach wenigen Stunden bricht die Lufttemperatur regelrecht ein, d.h. es findet ein Temperatursturz von bis zu etwa 7 Grad statt. Gleichzeitig sinkt die Luftfeuchtigkeit uniform auf Werte um 20% ab. Beachtet man genau, so ist physisch wahrnehmbar, wie der uns umgebenden Luft dabei die Feuchtigkeit entzogen wird. Dieser Effekt ist auf die den Chemtrails beigemischten Bariumsalze zurückzuführen. Hier gilt es noch zu beachten, dass der genannte Temperaturrückgang vornehmlich bei Beginn einer Sprühserie eintritt. Solche ‚Serien' dauern meist mehrere Wochen und die Temperaturfluktuation inmitten einer derartigen Serie ist aufgrund der bereits künstlich ‚gesenkten' Gesamtwerte weniger ausgeprägt.

Die nun einsetzende Kälte und Trockenheit hält sich hartnäckig auch noch nach Tagen; in der Folge herrscht meist schönes, aber auffällig dunstiges, kühleres Wetter. Regenfälle bleiben in der Folge ausnahmslos aus. Es ist ebenfalls ein auffälliges ‚Ausbleichen' des Himmels zu sehen. Dieses Ausbleichen ist so stark, dass insbesondere beim Blick an den Horizont keinerlei blaue Tönung des Himmels auszumachen ist. Hier schauen wir nur noch auf ein fahlweißes Band, das bestenfalls vom Braunton fossiler Brennstoffe in der Luft eingetönt wird. Dieses Merkmal der ‚White Skies', des weißgetünchten Himmels ist das verräterischste, weil persistierendste Merkmal erfolgter Chemtrail-Aktivität.

Oft erst nach einer Woche kehrt das Wetter wieder zu jahreszeittypischen, ‚normalen' Werten zurück. Deshalb erfolgt eine Chemtrail-Sprühserie wohl auch in einem gut einwöchigen Rhythmus.[135]

135 Siehe auch folgende websites: http://www.pilt.de/article/Manipulation/1059982620.html; www.rense.com/general3/massive.htm; http://www.au.af.mil/au/2025/volume3/chap15/v3c15-1.htm

Das Chemtrail-Phänomen

Im März 1991 stellten die beiden US-Forscher David Chang und I-Fu Shih beim amerikanischen Patentamt einen Antrag auf Patenterteilung zur „Stratosphärischen Welsbach-Anreicherung zwecks Reduktion der globalen Erwärmung“ (sog. „Welsbach-Patent“).[136/137] Stellvertretender Antragsteller und kommerzieller Nutznießer-in-spe war dabei der Luft- und Raumfahrtriese Hughes Aerospace in Los Angeles.

Bei ihren Forschungen u.a. am Lawrence Livermore National Laboratory in Kalifornien, USA hatten die beiden Biochemiker eine raffinierte hochtechnologische Lösung für das größte industriell-technische Problem der Gegenwart entwickelt: Die Erderwärmung. Aufgrund des massiven Verbrauchs fossiler Brennstoffe in den letzten rund 150 Jahren wird – vereinfacht gesagt – das Entweichen bestimmter, vom Sonnenlicht überhitzter Luftschichten in den Weltraum stark behindert. Der erschwerte Wärmeaustausch führt zu einem weltweiten Ansteigen der Temperaturen, was mittlerweile alarmierende Ausmaße angenommen hat. Diese Erhitzung führt letztlich zu einem globalen ‚Kippen’ des Klimas, samt vielfältigsten Begleitsymptomen (Schmelzen der Pole, El Niño-Phänomen, Fisch- und Korallensterben, weltweite Dürren, etc).

Die Wissenschaftler empfahlen die Freisetzung sogenannter ‚Welsbach-Partikel’ oder Partikel von Metalloxiden in die Stratosphäre mittels einer Trägersubstanz. Diese freigesetzten Partikel sollen die von der Sonne kommende Wärmestrahlung teilweise reflektieren. Zum anderen soll die von der Erde abgegebene Wärmestrahlung, die durch Treibhausgase am Entweichen in den Weltraum gehindert wird, in längerwellige Infrarotstrahlung oder aber in sichtbares Licht umgewandelt

136 US-Patent Nr. 5003816; http://www.uspto.gov/ (amerikanischer Patentserver)

137 Die häufig verwendete Bezeichnung „Welsbach-Patent“ ist irreführend, da Welsbach ein österreichischer Chemiker im 19. Jhd. war, der nichts mit besagtem Patent zu tun hat.

werden. Diese längerwellige Infrarotstrahlung bzw. das sichtbare Licht wird durch Treibhausgase nicht ‚abgefangen' und kann daher entweichen, so dass der gewünschte Kühlungseffekt entsteht. Die laut Patent extrem kleinen Metallpartikel sind dem Treibstoff von Düsenflugzeugen beizufügen, so dass sie während des Verbrennungsvorgangs vom Triebwerk ausgestoßen werden können.

Bei diesen Metallpartikeln handelt es sich vornehmlich um Aluminiumoxide in Pulverform sowie Bariumsalze,[138] welche am Himmel als weiße Federstreifen zu sehen sind. Die Metallpartikel erfüllen eine Doppelfunktion: Einerseits wird mittels eines photochemisch hochkomplizierten Verfahrens von der Erde emittierte Hitze in Licht umgewandelt, welches wiederum durch die Welsbach-Partikel in Infrarotstrahlung umgewandelt und in den Weltraum abgeleitet wird. Andererseits wird das hereinströmende Sonnenlicht am Aluminiumpulver ganz einfach gebrochen und somit reflektiert. Im Patent von Chang und Shih ist abschließend zu lesen, dass die in die Atmosphäre gestreuten Partikel ihre Wirksamkeit während eines Zeitraumes von bis zu einem Jahr entfalten würden, wenn einmal eine ausreichende Sättigung des ‚Zielgebietes' erreicht worden sei.[139] [...]

Zum Startschuss dieses weltweit wohl einmalig dreisten sowie hochriskanten Unternehmens dürfte es gekommen sein, als sich schließlich Dr. Edward Teller, Gründer des besagten Livermore Laboratory, sowie der

138 Zum Thema Bariumsalze und Aluminumoxid: Wird ein Mittel in Urtinktur eingenommen (wie es hier über die Atemluft geschieht), führt das zu Vergiftungssymptomen. Das gleiche ist aus der Homöopathie bekannt, wo Menschen freiwillig eine Arzneimittelprüfung machen, indem sie Urtinkturen (Konzentrate) zu sich nehmen, um Krankheitssymptome, die in Verbindung mit dieser Substanz stehen, zu erfahren. Anschließend wird aus der gleichen Substanz ein homöopathisch aufbereitetes Mittel hergestellt, um ähnliche Symptome beim Patienten auszuheilen. Die Arzneimittelbilder sind in William Boericke „Materia medica und Repertorium" und Dr. H.-H. Reckeweg „Homoeopathia antihomotoxica" nachzulesen. Aluminium wird in Verbindung gebracht mit Obstipation und Reizbarkeit; die Bariumsalze bei geistiger und körperlicher Schwäche, Zurückgebliebenheit, Demenz; von Peter Graune, Heilpraktiker, Jestetten

139 http://patft.uspto.gov/netacgi/nph-Parser?Sect1=PTO2&Sect2=HITOFF&p=1&u=/netahtml/search-adv.htm&r=1&f=G&l=50&d=ptxt&S1=5003186.WKU.&OS=PN/5003186&RS=PN/5003186

Welt bekannt als ‚Vater der Neutronenbombe', noch ins Zeug legte. [...] Der Journalist William Thomas weiß zu berichten, dass im Mai 2000 das Welsbach-Patent dem IPCC, einem ausgewählten internationalen Gremium von gut 3000 Wetterforschern, erläutert und von der Mehrheit als erfolgversprechend abgesegnet wurde.[140] Die schwerwiegendsten Bedenken, welche vom IPCC vorgebracht wurden, betrafen einen farbästhetischen Aspekt, der nach Meinung des IPCC die Geheimhaltung der Klimamanipulation gefährden könnte: Das auffällige Ausbleichen des Himmels an den Spray-Folgetagen. Diese deutliche Weißfärbung, insbesondere gegen den Horizont hin, würde vor allem Umweltaktivisten auffallen und somit das Projekt als Ganzes evtl. gefährden. [...] [141]

Wettermodifikation mittels Chemtrails und ihre gesundheitlichen Folgen

In den Tagen und Wochen nach dem Besprühen genau bezeichneter Gebiete in den USA ließ sich ein verstärktes Auftreten folgender Symptome nachweisen: Spontanes Nasenbluten bei intensivem Ausgesetztsein, Atemnot, Kopfschmerzen, Gleichgewichtsstörungen sowie chronische Müdigkeit. Des Weiteren kam es vermehrt zu Grippe-Epidemien, Asthma, Bindehautentzündung sowie interessanterweise gehäuft zu Kurzzeitgedächtnis-Verlust. In der Alzheimerforschung stellt die Vergiftung des Körpers mit Aluminium bekanntlich einen wichtigen Co-Faktor dar! [...] [142]

Wenn wir nach den Ursachen solcher Krankheitssymptome suchen, so sollten wir uns folgendes vor Augen halten: Als die US- Luftwaffe An-

140 William Thomas, *Stolen Skies*, Oktober 2001; http://www.earthisland.org/eijournal/new_articles.cfm?articleID=585&journal/D=64

141 Lazarus von Grauenstein, *Kondensstreifen ist nicht gleich Kondensstreifen oder Ist der Himmel über uns wirklich (noch) blau?*, Informationsmappe

142 Eine synthetische Trägersubstanz teils unbekannter Zusammensetzung enthielt bei wiederholten Untersuchungen Spuren von (sog. nicht-radioaktivem) Bariumsalz sowie Kleinstpartikel von Aluminium in einer (im Vergleich mit Standard-Luftwerten) siebenfach erhöhten Konzentration.

fang der 60er-Jahre mit der Analyse der Stratosphäre begann, zeitigte dies einige erstaunliche Ergebnisse. Ähnlich dem Auffinden seltsamer Lebensformen in den Tiefen unserer Ozeane fanden die Wissenschaftler in den Proben aus der Stratosphäre Unmengen von Bakterien, Pilzsporen sowie Viren, die auf der Erdoberfläche unbekannt waren. Andere Lebensformen, die gar noch kleiner als Bakterien sind, gedeihen ebenfalls in der Atmosphäre. Der Entdecker dieser sog. ‚Nanobakterien', Dr. Robert Folk beschreibt diese zahlenmäßig größte Population unseres Planeten so: *„Dies sind Zwergformen von Bakterien, die (...) ein Tausendstel des Volumens von normalen Bakterien aufweisen und um einige Größenordnungen verbreiteter sind als diese. Dabei sind ja normale Bakterien schon fast überall anzutreffen.“* [143]

Da Chemtrails normalerweise über dicht besiedelten Gebieten versprüht werden, wo die Temperaturschwankungen am größten und die Erdabkühlung daher am meisten erwünscht ist (zumindest für Hughes Aerospace), ist anzunehmen, dass die partikelbeladenen Chemtrails die in der Luft lebenden Viren, Bakterien und Pilze in die menschlichen Atmungswege und Lungen hinunterschwemmen. Dort erkennt sie unser Abwehrsystem nicht als ‚außerirdische' Lebensform und der mangelhafte Widerstand führt zu einer breitgefächerten Krankheitspalette. Als der Bakteriologe Folk Versuche mit Leichtmetallen als Nährlösung für Nanobakterien vornahm, erwies sich ein bestimmtes Metall klar als deren beliebteste Nahrung: Aluminium! [...] [144/145]

Wirklich fabelhafte Aussichten, in jeder Hinsicht (Motto: „Die Zukunft ist auch nicht mehr das, was sie früher mal war.“). Als dann, einmal tief durchgeatmet und weiter geht's zum nächsten Horrorszenario...

* * *

143 http://www.das-gibts-doch-nicht.de/seite2147.php, Gabriel Stetter
144 ibid
145 Siehe hierzu auch die Anti-Chemtrail-‚Werbung' im kanadischen Lokalfernsehen unter: http://omega.twoday.net/stories/216811/

Alarmstufe I
Der ‚Gift-in-Hülle-und-Fülle-Blues'

„[...] Wenn jemand versuchen wollte, nur mit dem Flügel der Religion zu fliegen, so würde er rasch in den Sumpf des Aberglaubens stürzen, während er andererseits nur mit dem Flügel der Wissenschaft auch keinen Fortschritt machen, sondern in den hoffnungslosen Morast des Materialismus fallen würde. [...]"

Ábdu'l-Bahá [146]

In Kapitel 4 hatten wir die möglichen Gefahren aufgezeigt, denen insbesondere Brillenträger während eines Telefonats mit dem Handy ausgesetzt sind, da metallverstärkte Brillengestelle als eine Art ‚Antenne' fungieren und sich die Strahlung bzw. Wärmebildung in einem Abstand von 3 cm vom Handy konzentriert – und dadurch die Augenpartie ganz deutlich in Mitleidenschaft gezogen wird. Wie kommt es allerdings, dass immer mehr Kinder eine Brille tragen? Die mangelhafte Augenentwicklung bei Kindern wird heutzutage teilweise auch durch Substanzen hervorgerufen, mit denen diese Kinder regelmäßig in Berührung kommen und die in ganz alltäglichen Produkten anzutreffen sind, wie z. B. in Haarshampoos, Schaumbad oder Zahnpasta. Es gibt eine Fülle von Informationen, die der Öffentlichkeit problemlos zugänglich sind und die eindeutig belegen, dass sich in einem ganz gewöhnlichen Badezimmer im Schnitt an die 884 bekannte Gift-/Schadstoffe ‚verstecken', von denen 134 Krebserreger (Karzinogene) sind. Dr. Samuel Epstein, Vorsitzender der Cancer Prevention Coalition [etwa: Bündnis Krebsvorsorge], macht schon seit langen Jahren auf diese ganz realen Gefahren aufmerksam. [147]

Weiterhin haben wir gesehen, dass die chemische Industrie nicht von den Regierungen reguliert wird, sondern dass es der Industrie überlas-

146 www.bahai.org; aus *Ansprachen in Paris* von 'Abdu'l-Bahá, Kapitel 44, Seite 113 unten, Bahá'í-Verlag, 6. Auflage, 1973-130

147 www.preventcancer.com

sen bleibt, sich selbst zu regulieren. Lassen wir an dieser Stelle den englischen Gesundheitsforscher Phillip Day von der Forschungsorganisation Credence Publications zu Wort kommen. In dessen Buch *Krebs – Stahl, Strahl, Chemo & Co.: Vom langen Ende eines Schauermärchens „...ist ein ganzes Kapitel dem Thema potentiell schädliche und tatsächliche Krebserreger gewidmet, die in Körperpflegeprodukten und Haushaltsartikeln vorkommen und schon seit Jahrzehnten die Gesundheit der Verbraucher stark beeinträchtigen. Und hier liegt das Problem: Die Regierung ist aufgrund der ihr nur in begrenztem Umfang zur Verfügung stehenden finanziellen Mittel nicht dazu in der Lage, diese Chemikalien zu testen und wirksam zu regulieren. Zudem kommt erschwerend hinzu, dass zwischen Chemikalienherstellern und staatlichen Kontrollbehörden Interessenskonflikte bestehen, die eine unabhängige und objektive Beurteilung dieser Medikamente und Chemikalien so gut wie unmöglich machen.*

Laut öffentlicher Meinung existieren Behörden wie die Environment Agency [etwa: Umweltbehörde] in England und die Environmental Protection Agency (EPA) in den USA einzig aus dem Grund, um sicherzustellen, dass wir, soweit nur irgend möglich, in einem unverseuchten, von Schadstoffen unbelasteten Umfeld unsere Kinder aufziehen und unseren Berufen nachgehen können. In allen entwickelten Ländern gibt es solche Umweltbehörden und dennoch sterben Jahr für Jahr Hunderttausende von Menschen, die mit diesen Substanzen in Berührung gekommen sind, die Schadstoffe resorbiert haben und von ihnen vergiftet wurden. Es stellt sich also die Frage: Was läuft hier eigentlich so gründlich schief?

Das Hauptproblem liegt darin begründet, dass die neuen Chemikalien und chemischen Produkte mit einem rasanten Tempo auf den Weltmarkt geschleudert werden. Die finanziell durch jährliche Budgetkürzungen erheblich eingeschränkten Regierungsbehörden verfügen einfach nicht über die Mittel, alles zu testen. Aus diesem Grund müssen sie sich – was die Sicherheit der Produkte anbelangt – zu einem Großteil auf von der

Industrie gesponserte Berichte verlassen, die ihnen von den Herstellern selbst unterbreitet werden – ein Umstand, der zu Missbrauch natürlich geradezu einlädt. Behörden wie die EPA drohen Pharma- und Chemiekonzernen, die bei Nichteinhaltung der Vorschriften – gleich wie groß oder klein das Vergehen – ertappt werden, extrem harte Strafen an; dies bezieht sich auf Verstöße seitens der Hersteller, mit allen Mitteln erreichen zu wollen, potentiell schädliche Produkte unvorschriftsmäßig an den bestehenden Regulierungen vorbeizuboxen und ihnen das Prädikat ‚zulässig' abzuringen. Aber zu einer strafrechtlichen Verfolgung dieser Fälle seitens der ermittelnden Behörden kommt es in der Realität eher selten, da die für die Prozesse benötigten Aufwendungen enorme Steuergelder verschlingen.

Aber es kommt noch schlimmer: Die staatlichen Kontrollbehörden – wie z. B. die amerikanische Food & Drug Administration und die englische Medicines Control Agency (MCA), also genau jene Organe, welche die Öffentlichkeit vor potentiell gefährlichen Produkten, die neu auf den Markt kommen, schützen sollen – geraten selbst in eine schrecklich kompromittierende Lage, weil deren Mitarbeiter private Gelder in die Chemikalien-/Pharmahersteller investiert haben bzw. persönliche Kontakte zu jenen unterhalten."[148]

Seit 1930 verwendet die chemische Industrie Natriumdodecylsulfat (Sodium Lauryl Sulfate/SLS) als billigen Schäumungsverstärker. SLS begann seine Karriere als industrieller Fettlöser für alle möglichen Maschinen.[149] Da SLS die Schaumproduktion bedeutend verstärkt, wird es regelmäßig in Körperpflege- und Haushaltsprodukten angewendet. Damals vertrat man in wissenschaftlichen Kreisen noch die Ansicht, dass auf den Körper aufgetragene Schadstoffe nicht ins Blut gelangen, da die Haut undurchlässig sei.[150] Heute weiß man allerdings, dass die Haut das größte Organ des Körpers ist und dass 70 -75 % aller auf die Haut

148 Day, P., *Krebs - Stahl, Strahl, Chemo & Co…*, Credence Publications, 1999, S. 283-284
149 ibid, S. 107
150 www.preventcancer.com

aufgetragenen Substanzen in die Blutbahn gelangen. Ebenso ist bekannt, dass SLS die Augenentwicklung bei Kindern beeinträchtigt.[151]

Der eine oder andere Leser wird an dieser Stelle vielleicht verunsichert einwenden: ‚Das würde die Regierung doch nie im Leben zulassen!' Ach, nein? Zur Erinnerung: *„Die Regierung ist (...) nicht dazu in der Lage, diese Chemikalien zu testen und wirksam zu regulieren."*[152] Wie kann es angehen, dass die Industrie der Regierung diktiert, ‚wo's lang geht' und ‚was gespielt wird'? Es gibt weit über 10.000 wissenschaftliche Berichte aus den unterschiedlichsten Ländern, die belegen – in vielen Fällen bereits seit den 50er Jahren – dass Hochfrequenzenergie ohne weiteres vom Gehirn bzw. von den Gehirnzellen absorbiert wird, sie erhitzt und die DNA schädigt.[153]
Aber auch aktuellere Auswertungen verdeutlichen eine Schädigung, wie der nachfolgende, von dem renommierten alternativ-medizinischen Arzt Dr. med. habil. Dr. Dr. Karl J. Probst durchgeführte Test (Dunkelfeld-Mikroskopie / Mikroanalyse des Blutes) anschaulich belegt.[154]

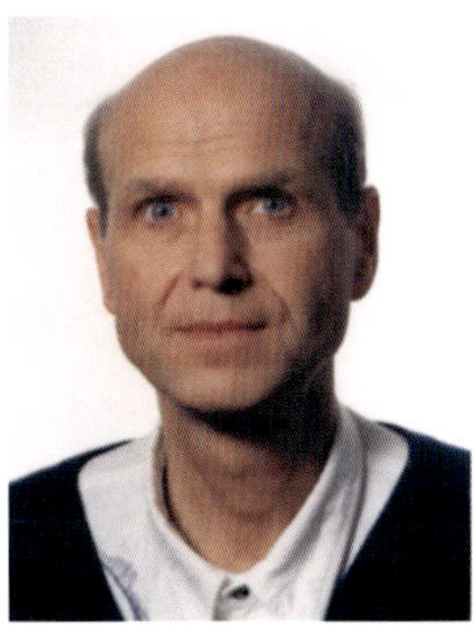

Dr. med. habil.
Dr. Dr. Karl J. Probst

---

151 ibid

152 ~~*Der Kampf um die Gesundheit - Das Video*, Body Conservation, 2002; ebenso: Day, P., *Der Kampf*~~ *um die Gesundheit - Das Buch*, Credence Publications, 2001

153 www.mercola.com, *Cancer Cell Study Revives Cell Phone Safety Fears*

154 Dr. Probst ist medizinischer Leiter des einzigen stationären Gesundheitszentrums im deutschsprachigen Raum, das sich ausschließlich einer gesunden Lebensführung und ganzheitlichen Entgiftung verpflichtet fühlt. Er hat eine Reihe von hochkarätigen Krebstherapien aus aller Welt zusammengetragen. Das besondere an seinem Haus: Patienten können dort nicht nur stationär sondern auch ambulant behandelt und zudem in Deutsch, Englisch und Spanisch betreut werden. www.profprobst.de, Mozartstrasse 22, 87724 Ottobeuren, Tel.: 08332-93400, Fax: 08332-93401

Dunkelfeld-Mikroskopie (Siehe auch Seite 270)

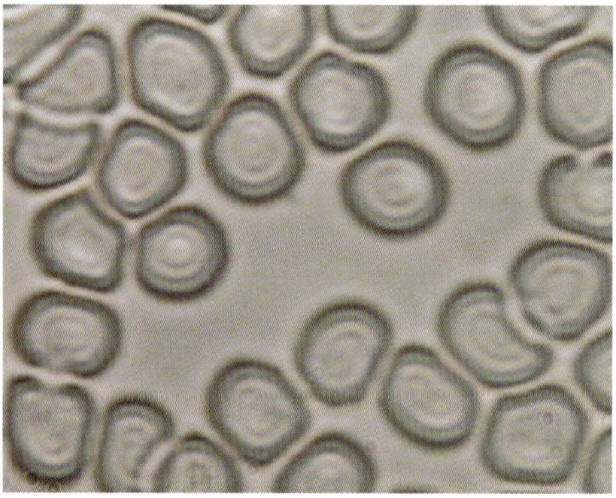

Natives Blutbild der Autorin am 28.9.2004 um 15 Uhr: Normaler Befund, d. h. die roten Blutkörperchen sind normal geformt und liegen einzeln nebeneinander.

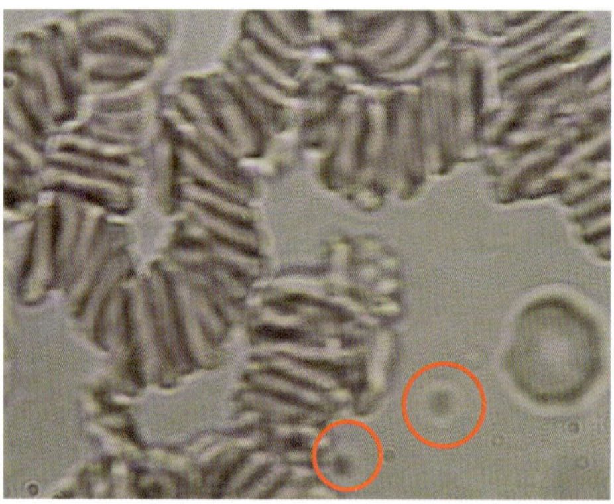

Blutbild am 28.9.2004 um 15 Uhr 15 nach einem 10-minütigen Telefonat mit einem nicht entstörten Handy: Massive Zusammenklumpung der roten Blutkörperchen (‚Geldrollenbildung'), massive Übersäuerung des Blutplasmas mit Funktionsverlust der Sauerstoff-Transportfunktion. Deutlich erkennbar sind zudem die durch die Übersäuerung auffallend aktiv gewordenen Parasiten (rot markierte Stellen). Wenn diese Zusammenballung durch kleine Gefäße hindurchfließen muss, ist die Gefahr relativ hoch, dass es zu Verstopfungen (z.B. zu Thrombose, Infarkt oder Schlaganfall) kommt.

Nieder- und hochfrequente Strahlung

In der Tageszeitung *Der Patriot* ist ein interessanter Artikel erschienen, in dem einem beliebten Argument der Mobilfunkindustrie widersprochen wird. Mittlerweile dürfte jeder schon einmal Aussagen wie „Der Mast hat doch nur 2/10/20 Watt, das Handy nur 2 Watt, jedes Autorücklicht oder jede Lampe hat mehr Watt" gehört haben. Dass dabei Äpfel mit Birnen verglichen werden, ist nicht jedem Laien klar. Autorücklichter oder Glühlampen senden niederfrequente Felder, Handys und

Sendemasten hochfrequente Strahlung aus. Die dabei entstehenden Felder haben völlig unterschiedliche Eigenschaften und unterschiedliche biologische Wirkungen. Abgesehen davon kommt es nicht auf die Emission (Abstrahlung), sondern auf die Immission an, also auf das, was in den Zellen der Lebewesen ankommt. Auch hier sind die Unterschiede zwischen nieder- und hochfrequenter Strahlung immens. Ganz zu schweigen von der Pulsung (Modulation), die beim Mobilfunk noch dazu kommt und von vielen Experten als biologisch außerordentlich wirksam eingestuft wird.

In diesem Zusammenhang ist die Aussage von Prof. Dr. Karl-Heinz Müller, Physiker an der Fachhochschule Südwestfalen in Soest und Leiter des Instituts für Technologie- und Wissenstransfer, sehr interessant, nämlich dass bereits ein Millionstel Watt an Mobilfunksendeleistung genügen könne, um eine menschliche Nervenzelle abzutöten. Der Wissenschaftler forderte dazu auf, vor einem Ausbau der Funknetze die Unbedenklichkeit der Technologie zu beweisen.[155]

Ungleiches Tauziehen

Die Wissenschaftler sind gut informiert – allerdings haben sie es bislang nicht vermocht, ihre fundierten Auswertungen der breiten Öffentlichkeit zu vermitteln. Wissenschaftliche Berichte sind in einer für den Laien nur schwer bzw. nicht nachvollziehbaren Fachsprache verfasst und bleiben für ihn somit unzugänglich. Auf der anderen Seite stehen die Industrieexperten und Regierungssprecher und versichern der Bevölkerung (mehr schlecht als recht), Handys seien ungefährlich. Die für den Handy-/Mikrowellen-/Strahlensektor verantwortlichen Regierungsbeamten versäumen es jedoch, auf die mehrfach erbrachten Beweise der unterschiedlichen Schädigung durch konsequentes Handeln zu reagieren und begründen ihre Untätigkeit mit der fadenscheinigen Ausrede, es gäbe nur unzureichende Beweise dafür, dass Handys ge-

155 www.elektrosmognews.de/news/profmueller.htm, *Der Patriot*, 16.6.2003

fährlich seien![156] Im Hinblick auf die sich weltweit abspielende Gesundheitskatastrophe wäre es wünschenswert, wenn diese Herrschaften zur Abwechslung die Scheuklappen ablegen und sich in die Berge von Beweismaterial vertiefen würden, denen zufolge Handys nachweislich gesundheitsschädlich sind.

Schlüssige Beweisführung

Die im Auftrag des Staates tätigen Wissenschaftler verlangen gern nach einer sogenannten „schlüssigen Beweisführung" (conclusive proof), wenn ihre Auswertungen in Frage gestellt werden. Dieser Begriff wird oft bemüht, wenn jemand eine strittige Angelegenheit für sich erfolgreich abschließen will. Vom wissenschaftlichen Standpunkt aus betrachtet ist es jedoch unmöglich, „schlüssige Beweise" zu erbringen, wie anhand der Ausführungen von B. Tower hiermit aufgezeigt werden soll:

„In meiner Eigenschaft als Vertreter einer Gemeinde wohnte ich einer gerichtlichen Anhörung bei. Der Anwalt der Gegenpartei führte aus: „Es gibt keine schlüssigen Beweise dafür, dass diese Mikrowellen schädlich sind." Dem hielt ich entgegen: Wenn ich in diesem Gerichtssaal niedergeschossen würde, gäbe es drei Ebenen der Beweisführung. Zum einen käme jeder der hier Anwesenden als Zeuge in Frage und würde vom Gericht als solcher anerkannt. Ein Pathologe könnte eine Obduktion durchführen und dabei feststellen, dass ich von einer Kugel getötet worden wäre; das wäre die zweite Ebene der Beweisführung. Wenn allerdings ein schlüssiger Beweis erbracht werden sollte, dass ich von der Kugel getötet wurde, dann müsste man dahingehend argumentieren, dass exakt in jener Sekunde, als die Kugel in meinen Körper eintrat, sämtliche Abläufe meines Körpers einwandfrei funktionierten, weil es nämlich Tausende von Gründe hätte geben können, weshalb ich – noch bevor ich von der Kugel getroffen worden wäre – auf der Stelle tot hätte umfallen können. Die Gegenpartei müsste also schlüssig bewei-

156 Kane, Dr. R. C., *Cellular Telephone Russian Roulette*, Vantage Press, S. 204

sen, dass sämtliche Abläufe meines Körpers einwandfrei funktionierten, bevor ich von der Kugel getroffen wurde. Es liegt auf der Hand, dass diese Beweisführung – von einem wissenschaftlichen Standpunkt aus betrachtet – unmöglich ist; eine ‚schlüssige Beweisführung' gibt es ganz einfach nicht. Diese Tatsache hält im Auftrag des Staates tätige Wissenschaftler jedoch keineswegs davon ab, nach einer solchen zu verlangen, wenn ihre Entscheidungen in Frage gestellt werden. Der Ruf nach ‚schlüssigen Beweisen' wurde laut, als Wissenschaftler, die vormals befunden hatten, dass folgende Dinge ungefährlich seien, zusehends in Beweisnot gerieten: Thalidomid, Asbest, BSE, Rauchen, gentechnisch veränderte Lebensmittel.

Es ist nachvollziehbar, dass der Beweis einer tatsächlichen Schadensnahme aufgrund der angeführten Punkte erst dann erbracht werden kann, wenn die Menschen, die zu Schaden gekommen sind, in einer Zahl zusammengefasst werden können. Ich behaupte von einer wissenschaftlichen Warte aus, dass manche Wissenschaftler generell alles leugnen; die einzige Möglichkeit, diesen Leuten zu zeigen, dass sie sich irren bzw. im Unrecht sind, besteht darin, sie mit einer konkreten Zahl von Schadensnehmern zu konfrontieren. Wenn es um wirtschaftliche Interessen geht, werden relevante wissenschaftliche Daten scheinbar ‚unter den Tisch' gekehrt. Das Problem mit der auf Mikrowellenbasis operierenden Kommunikationsindustrie besteht darin, dass sie nicht beweisen muss, dass die von ihr hergestellten Geräte ungefährlich sind; der Verbraucher muss es beweisen, und genau das ist der Haken an der Sache. Wenn ich Wissenschaftler bin und eine Tablette entwikkelt habe, dann muss ich fünf bis zehn Jahre lang klinische Tests durchführen und einen wissenschaftlichen Ausschuss davon überzeugen, dass die Tabletten ungefährlich sind, bevor ich sie verkaufen darf. Was die Telekommunikationsindustrie anbelangt, sieht die Sache allerdings ganz anders aus. Die Industrie muss nicht den Nachweis erbringen, dass diese Geräte ungefährlich sind; der Verbraucher muss beweisen, dass sie es nicht sind. [157]

Wer als Erster den Nachweis erbringen kann, dass überhaupt irgend etwas auf der Welt ungefährlich ist, wird – wie auf der homepage von Dr. Mercola nachzulesen ist – mit einem Nobelpreis ausgezeichnet![158] Die Strahlenwerte sämtlicher an Kunstköpfen durchgeführten Tests lagen um das 200fache über den Grenzwerten. Als dieselben Tests aber an Rhesus-Affen wiederholt wurden, erhöhten sich diese Werte überraschenderweise nochmals um das dreifache (insgesamt also um das 600fache der Grenzwerte). Die Telekommunikationsindustrie war über diese Ergebnisse derart schockiert, dass sie sie prompt in der Versenkung verschwinden ließ – und mutet mit dieser Vorgehensweise wie ein Kind an, das die Hände vors Gesicht hält und hofft, dass sich das Problem dadurch in Luft auflöst und von allein wieder weggeht.[159]

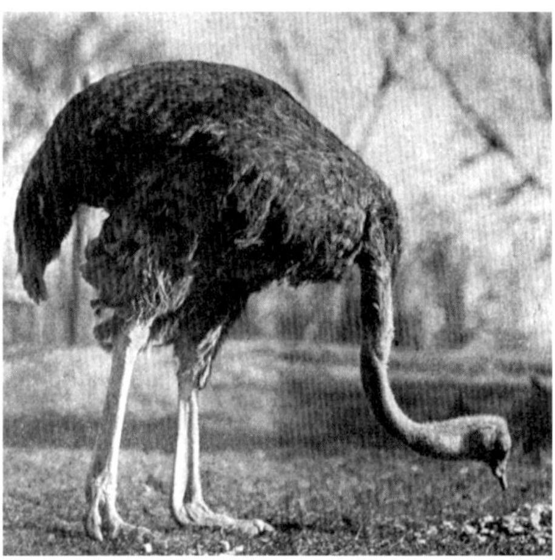

Wissenschaftliche Untersuchungen, gleich welcher Art, müssen von dem einen oder anderen Konzern finanziert werden. Es ist ein knallharter wirtschaftlicher Fakt, dass niemand Forschungsgelder zur Verfügung stellt, sofern die Ergebnisse den wirtschaftlichen Bankrott des Geldgebers nach sich ziehen. Erschwerend hinzu kommt, dass nur die Firmen Zuschüsse erhalten, deren Forschungsergebnisse den status quo nicht gefährden! Als persona non grata werden gnadenlos jene Menschen abgeurteilt, die es sich zur Aufgabe gemacht haben, die tatsächlichen Gründe für

157 Von B. Trower, September 2001 für die Police Federation, http://www.bariumblues.com/tetra_confidential_report.htm

158 www.mercola.com, *Cancer Cell Study Revives Cell Phone Safety Fears*

159 Kane, Dr. R. C., *Cellular Telephone Russian Roulette*, Vantage Press, S. 199

die Probleme der Gesellschaft aufzudecken: Subventionen werden gestrichen, Unterstützungen jeglicher Art eingestellt und Leben und Freiheit, die gesamte Existenz dieser Menschen bedroht.[160] Beziehen mehrere Parteien zu einem Punkt Stellung und will man deren wahre Absichten erkennen, so ist es ratsam, immer erst den Zahlmeister auszumachen.

Ein Mülleimer auf Beinen

Es ist schon lange kein Geheimnis mehr, dass wir alle voller Schad- und Giftstoffe sind. Dafür verantwortlich sind die Produkte, mit denen wir tagtäglich in Berührung kommen (Körperpflege-, Haushaltsprodukte, Kosmetika, etc.) sowie die Dinge, die der Körper innerlich aufnimmt (Luft, Wasser, Nahrung, Medikamente, etc.). Es gibt heute vier Millionen neue Moleküle, die es vor 100 Jahren einfach noch nicht gab und mit denen der Körper zurechtkommen muss. Viele dieser Moleküle sind harmlos, einige jedoch zählen zu den gefährlichsten Karzinogenen (Krebserregern), die jemals erfunden wurden. Stellen wir uns einmal folgende Frage: Wenn im Jahr 1900 jeder Fünfhundertste und im Jahr 2000 bereits jeder Dritte oder fast jeder Zweite an Krebs erkrankt ist, wieso lautet die Prognose der American Cancer Society, dass bis 2020 JEDER Mensch auf der Welt einer Krebserkrankung zum Opfer fällt?[161] Des Weiteren gibt es die sinkenden Fruchtbarkeitsraten bei Männern und die steigende Zahl von Paaren, die Schwierigkeiten haben, Kinder zu bekommen. Dr. Julian Howard ist einer der anerkanntesten Experten zum Thema Umweltverschmutzung. Er berichtet von erschreckenden Dioxin- und PCB-Werten in der Nahrungskette, die für die beeinträchtigte Entwicklung der Geschlechtsorgane von Foeten verantwortlich zu machen sind.[162]

160 Ransom S., *Plague, Pestilence and the Pursuit of Power*, Credence Publications; ein Bauer im englischen Somerset verlor alles, was er besaß und kam fast zu Tode bei seinen Bemühungen, die Wahrheit zum Thema BSE bekannt zu machen, S. 85-87

161 *Der Kampf um die Gesundheit - Das Buch*, Credence Publications, 2003, S. 106 und *Der Kampf um die Gesundheit - Das Video*, Body Conservation, 2002

162 Dr. Julian Howard, Universität Liverpool

Der menschliche Körper kann mit einem Regenfass verglichen werden. Mit jedem neuen Regen wird das Fass aufgefüllt. Erst wenn das Fass überläuft, müssen wir einschreiten. Jetzt heißt es, schnell den Wasserpegel senken und dadurch verhindern, dass noch mehr Wasser in den Garten abfließt.

Beim Körper ist es ähnlich: Während er innerlich immer mehr verunreinigt wird, bedarf es nur regelmäßigen kleinen ‚Reinigungsaktionen' (Vorsorge), um keine Notsituation entstehen zu lassen. Je mehr Schadstoffe und Gifte allerdings auf ihn einwirken, um so mehr entwickelt sich der Körper auf die unausweichliche Folge dieser ständigen Giftaufnahme hin: Einer gesundheitlichen Krise.

Leider sind sich die meisten Menschen nicht bewusst darüber, dass sie innerlich immer mehr „verschmutzen" und vernachlässigen sämtliche Vorsorgemaßnahmen. Während unser „Regenfass" also immer voller wird, tun wir so, als wäre alles „in Butter". Erst wenn das „Regenfass" überläuft, schlagen wir Alarm, denn jetzt manifestiert sich die gesundheitliche Krise in Form von Krebs, Herzerkrankung, Arthrose, Diabetes, Osteoporose, Parkinson- und Alzheimer-Krankheit, Übergewicht, Morbus Crohn, usw.

Wie lautet also das „Gebot der Stunde": Senken wir den Pegel in unserem Regenfass, oder anders ausgedrückt: Schadstoffreduzierung, am besten regelmäßig.[163] Und wo wir schon beim Thema sind: Auch der konsequente Abbau von durch Elektrosmog verursachtem Stress gehört unbedingt zum „Rundumprogramm".[164]

* * *

163 Siehe Anhang 2
164 Siehe Anhang 1

Alarmstufe II

Das Dunkelmänner-Phänomen: Warum hat mir das bisher noch niemand gesagt?

„Wir werden alles dafür tun, was uns Gott erlaubt, und auch manches, was Er verbietet, um diese Innovation voranzubringen."

Erwin Huber, Leiter der bayrischen Staatskanzlei, zur Bereitschaft des Freistaats Bayern, die Innovation UMTS mit staatlicher Hilfe schneller voran zu bringen; Die Welt vom 16.10.2002

„Zum Recht des Wahrheitssuchenden gehört es, zweifeln, forschen und abwägen zu dürfen und wo immer dieses Zweifeln und Wägen verboten wird, wo immer Menschen verlangen, dass an sie geglaubt werden muss, wird ein gotteslästerlicher Hochmut sichtbar, der nachdenklich stimmt. Wenn nun jene, deren Thesen sie anzweifeln, die Wahrheit auf ihrer Seite haben, werden sie alle Fragen gelassen hinnehmen und geduldig beantworten. Und sie werden ihre Beweise und ihre Akten nicht länger verbergen. Wenn jene aber lügen, dann werden sie nach dem Richter rufen. Daran wird man sie erkennen. Wahrheit ist stets gelassen. Lüge aber schreit nach irdischem Gericht!"

Pfarrer Viktor R. Knirsch, Kahlenbergerdorf, Österreich

Wie wir bereits gesehen haben, ist für einen Autofahrer die Benutzung eines Handys während des Fahrens untersagt. Eine offizielle Erklärung, WESHALB dieses Verbot besteht, hat bislang allerdings noch niemand zu Gesicht bekommen, denn der wahre Grund würde die Öffentlichkeit erschüttern. Ein Aufschrei würde durch die Bevölkerung gehen, Industriezweige würden zusammenbrechen, der status quo wäre gefährdet. Obgleich Tausende von unabhängigen Studien bewiesen haben, dass Radio- und Fernsehwellen eine Schädigung der Gehirnzellen hervorrufen, die DNA beeinträchtigen und bei Versuchstieren zu Verhaltensstörungen führen, ist diese ‚ganze Geschichte' mit den schädigenden Auswirkungen auf die Gehirnzellen für die meisten Menschen zu abstrakt, da entsprechende Krankheitssymptome nicht sofort, jetzt, heute, unmittelbar nach Einwirkung der Strahlung, sondern erst „irgendwann in der Zukunft“ erkennbar sind. Und über eine Erkrankung, die „vielleicht später mal“ ausbricht, können und wollen sich die meisten Leute keine Gedanken machen. Hinzu kommt die Tatsache, dass eine Handynutzung die Strahlungsintensität im Auto verdoppeln kann, da die Signale von der Autodecke und den seitlichen Verstärkungen reflektiert werden, welche wiederum die Fahrtüchtigkeit und das Verhalten des Fahrers beeinträchtigen.

Anhand wissenschaftlicher Untersuchungen konnte bestimmt werden, welche Grenzwerte für die Handynutzung unbedenklich sind und welche Lösungsansätze in Frage kommen. Der Telekommunikationsindustrie fällt es jedoch schwer, sich mit diesem kompakten Lösungsangebot abzufinden. Also werden Sicherheitsausschüsse ganz einfach angewiesen, dass Handys zu keinem Zeitpunkt diesen Grenzwertbestimmungen unterliegen. Glauben Sie jetzt, dass Handys gefährlich sind? Apropos: Können Sie Ihrem Kind wirklich mit gutem Gewissen noch ein Handy in die Hand drücken, wohlwissend dass der Kopf eines Kindes 50 % mehr Strahlung absorbiert als der Kopf eines Erwachsenen?[165] Handys, tragbare Radios und Walkmans müssten allesamt aus dem Verkehr gezogen werden, wenn die Grenzwerte hinsichtlich der Hochfrequenzstrahlung jemals eingehalten würden. Schaurige Vorstellung, nicht wahr?

165 Kane, Dr. r. C., *Cellular Telephone Russian Roulette*, Vantage Press, S. 50

Mobilfunkantennen auf dem Areal des Bezirksspitals Interlaken, Schweiz [166]

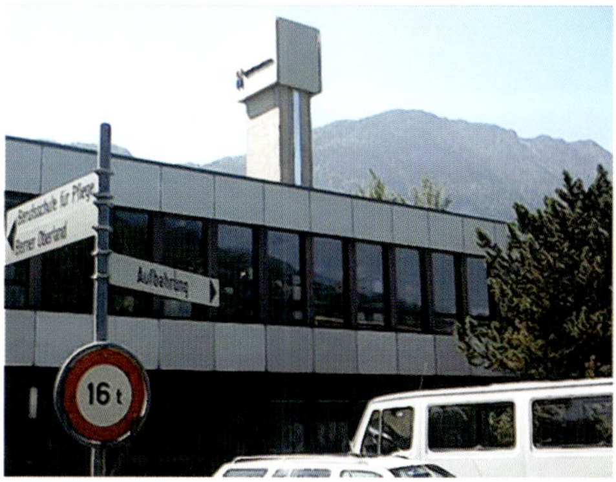

Wegen der dauernden Beteuerungen der Mobilfunkbetreiber in Presse, Radio und Fernsehen, Spitäler kämen als Standorte für Mobilfunk-Basisstationen nicht in Frage und seien Tabu-Zonen, musste die Basisstation auf dem Areal des Bezirksspitals Interlaken (Schweiz) hinterlistig getarnt werden. Ein Spital ist der idealste Standort für eine Mobilfunkantenne. Denn hier können die wenigsten Leute davon krank werden, weil die meisten, die hierher kommen, bereits krank sind. Beim riesigen Würfel oben auf dem Kamin der Heizzentrale handelt es sich nicht etwa um einen Rauchgasfilter, sondern um mehrere, hinter Kunststoff -Abdeckungen versteckte Mobilfunkantennen. Unmittelbar links von diesem Bild befindet sich das Spital, dann kommt die Mobilfunk-Sendeanlage und rechts geht's, wie der Wegweiser anzeigt, gleich zur Aufbahrungshalle. Die Reihenfolge in der Wegbeschreibung ist rein zufällig! Nun haben Anwohner, nicht Patienten, bereits nach 4 Wochen Betriebszeit erhebliche gesundheitliche Probleme.

Bekommen wir jetzt alle einen Gehirntumor, weil wir uns irgendwann einmal in Reichweite eines Radios aufgehalten oder ein Handy benutzt haben? Oder bekommen alle Frauen Brustkrebs, weil sie BHs mit Metallbügeln tragen, die als eine Art „Antenne“ fungieren und ständig Hochfrequenz -, Fernseh-, Satelliten-, Mikrowellenstrahlung und was sonst noch alles aufnehmen und an das weiche Gewebe im Brustbereich weiterleiten? In den meisten Fällen ja, in einigen Fällen nein – jedenfalls solange man dem status quo ausgeliefert ist. Die Fäden ziehenden Dunkelmänner, die die Geschicke des Systems in der Hand haben, kümmern sich einen Kehricht darum, ob „ein paar“ (hundert, tausend, millionen...) Leute hier oder da „ins Gras beißen“. Wen schert das

166 http://www.gigaherz.ch/515/

schon?! Aber wenn Sie oder ein Ihnen nahestehender Mensch morgen eine Krebsdiagnose erhalten bzw. erhält, sieht die Sache auf einmal ganz anders aus.

Die tatsächlichen, vor der Außenwelt verschleierten Absichten der Regierungen, des Medizinsektors, der Pharmagiganten, der Handy- und der chemischen Industrie, etc. werden in dem Lied „Lives in the Balance" [etwa: Leben in der Schwebe] des bekannten amerikanischen Liedermachers Jackson Browne aus dem Jahr 1985 treffend wiedergegeben:

And there's a shadow on the faces
Of the men who send the guns
For the wars are fought in places
Where their business interest runs

They sell us the President the same way
They sell us our clothes and our cars
They sell us everything from youth to religion
The same time they sell us our wars

I want to know who the men in the shadows are -
I want to hear somebody asking them why
They can be counted on to tell us who our enemies are
but they're never the ones to fight or die!

And there are lives in the balance! [167]

---

167 www.jacksonbrowne.org; [etwa: Und die Männer, die die Gewehre liefern, haben dunkle Gesichter; die Kriege werden dort ausgetragen, wo diese Männer Geschäftsinteressen unterhalten; sie verkaufen uns den Präsidenten auf dieselbe Art und Weise, wie sie uns Kleidung und Autos andrehen; sie verkaufen uns alles in einem Aufwasch, von der Jugend über die Religion bis hin zum Krieg; ich wüsste gern, wer die Dunkelmänner sind; woher wissen sie eigentlich so genau, wer unsere Feinde sind und wieso sind sie nie diejenigen, die in den Krieg ziehen oder sterben.]

Im Laufe der Jahrhunderte haben zahlreiche herausragende Staatsmänner (und -frauen) die Existenz des ‚Dunkelmänner-Phänomens' bestätigt, wie folgende Zitate belegen:

„Hinter der für alle Welt sichtbaren Regierung thront eine unsichtbare Regierung, die der Bevölkerung weder loyal verbunden noch ihr in irgend einer Weise Rechenschaft schuldig ist. Die Zerstörung dieser unsichtbaren Regierung, die Beschmutzung der ruchlosen Verbindung zwischen korrupten Geschäftspraktiken und korrupter Politik ist in der heutigen Zeit die erste Aufgabe eines Staatsmannes."

US-Präsident Theodore Roosevelt, 19. April, 1906 [168]

„Es gibt ein Machtgefüge, das ist so organisiert, so vollständig und perfekt, so gerissen und allgegenwärtig, dass sie [die Illuminati] gut daran täten, ihre Schmähreden und Verurteilungen in aller Stille anstatt lauthals in die Welt zu tragen." US-Präsident Woodrow Wilson [169]

„(...) diese weltweite Verschwörung zum Zweck der Vernichtung der Zivilisation ist die treibende Kraft hinter allen subversiven Bewegungen des 19. Jahrhunderts und zwingt jetzt letztendlich auch die Bevölkerung Russlands in die Knie, hat sie sich doch zum unangefochtenen Herrscher dieses riesigen Imperiums entwickelt." Winston Churchill [170]

Der amerikanische Präsident John F. Kennedy äußerte sich seinerzeit in ähnlicher Weise, fügte jedoch hinzu, dass er gegen diese Macht etwas zu unternehmen gedenke... Zehn Tage später wurde er ermordet.

* * *

[168] Day, P., *The Mind Game*, Credence Publications 2002, S. 68
[169] ibid, S. 68
[170] *Sunday Illustrated Herald*, London, 8. Februar 1920, zitiert in Day, P., ibid.

Eine ernstzunehmende Satire: Sensationell – Ein Ausserirdischer tritt vor die Fernsehkameras

In der Person von Prof. Dr. Reinhold Berz ist es dem Schweizer Fernsehen tatsächlich erstmals gelungen, am 8. März 2004 in der Gesundheitssendung „Puls“ einen Außerirdischen vor die Kameras zu bekommen. Prof. Dr. Berz berichtet über die dem Menschen verblüffend ähnlich sehenden Lebewesen auf seinem Heimatplaneten in der 99. Galaxie hinter der Sonne (nicht etwa hinter dem Mond), welche elektromagnetische Hochfrequenzstrahlung bis zu 1000 V/m (Volt pro Meter) angeblich problemlos überleben sollen. Berz möchte deshalb Erdlinge soweit klonen und genmanipulieren, bis diese auf ihrem Planeten ebenfalls Grenzwerte in der astronomischen Höhe von 120 V/m einführen können. Sehr zum Nutzen der Telekommunikationsindustrie, welche deshalb die weite Reise des Professors (gelinde gesagt) massiv gesponsert hat.

Der Professor hat auf seiner Reise zur Erde sogar ein Buch über Strahlenbelastungen geschrieben. Das Buch ist allerdings für Erdlinge noch etwas schwer verständlich und überaus gewöhnungsbedürftig, weil hier erst kürzlich von der Landessanitätsdirektion im österreichischen Salzburg Grenzwerte im Hochfrequenzbereich von 0.02 V/m für Innenräume und 0.06 V/m für Aufenthalt im Freien vorgeschlagen wurden. Zwischen den Werten des Professors (120 V/m) und denjenigen, welche Erdlinge vertragen (0.02 V/m), liegen tatsächlich mehrere Welten.[171]

Jetzt wird verständlich, wieso die Bevölkerung von diesen und anderen Dingen bislang noch nichts gehört hat...

* * *

[171] Eine Information von Hans-U. Jakob, gigaherz.ch, 5.3.2004

Strahlende Aussichten

Mobilfunkstrahlung sichtbar gemacht

„Die Erde und alle lebendigen Kreaturen an Land haben sich in einem Umfeld mit einer niedrigen und natürlich vorkommenden Hochfrequenzstrahlung entwickelt. Die von einem Handytelefon dicht am Kopf des Benutzers ausgehende Strahlung ist um das zweimilliardenfache stärker als dieser natürliche Frequenzpegel. Oder deutlicher formuliert: Die Strahlungsintensität eines während eines Telefonats aufrecht ans Ohr gehaltenen Handytelefons ist zwei Milliarden Mal stärker als die in der Natur vorkommende Strahlungsintensität.“ [172]

Dank Computersimulation ist es möglich, Strahlungsbilder verschiedener Antennenarten und verschiedener Antennenstandorte farbig und dreidimensional darzustellen. Gründlich aufgeräumt wird mit dem Irrglauben, die Strahlung nehme im Quadrat der Distanz zum Sendemast ab.

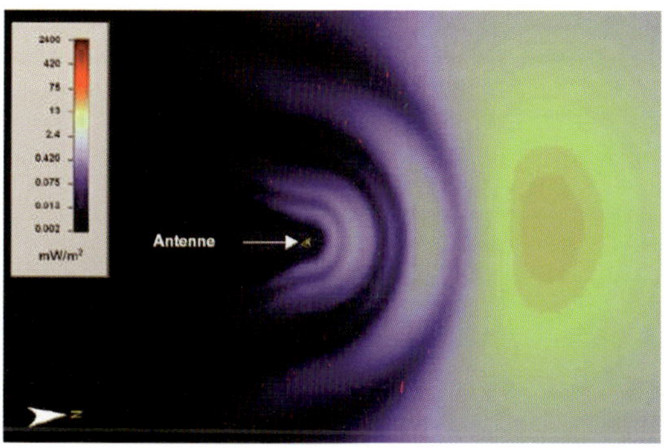

Farbskala:

Schwarz:	keine Strahlung
Grün:	starke Strahlung
Dunkelblau:	sehr schwache Strahlung
Gelb:	sehr starke Strahlung
Hellblau:	schwache Strahlung
Orange:	stärkste Strahlung
Weiss:	mittelmäßige Strahlung
Braun:	allerstärkste Strahlung

Strahlungsbild einer Mobilfunkantenne (Sektorantenne) von oben gesehen
Jede Basisstation hat in der Regel 3 Senderichtungen, gleichmäßig im Kreis verteilt. Im Bild ist lediglich eine der 3 Senderichtungen dargestellt. Die höchste Strahlenbelastung befindet sich in der orangefarbenen Ellipse, das heißt da, wo die Strahlenkeule erstmals Bodenberührung bekommt. Das ist etwa 150 bis 250 m vom Sendemast entfernt.

[172] Kane, Dr. R. C., *Cellular Telephone Russian Roulette*, Vantage Press 2001, S. 1

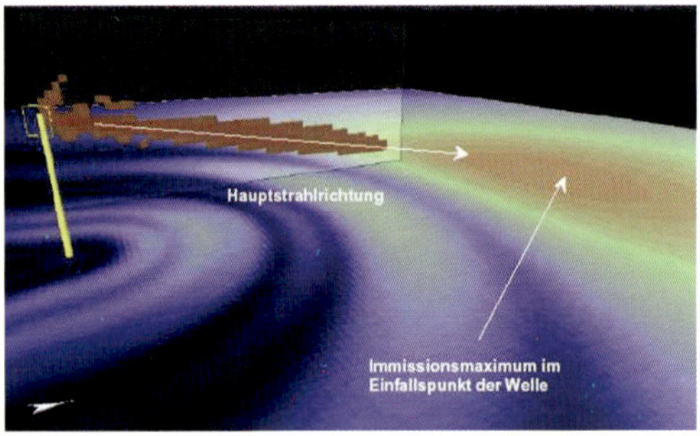

Dasselbe Strahlungsbild 3-dimensional von der Seite gesehen
Typisch die leicht abwärts gerichtete Strahlenkeule (braun). Der typische Einstellwinkel einer Sektor-Antenne beträgt -6 bis -8 Grad. Die in vielen Baubewilligungsakten angegebenen Einstellwinkel irgendwo zwischen 0 bis 5 Grad machen technisch keinen Sinn und sind als Mogelei zu betrachten.

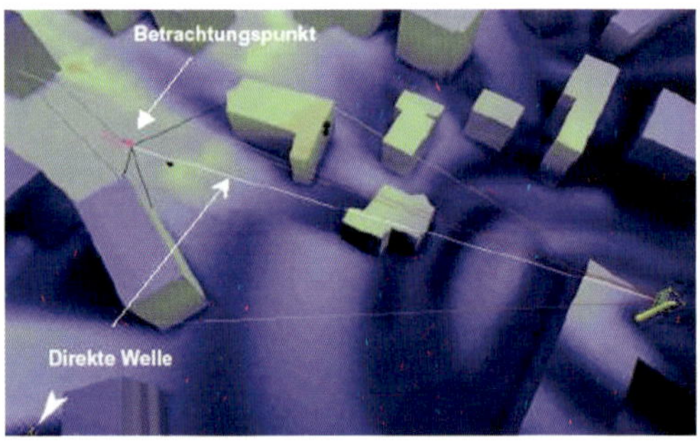

So sieht das Ganze innerhalb eines bewohnten Gebietes aus,
falls es sich um eine Antenne mit eher schwächerer Sendeleistung handelt. Die Antenne ist rechts unten im Bild und strahlt (rein bildbeschreibungsmäßig) nach links oben.

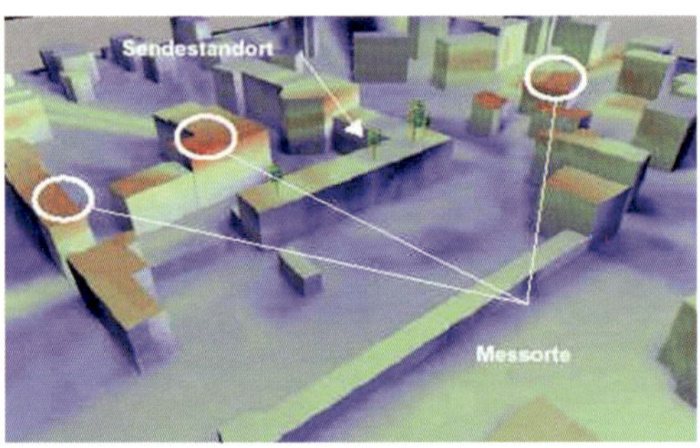

Weitaus schlimmer sieht es aus, wenn es sich um stärkere Mobilfunksender handelt
Oder wie in diesem Bild, wenn sich gleich 3 Anbieter auf demselben Dach befinden. Die Sender sind als kleine grüne Rechtecke auf dem Winkelgebäude in der oberen Bildmitte zu erkennen. Hauptstrahlungsrichtungen nach links oben, nach rechts oben und nach rechts unten. Bitte Farbskala beachten.

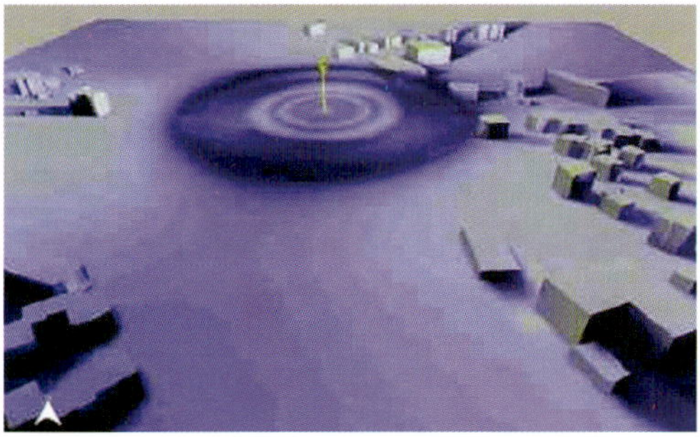

Es geht auch anders

Dieser Mobilfunksender steht etwas außerhalb der Wohnzone und strahlt (rein bildbeschreibungsmäßig) nach links, nach oben und nach rechts unten.

Bilder [173]

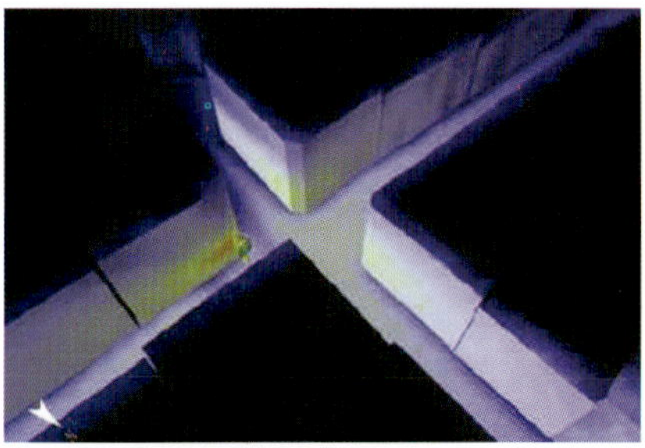

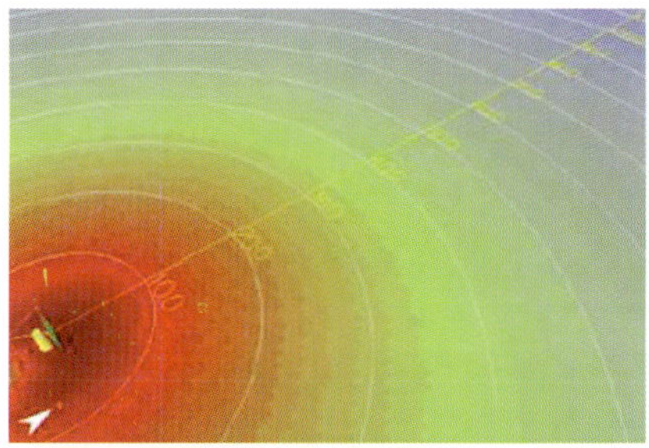

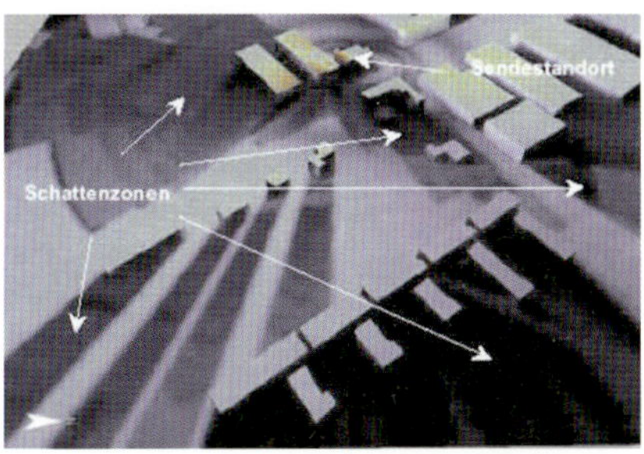

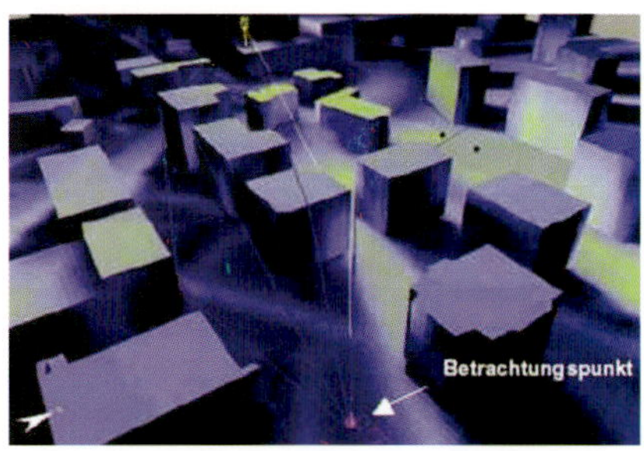

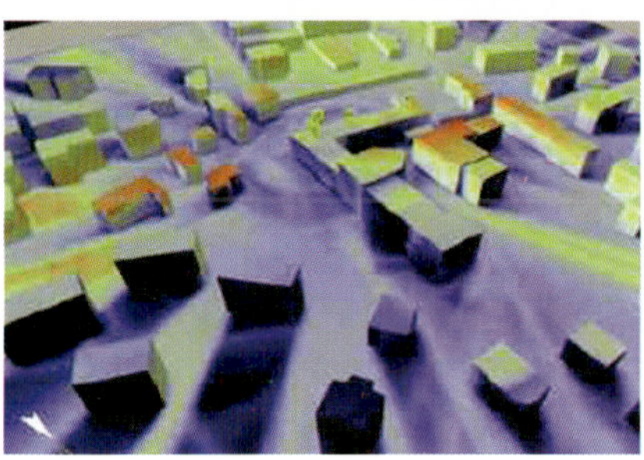

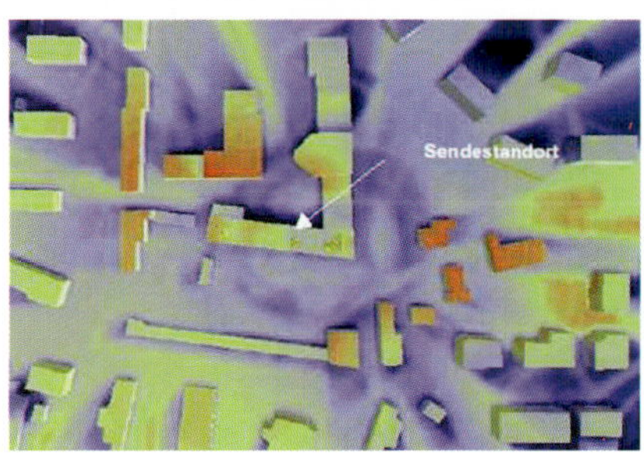

[173] Die Bilder stammen aus einer Forschungsarbeit des Bundesamtes für Kommunikation (BAKOM) und des Bundesamtes für Metrologie und Akkreditierung (METAS), http://www.gigaherz.ch/598/.

Nun ist es also amtlich: Der Bundesgerichtshof hat in seinem Urteil vom 13.2.2004 klar zu verstehen gegeben, dass Mobilfunksender in Wohngebieten erlaubt seien und überhaupt keine Notwendigkeit bestünde, die Grenzwerte der 26. Bundesimmissionsschutzverordnung (BImSchV) zu verändern. Auf die Befürchtungen der Anwohner nimmt das Urteil keinerlei Bezug, im Gegenteil, es wird auf eine „Duldungspflicht" hingewiesen und im selben Atemzug erklärt: *„Hierzu wäre darzulegen gewesen* [Anm.: durch die Kläger], *dass ein wissenschaftlich begründeter Zweifel an der Richtigkeit der in der BImSchV festgelegten Grenzwerte und ein fundierter Verdacht einer Gesundheitsgefährdung durch elektromagnetische Felder unterhalb dieser Werte besteht. Daran fehlt es."* Die dem Urteil zugrunde liegenden Erkenntnisse stammen aus dem Jahr 2001.

Nun hat Deutschland mit seiner Strahlenschutzverordnung die höchsten Grenzwerte der Welt, andere Nationen haben wesentlich geringere. Das Urteil ist auch in anderer Hinsicht interessant: Es ignoriert wissenschaftliche Erkenntnisse der letzten drei Jahre. Was ist in diesem ausgeblendeten Zeitraum bekannt geworden?

Aufsehenerregend waren die Krebsfälle von Kindern in einer Schule in Valladolid (Spanien), auf deren Dach 36 Mobilfunkantennen errichtet worden waren. In den umliegenden Wohnhäusern ereigneten sich ebenfalls 18 Krebsfälle bei Kindern. Andere Risikofaktoren ließen sich nicht finden (2002). Wiederum ein Hinweis darauf, dass Kinder aufgrund ihres noch nicht ausgeprägten Immunsystems besonders anfällig gegenüber dem gepulsten Funk sind.

Prof. Dr. Rüdiger, Zellforscher an der Universität Wien, bestätigte durch seine Versuche, dass Mobilfunkwellen zu gentoxischen Effekten führen. *„Die Gentoxizität ist eines der Schlüsselereignisse in der Entstehung von Tumoren. Es ist das erste Ereignis, was in der Zelle passieren muss, damit es überhaupt zu einem Tumor kommen kann."* (2003).

UMTS-Sender verursachen Tinnitus, Kopfschmerzen, Schwindel und Übelkeit. Das ist das Forschungsergebnis des Institutes TNO im Auftrag der niederländischen Regierung. (2003).

„Das Vorsorgeprinzip wird ausgehebelt und die Verantwortlichkeit aus reiner Profitgier ignoriert. ...Die Schutzbehauptung, eine Schädlichkeit sei nicht erwiesen, ist schlichtweg falsch und sogar absurd. Die Einzelwirkungen sind von renommierten Wissenschaftlern erforscht und sie sind reproduzierbar. Epidemiologische Studien sind ausreichend statistisch abgesichert. Die berichteten Schadensfälle sind absolut zahlreich... Zahl und Aussagekraft der Dokumente sind erdrückend...Erstaunlich dabei ist, dass die Befürworter der Mobilfunktechnik nur eine gleich lautende, wenig aussagefähige Standardargumentation vorzuweisen haben. Die Argumentation der Kritiker hingegen ist sachlich und fachlich versiert und schließt eine Vielfalt von Begründungen und Beweisführungen ein. Diese ergänzen sich und führen im Gesamtbild zu einer glaubwürdigen Darstellung."[174] Generell sind sich aber alle Wissenschaftler darüber einig, dass bei Kindern eine stark reduzierte Handybenutzung zu erfolgen habe.

Nach einem Artikel im Stern (02/2004) sollen keine UMTS-Antennen auf den 17.000 Häusern der Post AG installiert werden. Grund: Unruhe unter den Mitarbeitern wegen des Elektrosmogs.

Solange unsere Gesellschaft die totale Information, immerwährende Erreichbarkeit und nie endenden „Fun" fordert, kann sie davon ausgehen, dass ihr dieser Wunsch erfüllt wird. Sie muss dann allerdings auch die Konsequenzen tragen. Die Konsequenz lautet: Krankheit! Unsere Körper besitzen keine „Puffer" mehr, die schädlichen Umwelteinflüsse abzufangen (Homöostase). Am deutlichsten wird es bei der Nahrung.

---

174 Daunderer, Dr. M., Toxikologe, München, in seinem *Handbuch der Umweltgifte* zum Thema Mobilfunk, Handys und DECT-Telephone (12/2003); zitiert von Uwe Stein, Heilpraktiker unter http://www.gesund-in-varel.de/artikel/UweStein040401.html

Weil sie mittlerweile denaturiert ist, versuchen wir, sie mit „Nahrungsergänzung“ zu verbessern. Die überall vorherrschenden Mobilfunkwellen wirken auf die Stoffwechselvorgänge im Körper ein, und es ist wesentlich schwieriger geworden, die Ursache eines Symptoms festzulegen. Selbst wenn wir es wissen, ist es nur mit großen materiellen und finanziellen Mitteln möglich, den Verursacher auszuschließen. Es sieht so aus, als hätten wir in diesem elektronischen Krieg die Schlacht um die Volksgesundheit schon längst verloren und wir zahlen – wie im Krieg – mit Leib und Leben.[175]

* * *

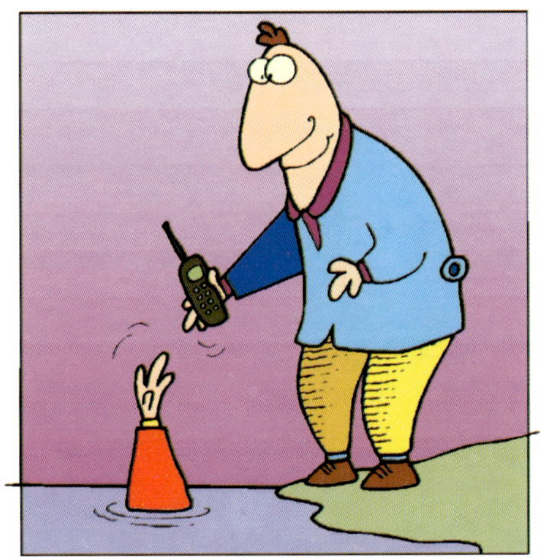

[175] Uwe Stein, Heilpraktiker, http://www.gesund-in-varel.de/artikel/UweStein040401.html, Auszug

Der Onkel Doktor wird's schon richten
Was Ihnen Ihr Arzt nicht sagen kann

„Durch die Einnahme eines Medikaments kann beim Patienten der trügerische Eindruck entstehen, seine Befindlichkeit hätte sich verbessert. Das Medikament ist jedoch keineswegs dazu in der Lage, auf die krankheitsspezifischen Auslöser einzuwirken, geschweige denn diese zu entfernen. Die Erkrankung wird sich folglich so lange ungestört manifestieren und ausbreiten, bis deren Ursachen gründlich beseitigt worden sind."

Dr. Aelred Fonder [176]

In den sogenannten „zivilisierten" Nationen werden nur die Klügsten und Besten für die Medizinbranche zugelassen. Im Laufe ihres achtjährigen Studiums erfahren sie alles über die Medikamente der Pharmariesen, an deren Instituten die angehenden Mediziner ihre Ausbildung erhalten. Doch während dieser Zeit erhalten sie so gut wie keine Unterrichtung in Ernährung, denn die Dunkelmänner hinter den Pharmagiganten wissen sehr wohl, dass nahezu alle Krankheiten, von denen die Weltbevölkerung heute dahingerafft wird, entweder stoffwechselbedingte Erkrankungen sind – also mit der Ernährung zu tun haben – oder durch Schadstoffe in der Umwelt ausgelöst werden.

Die Gründung dieser multi-nationalen Unternehmen kann z. B. auf die Familie Rockefeller zurückverfolgt werden. *„Die Rockefellers verstanden sich bestens darauf, ein ganz neues Bedürfnis zu kreieren und dieses Bedürfnis folglich zu befriedigen – mit gewaltigem Profit, versteht sich. Mit der Zeit wurden neue Substanzen als ‚Arzneimittel' vom eigenen Haus urheberrechtlich lizensiert und von der American Medical Association und der Food and Drug Administration genehmigt – beides vom Rockefeller-Konzern finanziell geförderte Körperschaften, in*

---

176 Day, P., *The Mind Game*, S. 68, S. 90 und *Der Kampf um die Gesundheit - Das Video*, Body Conservation, 2002

denen Ärzte und Spezialisten von Rockefeller-finanzierten Einrichtungen dahingehend ausgebildet wurden, wie diese Medikamente in Umlauf gebracht und angewendet werden sollten.“[177]

Der preisgekrönte amerikanische Dokumentarfilm-Produzent Edward Griffin ist Gründer der Cancer Cure Foundation und war Mitglied des Vorstands der Directors of the National Health Federation und der International Association of Cancer Victims and Friends. Er berichtet: *„Der Kreuzzug wurde von Abraham Flexner angeführt, dem Autor des berühmten Flexner Reports aus dem Jahr 1910. Ziel und Zweck dieser Kampagne war es, die medizinischen Fakultäten Amerikas auf den neuesten Stand zu bringen und sie qualitativ zu verbessern. All dies ging vonstatten, während er in einem Arbeitsverhältnis zu Andrew Carnegie und John D. Rockefeller stand, die ihrerseits entsprechende Stiftungen einzig zu dem Zweck der großangelegten Steuerabschreibung gegründet hatten. Das Resultat war schließlich, dass an allen medizinischen Fakultäten eine stark ausgeprägte Tendenz zu vermelden war, welche die Anwendung von Arzneimitteln als auch die Arzneimittelforschung erheblich begünstigte, denn durch einen verstärkten Verkauf ihrer Arzneimittel errechnete sich für die gönnerhaften Spender ein Profit, abgeworfen von ihren eigenen Spenden.*

Wenn wir uns all die Vorgänge der damaligen Zeit nochmals vor Augen führen und sie analysieren, dann fällt es uns leichter, das aktuelle Ausmaß der Einflussnahme der Kartelle zu begreifen – und dies nicht nur in der FDA, der United States Food and Drug Administration, sondern auf sämtlichen Regierungsebenen, landesweit. Die Liste der Männer, die innerhalb der Rockefeller-Gruppe Schlüsselpositionen innehaben oder innehatten, liest sich wie ein Who's Who der Fäden ziehenden Regierungsbeamten.“[178]

---

[177] Day, P., *Krebs - Stahl, Strahl, Chemo & Co....*, Credence Publications, 1999, S. 13

[178] **Griffin, G. E.** *World Without Cancer*, American Media, 1996, zitiert in Day, P., *Krebs- Stahl, Strahl, Chemo & Co....*, Credence Publications, S. 13-14

Die Transformation der Medizin – von ihren altmodischen Anfängen und Anwendungsformen in den Friseurläden bis hin zur modernen, gut durchorganisierten allopathischen[179] Industrie, wie wir sie heute kennen – wurde fast ausschließlich durch die von Rockefeller zur Verfügung gestellten finanziellen Mittel bewerkstelligt. Rockefellers Organisationstalent war legendär, und es bewährte sich bei allen Projekten, derer er sich annahm und in welche er sein beträchtliches Vermögen einfließen ließ. An dieser Stelle sei kurioserweise angemerkt, dass John D. Rockefellers Vater William um 1850 als Hausierer mit einem Karren durch die Lande zog, um vermeintliche ‚Heilmittel' unter die Leute zu bringen. Aber sein Sohn hatte weitaus hochtrabendere Pläne. John D. Rockefellers Einsatz ist es größtenteils zu verdanken, dass sich der Berufsstand der Ärzteschaft einer Metamorphose unterzog: Nämlich von ärmlichen Buden-Quacksalbern zu anspruchsvollen, gut ausgebildeten und prächtigst verdienenden Koryphäen, die in neuen, von Rockefeller und Carnegie finanzierten und errichteten Zentren ausgebildet wurden. Stiftungen wurden eingerichtet; medizinische Forschungsprojekte subventioniert. Der Beginn des 20. Jahrhunderts wurde mit augenscheinlichen und vielversprechenden Verheißungen auf dem Medizinsektor eingeläutet und gespannt wartete man darauf, dass den Worten große Taten folgen würden.

Auf den ersten Blick machte es den Anschein, als wäre die Menschheit an einem segensreichen Wendepunkt in der Geschichte der Krankheitsbekämpfung angelangt. Wie die folgenden Jahrzehnte jedoch bezeugen sollten, waren eher verhängnisvolle Rückschläge angesagt, die auf den Missbrauch von Monopolstellungen zurückzuführen waren. ‚Alternative' und nicht patentierbare, von der neuen medizinischen Infrastruktur nicht abgesegnete Behandlungsmethoden wurden routinemäßig angeprangert, lächerlich und nur wenig bekannt gemacht. Langsam aber sicher begann die Öffentlichkeit zu akzeptieren, dass die neuen Medi-

179 Allopathie – herkömmliche medizinische Anwendung, Behandlung von Erkrankungen mit Arzneimitteln

kamente die einzigen und plausiblen Waffen waren, mit denen man z. B. dem gefürchteten Krebs effektiv zu Leibe rücken konnte.[180/181]

In Europa sieht es nicht viel besser aus. Bevor Alt-Bundeskanzler Helmut Kohl seine politische Laufbahn begann, war er in der Pharmaindustrie tätig gewesen. Als schließlich seine politische Karriere Formen annahm und Wahlkampagnen finanziert werden wollten, kamen ihm seine alten Pharma-Freunde mit der nötigen Finanzspritze zu Hilfe, um sicherzustellen, dass ihre Interessen weiterhin gewahrt blieben. Viele Leute fragen sich, wieso die Pharmariesen in Europa so mächtig sind. Tja, alle staatlichen ‚Großkopferten', die verfassungsrechtliche Veränderungen zugunsten der Pharmaindustrie erwirkt haben, sind alte Verbündete und Handlanger von Kohl.

Die Pharmariesen diktieren der Regierung, den Medien und der Presse, was und wie gespielt wird und sorgen dafür, dass außer ihren (patentierten) Medikamenten und Behandlungsmethoden keine anderen (nicht patentierbaren) Substanzen und Therapien zugelassen werden. Im Fall von Krebs heißt das konkret: Außer Chemotherapie und/oder Bestrahlung kommt nichts in Frage. Wenn Sie einen Menschen kennen, der an Krebs erkrankt ist und eine Chemotherapie in Betracht zieht, dann zeigen Sie dem/der Betroffenen, welchen Schaden diese Behandlung an weniger sensiblen Körperstellen anrichtet.

180 **Mullins, E.** *Murder by Injection*, Iconoclast Books, Ketchum, ID, USA, zitiert in Day, P., *Krebs - Stahl, Strahl,...*, S. 14-15

181 Laut Weltgesundheitsorganisation (WHO) gab es im Jahr 2003 in Deutschland 70.000 zugelassene Medikamente. Die WHO schätzt, dass ca. 200 Medikamente für die Behandlung aller heute bekannten Erkrankungen ausreichen würden.

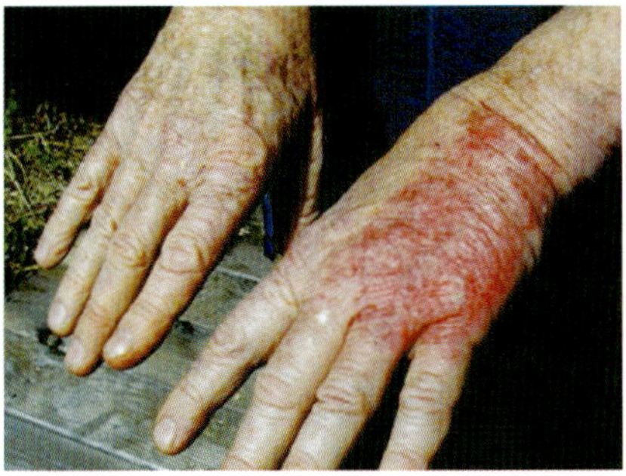

Bilder [182]

18.3.2001: Zytostatika kommen versehentlich in Berührung mit der linken Hand des Patienten

29.3.2001: Verabreichung von DMSO (gewebegängiges Mittel)

1.4.2001: Die erste Aufnahme entsteht. Die Haut weist eine deutliche Rötung auf.

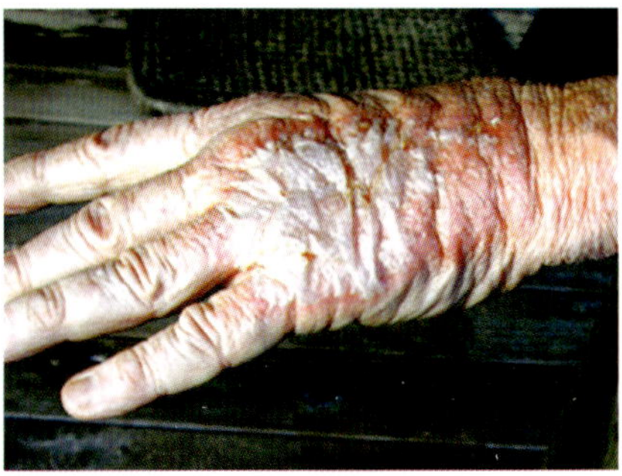

3.4.2001: Die Hand ist leicht angeschwollen, die Haut weist schwere Verbrennungen auf.

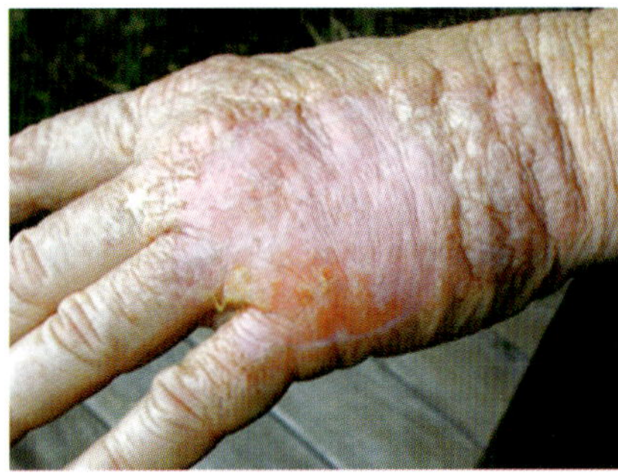

5.4.2001: Auffallend ist hier vor allem die enorme Schwellung der Hand.

Verbrannte Haut
Wenn die für eine Chemotherapie verwendeten Substanzen (Zystostatika) versehentlich mit der ungeschützten Haut in Berührung kommen, hinterlassen sie Verbrennungen und Narben. Ist es angesichts dieser Abbildungen verwunderlich, dass sich betroffene Patienten fragen, welche Schäden eine Chemotherapie nach intravenöser Verabreichung im Körper anrichtet? Ist es etwa verwunderlich, dass die Schwestern, welche Chemotherapien verabreichen, Schutzhandschuhe tragen? Und ist es etwa verwunderlich, dass sich ein enorm hoher Prozentsatz von Onkologen weigert, sich jenen Behandlungsmethoden zu unterziehen, welche sie ihren Patienten gemeinhin empfehlen? [183]

Der Körper erfährt täglich die unterschiedlichsten Schädigungen (durch Strahlung, Gifte, etc.), entwickelt als Reaktion darauf entsprechende Symptome (vergleichbar mit einer ‚Warnblinkanlage', die uns sagt, dass ein Problem aufgetreten ist) und wird infolgedessen sowie infolge von unausgewogener Ernährung krank. (Ist Ihnen schon einmal

[182] http://www.ricmasten.com/PCaOdyssey/Prostate%20spill%20page.html;
[183] Weitere Informationen (in Deutsch) zum Thema ‚Gefährliche Chemotherapie' sind abrufbar unter www.credence.org/german, articles, chemospill

aufgefallen, dass heute nichts mehr so schmeckt wie früher?) In diesem Zusammenhang sei auf die astronomischen Umsätze hingewiesen, welche von der Pharmaindustrie jährlich erzielt werden – wohlgemerkt dafür, dass sie Medikamenten herstellt, welche die Symptome von Krankheiten kurieren sollen, die ihrerseits auf eine Mangelernährung zurückzuführen sind. Das können Sie nicht glauben? Dann fragen Sie sich einmal: Wer ist hier eigentlich der ‚stille' Nutznießer?!

Woher weiß man, ob man Krebs ‚bekommt' oder nicht? Nun, jeder Mensch hat Krebs, das wissen die wenigsten: Babys, Kinder, Jugendliche, Erwachsene, jeder. Ein klinisches Krebsstadium kann erreicht werden, wenn ein Heilungsprozess nicht vollständig abgeschlossen wird, was in vielen Fällen auf eine unzureichende Immunreaktion und/oder unausgewogene Ernährung zurückzuführen ist.[184] Dabei ist das Immunsystem durchaus dazu in der Lage, jeglicher Form von Krebs Herr zu werden – sofern ihm die Nährstoffe zugeführt werden, die es braucht, um einwandfrei funktionieren zu können.

Diese erstaunlichen Aufnahmen verdeutlichen, wie wichtig ein starkes Immunsystem vor allem auch bei einer Krebserkrankung ist:[185]

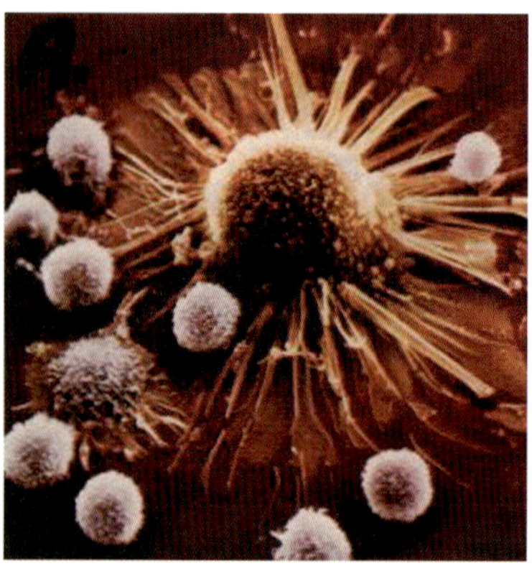

Eine intakte Krebszelle wird von den Killer-T-Zellen des Immunsystems 'umzingelt' und angegriffen. Auffallend sind die langen faserigen ‚Arme' der Krebszelle.

[184] Day, P., *Krebs - Stahl, Strahl, Chemo & Co...*, Credence Publications, S. 153
[185] www.cancer-info.com/deathofcancer

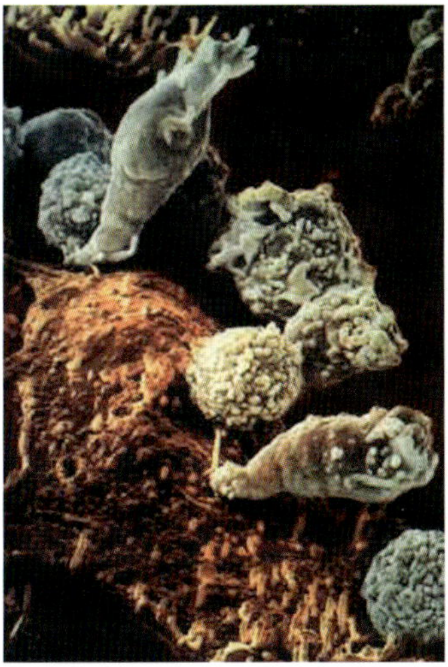

Während die Krebszelle getötet wird, dringen kleine, in den Killer-T-Zellen befindliche Körnchen in die Zellmembran ein. Hierbei wird das Protein Perforin ausgeschüttet, welches sich an der Membran der Krebszelle zu Poren formiert. Danach dringen Flüssigkeiten und Salze in die Krebszelle ein, was dazu führt, dass diese schließlich ‚platzt'. Auffallend ist hier, dass die zerstörte Krebszelle regelrecht ‚platt gedrückt' ist. Das ‚Aufräumkommando' eines gesunden Immunsystems, die Makrophagen, beseitigen die Reste der Krebszelle, indem sie sie enzymatisch verdauen.

Ein starkes Immunsystem ist imstande, Krebszellen abzutöten

Es gib viele natürliche und wirkungsvolle Möglichkeiten, das Immunsystem ‚richtig auf Vordermann' zu bringen, vor allem – aber nicht nur – im Fall einer Krebserkrankung. Wie wissenschaftlich nachgewiesen wurde, sind einige hervorragende, auf Kräuterbasis zusammengestellte Präparate in der Lage, einem geschwächten Immunsystem wieder auf die Sprünge zu helfen.[186]

Bevor ein Heilungsprozess eingeleitet wird, muss der Körper zunächst eine Schädigung erfahren. Die DNA in den Gehirnzellen wird, wie wir gesehen haben, durch die Hochfrequenzstrahlung des Handys geschädigt und die Zellen sterben infolgedessen ab. Wie kommt das eigentlich? Hierzu ist folgende kurze Vertiefung hilfreich: Alles auf und in der Welt, ja wenn man so will, das gesamte Universum, ist nur eine Illusion. Untersuchen wir einmal einen beliebig harten Gegenstand: Er besteht aus Molekülen, welche wiederum von Raum umgegeben sind

186 Siehe Anhang 3

bzw. die sich aus sehr viel Raum zusammensetzen. Wenn wir jetzt unser Augenmerk auf deren feste Bestandteile, die Atome, richten, so stellen wir fest, dass diese keineswegs nur ‚feste Masse' sondern ebenso von Raum umgeben sind und sich zu einem Großteil aus selbigem zusammensetzen. Der einzige „harte Kern" ist allem Anschein nach der Nukleus im Inneren. Dringen wir aber tiefer ins Innere des Nukleus vor, so stoßen wir auf subatomare sowie auf eine Unmenge energiegeladener Teilchen, sogenannten Quarks. Quarks sind pure Energie. Wenn den Atomen die Quarks bzw. die den Quarks eigene Energie entzogen würde, dann würde sich buchstäblich alles in Luft auflösen.

Zurück zum Thema Handy: Wenn das Handy empfängt oder sendet, gerät das von den „Dunkelmännern" bestimmte Energiefeld mit den energiegeladenen Vibrationen der Quarks in Konflikt und schaltet diese aus![187] Atome verschwinden, Moleküle verschwinden – und schließlich auch Zellen! Wissenschaftler haben unlängst entdeckt, dass Bewusstsein Materie „schafft" ('consciouness creates matter'). Es bedarf einer Energiemenge von etwa 90 MHz, um den Körper eines Mannes und ca. 87 MHz, um den Körper einer Frau „sichtbar" zu machen, also ihn buchstäblich zu materialisieren. Wie unser kleines Beispiel verdeutlicht, können Frequenzen, die nicht miteinander im Einklang sind, Zellen „verschwinden lassen".[188] Daraufhin leitet der Körper einen Heilungsprozess ein, in dem er eine Stammzelle genau an der Stelle „einsetzt", die bislang von der mittlerweile verschwundenen Zelle ‚besetzt' worden war und erteilt der Stammzelle den Befehl, zu wachsen.[189]

Bedingt durch die Tatsache, dass wir von allen Seiten (irrigerweise) dazu angehalten werden, tierische Stoffe zu uns zu nehmen („Milch ist

[187] www.mercola.com, *Cancer Cell Study Revives Cell Phone Safety Fears*

[188] Oder anders ausgedrückt: Wenn man davon ausgeht, dass die Hochfrequenzstrahlung die DNA schädigt, können Eiweiße, die von dieser DNA codiert werden (DNA ist ja eine Art „Bauanleitung" für Eiweiße) nicht mehr hergestellt werden. Die Zelle kann also ihren Aufgaben nicht mehr vollständig nachkommen. Ist die Zelle zu sehr geschädigt, wird ein „Selbstzerstörungsmechanismus" eingeleitet, die sogenannte Apoptose. Dabei baut sich die Zelle selber ab.

[189] Day, P., *Krebs - Stahl, Strahl, Chemo & Co…*, Credence Publications

gut für die Knochen“, „Wir brauchen Fleisch wegen des Eiweißes“, usw.), entziehen wir dem Körper einen wichtigen natürlichen Stoffwechselregulator: Die Enzyme der Bauchspeicheldrüse (Pankreas). Diese schließen für gewöhnlich einen Heilungsprozess nach Vollendung des Heilungsauftrages ab und verhindern weiteres Zellwachstum bzw. Zellvermehrung. Bedauerlicherweise wurde diesem lebenswichtigen Organ von der Schulmedizin aufgrund deren Unkenntnis bislang wenig Respekt gezollt. Die kostbaren, für den Stoffwechsel so wichtigen Enzyme der Bauchspeicheldrüse werden „zweckentfremdet“ und als Verdauungsenzyme „missbraucht“, um einer Übersäuerung entgegenzuwirken und unverdauliche tierische Stoffe aufzuspalten. Daher wächst die Stammzelle unvermindert weiter![190] Nachfragen bei Ihrem Arzt zu diesem Thema können Sie sich sparen, da das Gros der Ärzte in Sachen Ernährung nicht ausgebildet wurde, wie wir bereits aufgezeigt haben und ernährungsbedingte Ursachen in den meisten Fällen rundweg ausschließt bzw. entsprechende Lösungsansätz bestenfalls mitleidvoll und von oben herab belächelt (*„Ja, wenn Sie UNBEDINGT diesen Mineralsaft trinken wollen, weil Sie meinen, dass es Ihnen dann besser geht, dann tun Sie's halt, in Gottes Namen!“*).

Vergegenwärtigen wir uns ebenso, welche Unsummen Jahr für Jahr von der Pharmaindustrie aufgewendet werden, um ein ‚Heilmittel' gegen Krebs zu finden. Glauben Sie allen Ernstes, dass die Industrie bald mit einer effektiven Lösung zur Krebsfrage aufwarten wird – und dadurch ihre riesigen Einnahmen gefährdet? Krebs ist big business und es ist eine traurige Tatsache, dass Ärzten nicht die volle Bandbreite an Informationen zugänglich gemacht wird bzw. dass Ärzte in ihrer Entscheidungsfreiheit, welche Behandlung für einen Patienten am besten in Frage kommt, wesentlich eingeschränkt sind und sie sich aus Angst, die Aprobation zur verlieren, oftmals dem Druck der Industrie zähneknirschend aber dennoch unterwürfig beugen.

---

[190] ibid, S. 42

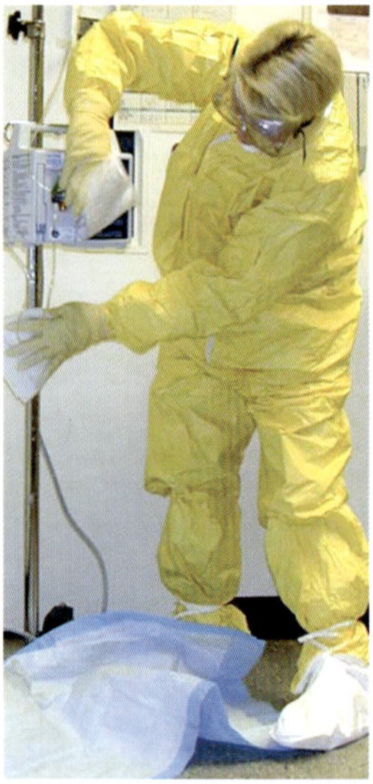

Begeben Sie sich sofort in die Notaufnahme
„Verseuchte Tücher, die zweiten Schutzhandschuhe und die Schuhschützer kommen in die erste, speziell für Chemo-Abfall verwendete Tüte, welche dann zugeknotet und anschließend in die zweite Abfalltüte gesteckt wird. Die verbleibende Schutzkleidung und das erste Paar Schutzhandschuhe kommen ebenfalls in die zweite Abfalltüte. Die Schutzbrillen können wiederverwendet werden und kommen in eine separate, mit einem Reißverschluss versehene Tüte; zusammen mit den bei der Säuberung verwendeten Geräten und Gegenständen werden sie an die für die Entsorgung zuständige Stelle geschickt. Die Abfalltüten müssen sicher verschlossen sein und kommen in spezielle ‚biohazard waste' [etwa: gefährlicher Bio-Abfall] Container. Nach jedem Vorfall von Zytostatika-Austritt muss ein sogenannter „Medication Incident Report" [etwa: Bericht über die ausgetretenen Substanzen] ausgefüllt werden."[191]

Von der Veröffentlichung der Wahrheit bzw. von der Crux mit selbiger können auch die Führungskräfte in den Printmedien ein Lied singen, die stante pede ihren Job loswären, wenn sie die Dinge beim Namen nennen würden.

Intellektuelle Prostituierte

John Swinton, ehemaliger Leiter der *New York Times*, galt bei seinen Kollegen als das „Top-Ass" in seiner Berufssparte. Als einer der Megastars des internationalen Journalismus wurde er weit und breit als einer der erfahrensten Reporter gefeiert und gebeten, anlässlich einer Veranstaltung des New York Press Club einen Toast auf die ‚unabhängige Presse' auszubringen. In seiner Rede machte Swinton einige gewaltige Aussagen über die unterwürfigen und kontrollierten Medien,

[191] http://www2.mc.duke.edu/9200bmt/ChemoSpill7.htm; auf dieser Site wird ausführlich erklärt, wie man sich im Falle eines Austritts von Zytostatika der bei der Anwendung getragenen Kleidungsstücke sowie der verwendeten Geräte und Gegenstände entledigt. Die auf dem Photo abgebildete Mitarbeiterin trägt einen Schutzanzug, wie er in einer derartigen Situation laut Vorschrift getragen werden muss; www.credence.org/german, dann articles, dann chemospill

sehr zum Erstaunen der Anwesenden, welche die Richtigkeit seiner Aussagen dennoch nicht rundweg von der Hand weisen konnten:

„Zum gegenwärtigen Zeitpunkt in der Geschichte der Welt gibt es keine unabhängige Presse in Amerika. Das ist einfach so. Das wissen Sie genauso gut wie ich. Keiner von Ihnen hat den Mut und schreibt offen und ehrlich seine Meinung und selbst, wenn Sie sie tatsächlich offen äußern würden, wüssten Sie schon von vorn herein, dass Ihr Artikel nie gedruckt würde. Ich bekomme Woche für Woche ein Gehalt dafür ausbezahlt, dass ich nicht meine ehrliche Meinung in der Zeitung, für die ich tätig bin, zum Ausdruck bringe. Manche von Ihnen erhalten ähnliche Gehälter für ähnliche Tätigkeiten und wenn einer von Ihnen so dumm wäre und seine ehrliche Meinung niederschreiben würde, dann würde er kurzerhand entlassen und müsste sich nach einem neuen Job umsehen. Wenn ich es zulassen würde, dass meine ehrliche Meinung in einer Ausgabe meiner Zeitung abgedruckt würde, wäre ich innerhalb von 24 Stunden meine Stellung los. Es ist die Aufgabe des Journalisten, die Wahrheit zu zerstören, glattweg zu lügen, zu pervertieren, zu verleumden, vor dem Mammon zu Boden zu kriechen und sein Land und seine Rasse für sein täglich' Brot zu verkaufen. Das wissen Sie genauso gut wie ich. Und was soll dieser Unfug, dass wir auf eine unabhängige Presse einen Toast ausbringen? Wir sind die Werkzeuge und Sklaven reicher Männer, die hinter den Kulissen agieren. Wir sind ihre Marionetten; sie haben die Fäden in der Hand und wir tanzen nach ihrer Pfeife. Unsere Fähigkeiten, unsere Möglichkeiten und unser Leben gehören anderen Männern. Wir sind intellektuelle Prostituierte."[192]

Oder wie Richard Salant, ehemaliger Präsident von CBS News so treffend formulierte: *„Es ist nicht unsere Aufgabe, den Leuten zu geben, was sie wollen, sondern für sie zu entscheiden, was sie haben sollten."*[193]

---

192 **Kershaw, P.**, *Economic Solutions*, Quality Press, 2888 Bluff Street #315, Boulder, CO 80301, USA, zitiert in Day, P., *The Mind Game*, Credence Publications, 2003, S. 69

193 Kershaw, P., ibid.

Dieselbe Kombination von Maulkorb und Zwangsjacke wird Verlegern angelegt, die alles andere als freie Entscheidungsgewalt haben und noch längst nicht brisante Publikationen, die womöglich positive Veränderungen einläuten könnten, veröffentlichen dürfen – es sei denn, sie legen es darauf an, bankrott ‚gegangen zu werden'. Der Redakteur der Zeitschrift *Adverse Drug Reactions* Dr. John Griffin empört sich über einen Brief, den er von der Gesundheitsbehörde erhalten hatte und in dem man ihn, wie er sagt, dahingehend unter Druck zu setzen versuchte, den Bericht über MMR (der Masern-Mumps-Röteln-Impfung), welcher dessen Ruf schwer in Misskredit bringt, nicht zu veröffentlichen: *„Ich denke, man will mich hier unter Druck setzen und an der*

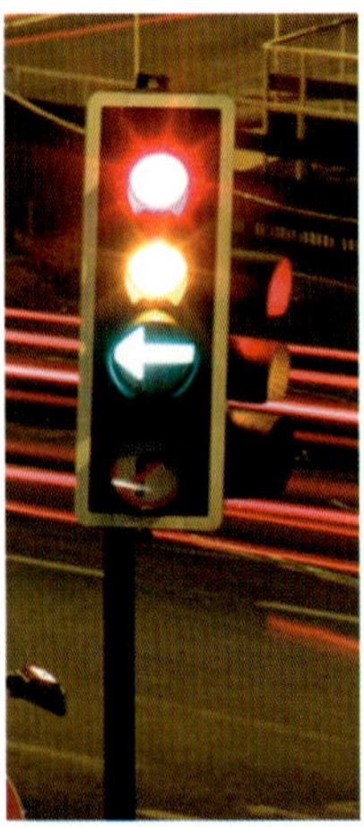

Veröffentlichung des Artikels hindern und das lasse ich mir nicht gefallen. Der Artikel wird veröffentlicht. Wir lassen uns nicht von Drohungen einschüchtern. Es ist einfach abscheulich, dass man uns unter Druck setzt, damit der Artikel nicht erscheint."[194/195] Im selben Atemzug seien Forscher genannt, denen es ebenso wenig frei steht, sich für ein bestimmtes wissenschaftliches Gebiet ihrer Wahl zu entscheiden, da ihre Forschungstätigkeiten von Geldmitteln abhängig sind, die wiederum von interessensgesteuerten Gruppen zur Verfügung gestellt werden.

194 Haben Sie manchmal auch das Gefühl, dass Ihnen in den Massenmedien Wesentliches vorenthalten wird? Oder dass oftmals unnötig Schreckensbilder und Gefahren vorgegaukelt werden? Dass die Fakten hinter den Meldungen interessanter wären als die Meldungen selbst? Michael Kent und Sabine Hinz sind die Herausgeber der hervorragend gemachten wöchentlichen Depesche *mehr wissen – besser leben*. In ihrem Wochenmagazin veröffentlichen sie fundierte und für jedermann verständliche Artikel verschiedener Autoren zu den Schwerpunktthemen Manipulation der öffentlichen Meinung, verschwiegene Hintergründe (Medizin, Krebs, Impfen, etc.), Mind-Control, neues (Heilungs-) Wissen, positive Lösungen... und hinterfragen bestehende Dogmen. Ziel der Publikation ist es, Mut zu machen, Angst zu mindern, wo sie unbegründet und Hoffnung zu wecken, wo sie begründet ist, neue Wege aufzuzeigen und funktionierende Lösungen bekannt zu machen. Sabine Hinz Versandbuchhandlung, Hasenbergstr. 107, 70176 Stuttgart, Te.: 0711-636.1811, http://www.kent-depesche.com

195 *Sunday Herald*, 10. und 17. Dezember 2000; www.mercola.com, zitiert in Day, P. *Der Kampf um die Gesundheit - Das Buch*, Credence Publications, 2003, S. 264

Aprops Zensur... Ihre eMail hat 5,7 Punkte

Auch Spam-Mails fallen mittlerweile der Zensur zum Opfer und erhalten Qualifikations-Bewertungen, aufgrund derer sie zugestellt bzw. ‚disqualifiziert' und nicht zugestellt werden. Hierbei wird ein simples Bewertungsschema zugrunde gelegt:

- von 0 - 1,9 Punkte: grünes Licht; keine Spam-Qualifikation
- von 2 - 4,9 Punkte: gelbes Licht; mögliche Spam-Qualifikation
- 5 und mehr Punkte: rotes Licht; absolute Spam-Qualifikation

Enthält der Brieftext die Worte „*while you sleep*" [während Sie schlafen, im Traum], gibt's zarte 1,7 Strafpunkte. Ganze 2,7 Punkte werden dagegen bereits für die Wortwahl „*money making*" [Geld verdienen] verhängt.Werden im Brieftext die Worte „*no investment*" [keine Investition], „*for only pennies a day*" [für ein paar Pennies am Tag], „*additional income*" [zusätzliches Einkommen] oder „*be your own boss*" [werden Sie Ihr eigener Boss] verwendet, gibt's jeweils 2,9 Strafpunkte. Wer in seinen mails gar „*financial freedom*" [finanzielle Freiheit] anpreist, erhält die Höchststrafe von 4,3 Punkten.
Ein harmloses „*click below*" [unten klicken] beschert gerade einmal 0,1 Strafpunkte. Sofern im Betreff „*your family*" [Ihre Familie] angegeben ist, wird diese Mail sofort mit 2,9 Strafpunkten bewertet.

Über einen Kamm geschoren werden hier dank dieses Bewertungsschemas grundsätzlich alle mails, egal, ob es sich um mögliche bzw. tatsächliche Spam-Mails, geschäftliche oder private eMails handelt.[196]

* * *

[196] Die Auswertungen stammen von Dori Friend, die einen Filter-Service anbietet, der (in englischer Sprache abgefasste) Emails auf deren Spam-Qualifikation hin untersucht und falls erforderlich Wortwahlen empfiehlt, die keinem Spam-Filter unangenehm aufstoßen und infolgedessen an den gewünschten Empfänger durchgestellt werden. Die gestaffelte Punkteliste wurde ihr unter anderem von ehemaligen Führungskräften der Software-Giganten Apple und Microsoft zugespielt; www.e-filtrate.com

Gehen wir einen kurzen Augenblick in uns und lassen wir folgende Betrachtungen einer Welt auf uns einwirken, welche die ‚Dunkelmänner' uns aufgezwungen haben:

Wenn Sie den Kühlschrank mit Lebensmitteln gefüllt, Kleidung zum Anziehen, ein Dach über dem Kopf und einen Schlafplatz haben...
dann sind Sie reicher als 75 % aller Menschen auf der Welt.

Wenn Sie Geld auf Ihrem Konto, in Ihrem Portmonnaie und irgendwo in einer Geldschale etwas Kleingeld haben… dann gehören Sie zu den 8 % der Menschen auf der Welt, die wohlhabend sind.

Wenn Sie heute Morgen mehr gesund als krank aufgestanden sind...
dann sind Sie gesegneter als eine Million Menschen, die diese Woche nicht überleben werden.

Wenn Sie noch nie die Gefahren des Krieges, die Einsamkeit der Gefangenschaft, die Qualen der Tortur und nagenden Hunger kennen gelernt haben… dann haben Sie 500 Millionen Menschen auf der Welt etwas voraus.

Wenn Sie in die Kirche gehen können und nicht befürchten müssen, dass Sie belästigt, gefangen genommen, gequält oder getötet werden...
dann sind Sie gesegneter als drei Milliarden Menschen auf der Welt.

Wenn Ihre Eltern noch leben und miteinander verheiratet sind…
dann sind Sie mit einer Familie gesegnet, die sehr selten geworden ist.

Wenn Sie ein Lächeln auf den Lippen haben und von Herzen dankbar sind... dann sind Sie gesegnet, denn die meisten Menschen könnten dankbar sein und sind es nicht.

Wenn Sie heute die Hand eines anderen Menschen halten, ihn umarmen oder ihn vielleicht nur an der Schulter berühren können...
dann sind Sie gesegnet, denn sie haben mit einem anderen Menschen Kontakt aufgenommen.

Wenn Sie diese Nachricht lesen können, dann sind Sie gesegneter als zwei Milliarden Menschen auf der Welt, die Analphabeten sind.

Seien Sie sich des Ihnen zuteil gewordenen Segens bewusst und leiten Sie diese Nachricht an andere Menschen weiter, als Erinnerung daran, wie gesegnet wir alle sind.

* * *

Die Auswirkungen der oftmals verheerenden neuen Technologien, denen sich der Mensch unablässig und uneingeschränkt ausliefert, belasten jedoch nicht nur ihn und die Umwelt, wie folgender Bericht verdeutlicht.

Strandende Wale und desorientierte Vögel - dank moderner Ortungstechnologien

In den letzten Jahren ist in den Medien wiederholt über gestrandete Wale und Delfine berichtet worden. Was aber veranlasst einen einzelnen Wal oder Delfin oder gar einen ganzen Familienverbund, hinter ihrem Leittier scheinbar wider „besseres Wissen" an die Küsten zu schwimmen und dort zu stranden, was in den meisten Fällen den sicheren Tod für die Meeressäuger bedeutet?

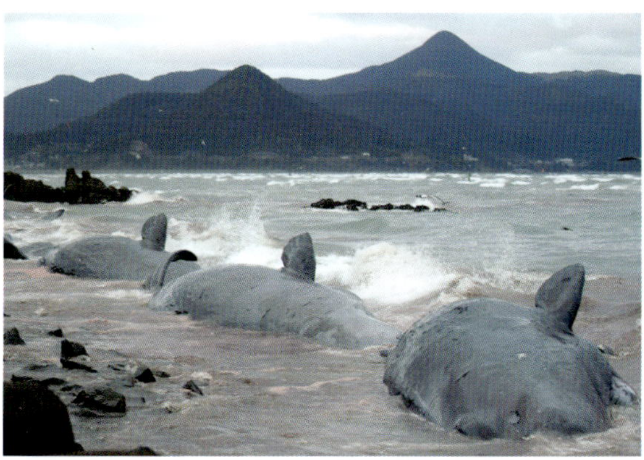

Gestrandete Wale
Im Januar 2002 verendeten an die 14 Wale an der Süd-West-Küste Japans. Die rauen Felsen im seichten Wasser verletzten die schweren Körper der Tiere, woraufhin sich das Meer blutrot verfärbte. [197]

[197] Photo: Koichi Kamoshida/Stringer, Getty Images, 2002

Mitte März 2000 führte die US-Marine in den Gewässern rund um die Bahamas ein groß angelegtes U-Boot-Abwehrmanöver durch. Hierbei kam die berüchtigte Sonartechnik zum Einsatz, bei der von Suchbojen oder Jagdbooten starke Schallwellen zur Unterwasserortung von U-Booten ausgesendet werden, die vergleichbar sind mit einem Radarbild im Luftverkehr. Zeitgleich strandeten 16 Schnabelwale und einige Delfine an der Inselgruppe. Bereits 1996 waren bei einer derartigen „Übung" der Nato-Streitkräfte an griechischen Stränden 12 Schnabelwale gestrandet und verendet.

Wale besitzen ein sehr feines Gehör und arbeiten nach Meinung der Wissenschaft ebenfalls mit Schallwellen oder Sonar zur Unterwasserorientierung, Navigation, Kommunikation oder zur Nahrungssuche. Doch im Gegensatz zu der von der Marine eingesetzten Sonartechnologie ist ihre „Sonarortung" für niemanden schädlich, im Gegenteil. Heute setzt man bereits gezielt Delfine zur therapeutischen Behandlung von Menschen ein und weiß, dass sie mit ihrem „Sonar" Krankheiten oder Schwangerschaften ohne schädliche Nebenwirkungen erkennen können.

Die US-Marine, die Zusammenhänge bislang vehement bestritt, ist jedoch bestens über selbige informiert. Bereits vor Jahren wurden entsprechende Experimente mit Marinetauchern durchgeführt, wobei diese unter Wasser Schallwellen von 160 Dezibel ausgesetzt wurden. Die Schmerzgrenze des menschlichen Gehörs liegt bei 130 Dezibel. Die Taucher verloren unmittelbar die Orientierung und mussten danach ins Krankenhaus eingeliefert werden. Das Manöver der US-Marine vor den Bahamas wurde mit Schallwellen von 235 Dezibel durchgeführt!

Brieftauben meiden Antennen

Im deutschen Niesetal züchtet ein ehemaliger Mitarbeiter eines Automobilkonzerns seit 40 Jahren erfolgreich Brieftauben und hatte bis 1998 auf Flugwettbewerben diverse Preise und Auszeichnungen erhalten. Damit ist es zwischenzeitlich jedoch vorbei. Mitte August 1999 wurde ohne vorherige Information der Anwohner eine D2-Mobilfunkantenne in unmittelbarer Umgebung und kurz darauf noch klammheimlich eine E-plus-Antenne aufgestellt. Auch wenn der kausale Zusammenhang nicht „schlüssig erwiesen“ werden kann, wie man sagt – auffällig ist, dass die Tauben seitdem immer aus der falschen Richtung kommen, ihren Schlag dabei aber nie aus Richtung der Antennen anfliegen. Weiterhin hat sich die Orientierung der vormals besten Tauben auf Langstreckenflügen verschlechtert und sich ihre Ruhe- und Regenerationszeit dabei spürbar erhöht. Sie meiden die Antennen!

[198]

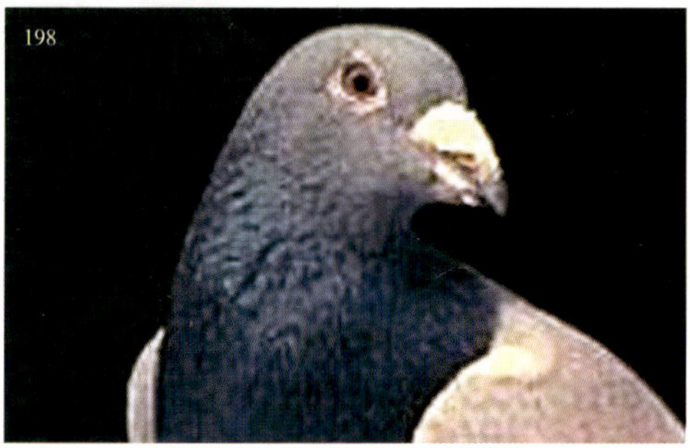

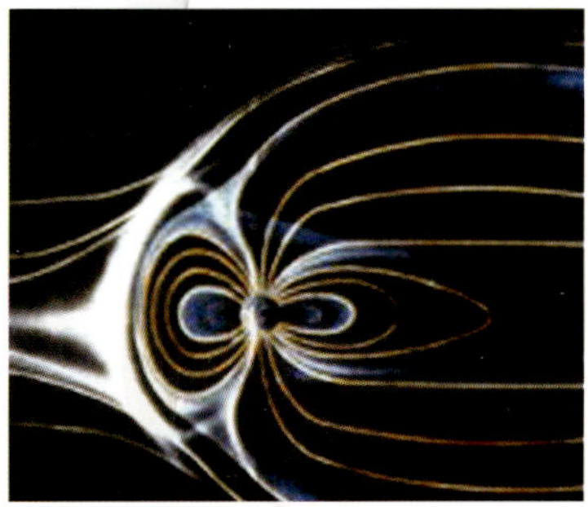

Auch bei dem ehemals vom Aussterben bedrohten Weißkopfseeadler wurden unlängst erhebliche motorische Störungen beobachtet, die ihre Bewegungsfähigkeit in der Luft und auf dem Boden beeinträchtigen. Es wurden sogar Weißkopfseeadler beobachtet, die orientierungslos gegen Felsen flogen oder torkelnd aus ihren Horsten fielen.

Allein im Jahr 2001 sind dieser „mysteriösen Krankheit“ schon mindestens 16 der stolzen Vögel zum Opfer gefallen. Als möglicher Auslöser dieser Symptome wurde ein Defekt im Gehirn ausgemacht. Die Wissenschaftler gehen der Frage nach, inwieweit die Einwirkungen von Mikrowellen bzw. Mobilfunksendeanlagen verantwortlich gemacht werden können, in Verbindung mit dem bereits wissenschaftlich nach-

198 Die „Weitflieger“ unter den Brieftauben orientieren sich am Magnetfeld der Erde; Bild:Nasa; Photo Taube: Alexander Stahr; http://www.tk-logo.de/aktuelles/thema-der-woche/rmenue.php3?li=tk-tewo-17kw-04-brieftauben.html

gewiesenen Aufbrechen der Blut-Hirn-Schranke durch Mikrowellen. Hierdurch gelangen Giftstoffe in die neuronalen Bereiche des Gehirns (wo sie absolut nichts zu suchen haben, weshalb die Natur auch diese Schranke vorgesehen hat), lagern sich dort ab und verursachen irreversible Schäden.

Den Untersuchungen und Beobachtungen zu Folge greifen die vom Menschen geschaffenen, widernatürlichen Technologien, wie das Sonar und die Mikrowellen massiv in die Orientierung, Navigation und Konstitution von Meeressäugern, Greifvögeln und Brieftauben ein bzw. setzen sie außer Kraft, vielfach mit tödlichem Ausgang. Ähnliches gilt mit Sicherheit auch für die Fledermäuse, die sich nach Aussage und Kenntnis der heutigen Wissenschaft ebenfalls mit Ultraschall orientieren bzw. generell für Zugvögel und Fische, wie z. B. den Lachs.

Die Wissenschaft ist bis heute nicht in der Lage, schlüssig zu erklären, was diese Tiere zu derartigen Leistungen im Bereich der Navigation oder des interkontinentalen Formationsfluges befähigt. In einem Schwarm Schwalben oder Fledermäuse gibt es keine Kollisionen, sie fliegen in vollendeter Perfektion. Genauso wenig bedürfen Wale für ihre Reise um die halbe Welt einer durch Satelliten gestützten Navigation oder gar einer alle paar Kilometer aufgestellten mikrowellen-basierenden Sende- und Empfangsstation, um mit ihren Artgenossen zu kommunizieren. Bei allen „Erfindungen“ (Mobilfunk, Satellit, Sonar, Ultraschall) ist und bleibt bislang dennoch eines Fakt: Die Wissenschaft ist bis heute nicht in der Lage, leistungsfähige Systeme zu entwickeln, die auch nur annäherungsweise an die Leistung der Tiere heranreichen könnten.[199]

199 *The Journal of Natural Science*, Nr. 6, von Klaus Zumkehr, Alikon, Schweiz

Wenn bei der Kuh die Milch versiegt

Dr. Dietrich Krueger, der in Dormagen von 1976 bis 2001 eine Tierarztpraxis betrieb, nutzte indes die Gelegenheit, auf Forschungsergebnisse an Nutztieren aufmerksam zu machen. Dr. Kruegers Fazit: *„Wenn man das liest, dann kann man nicht glauben, dass die Strahlen auf Menschen keine Auswirkungen haben."*[200] *„Es geht um ganz massive Fruchtbarkeitsstörungen und Totgeburten"*, erläutert er gegenüber der Neuß-Grevenbroicher Zeitung. Dr. Krueger liegt ein im April 1998 erschienener Beitrag aus der Fachzeitschrift *Der praktische Tierarzt* vor mit Ergebnissen, die ihn aufgeschreckt haben.[201] In dem Artikel wird unter anderem der „Fall Altenweger" geschildert. Anfang der 80er Jahre wird neben einem Bauernhof mit Milchviehhaltung im bayerischen Schnaitsee ein Fernsehturm errichtet, 1992 auch ein Richtfunk- und Eurosignalsender eingebaut.

1995 kommen noch Antennen für das C-, D- und E-plus-Netz hinzu. Ab Herbst 1995 treten erhebliche Verhaltensänderungen, Gesundheitsbeeinträchtigungen wie Entzündungen der Augen, Fertilitätsprobleme, Fehl- oder Missgeburten, vermehrte Zwillingsgeburten, weniger Milchleistung und ein verringerter Milchfettgehalt bei den Kühen auf. Von Anfang an werden die Vorkommnisse von medizinischer Seite akribisch dokumentiert.

Eine vom Veterinäramt veranlasste Umstallung zweier Kühe in einen 20 Kilometer entfernten Betrieb führt zu einer Besserung beziehungsweise zum Verschwinden der Symptome. Sobald die Tiere aber in den alten Bestand zurückgebracht werden, treten die Probleme wieder auf. Als die Ereignisse auf dem Hof in Schnaitsee öffentlich werden, mel-

[200] Reaktion auf die von einem Mobilfunkbetreiber präsentierten Messergebnisse der sogenannten Feldstärken, die eine erhöhte Gefährdung des Menschen gerade auch in Wohngebieten und im Umfeld von Kindergärten angeblich nicht erkennen lassen.; http://www.ngz-online.de/ngz/news/dormagen/2004-0416/handy.html

[201] **Löscher, W. und Käs, G.**, April 1998: *Der praktische Tierarzt* 79, S. 437-444

den sich auch andere Landwirte und Tierärzte aus Bayern und dem übrigen Bundesgebiet. Insbesondere Hochleistungskühe zeigen Auffälligkeiten, und dies, obwohl die in den Beständen gemessenen Feldstärken weit unter den Grenzwerten der Bundesimissionsschutz-Verordnung liegen.

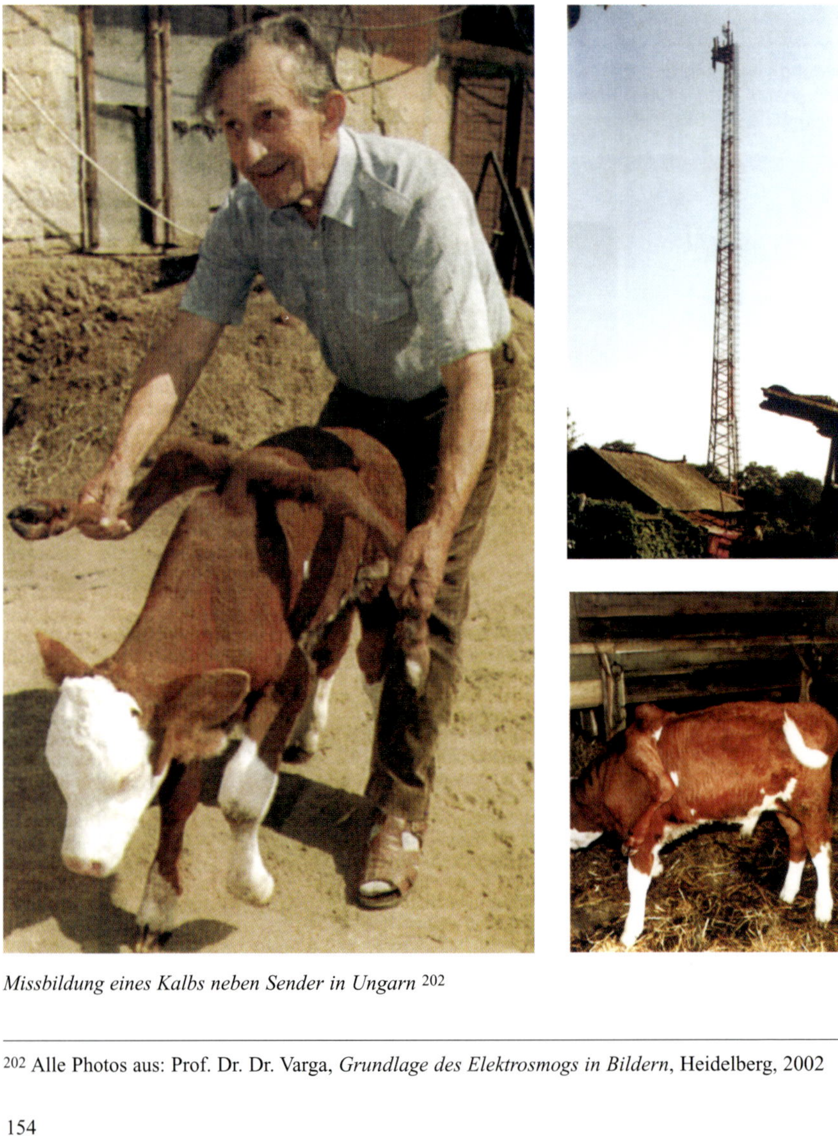

Missbildung eines Kalbs neben Sender in Ungarn [202]

[202] Alle Photos aus: Prof. Dr. Dr. Varga, *Grundlage des Elektrosmogs in Bildern*, Heidelberg, 2002

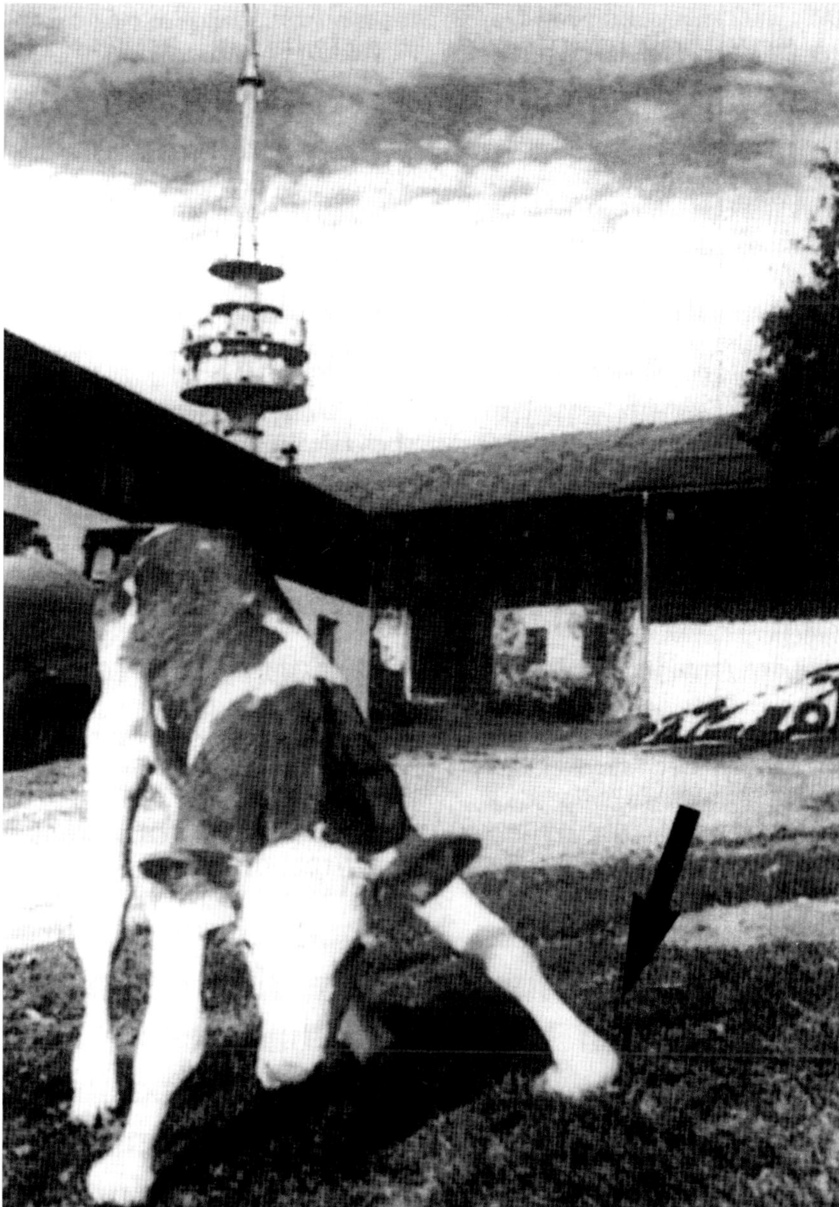

Missgbildetes Kalb von einem Bauernhof bei Schnaitsee (Bayern), in der Nähe eines Funkturms

Der Autor des Beitrags in *Der praktische Tierarzt*, Prof. Dr. Wolfgang Löscher aus Hannover, kommt daher zu dem Schluss, dass Auswirkungen durch Mobilfunkanlagen „wahrscheinlich" seien. Er betont jedoch, dass die genauen Umstände und Wechselwirkungen, die solche Auswirkungen begünstigen, *„bisher weitestgehend unbekannt sind."* Die Aufklärung dieser Faktoren sollte deshalb *„im Interesse der Politik, der Gesundheitsbehörden als auch der Mobilfunkindustrie sein."* [203]

Aber der Bevölkerung wird immer nur gesagt, WAS sie denken soll – und nicht WIE man denkt! [204]

Da die ‚Dunkelmänner' und ihre Handlanger kein Interesse daran zeigen, grundlegende Veränderungen zum Besseren vorzunehmen, ist es höchste Zeit, dass einfache Leute, Menschen wie Sie und ich, aktiv werden und an ihrer Statt Veränderungen herbei- und Verbesserungen zum Wohl Aller einführen.

* * *

[203] Von Simon Hopf; veröffentlicht am 15.4.2004; Mobilfunk-Newsletter http://www.ngz-online.de/ngz/news/dormagen/2004-0416/handy.html

[204] Ransom, S., *Great News on Cancer in the 21st Century*, Credence Publications, 2002

[205] Dr. Samuel Epstein, Vorsitzender der Cancer Prevention Coalition [etwa: Bündnis Krebsvorsorge]

[206] Minnesota Pollution Control Agency, http://cgee.hamline.edu/frogs/science/photos.html

Großes Ehrenwort

„Was ich nicht weiß, kann (und wird) mir zum Schaden gereichen." [205]

„Es wird große Leichen geben; das ist nur gut für uns."

Ron Summer zynisch über den Konkurrenzkampf bei UMTS, Süddeutsche Zeitung vom 26.2.2002

„Die Grenzwerte in Deutschland sind reichlich hoch. In Russland werden in der Medizin gepulste Mikrowellen zu Therapiezwecken eingesetzt, die nachweislich wirken; diese liegen beim 10.000stel der deutschen Grenzwerte." Prof. Dr.-Ing. Günter Käs, Bundeswehr-Universität, 1997

Wie wir gesehen haben, werden Gehirn, Augen und Ohren durch die von einem Handy ausgehende Strahlung geschädigt. Ebenso haben wir aufgeführt, dass auch die allmählich immer kleiner werdende Zahl von Menschen, die kein Handy besitzen, der ständigen Strahlung von Radios, Satelliten, Fernsehern, Übertragungsmasten, usw. ausgesetzt sind und es praktisch unmöglich ist, dem ‚täglichen Wahnsinn' zu entkommen.

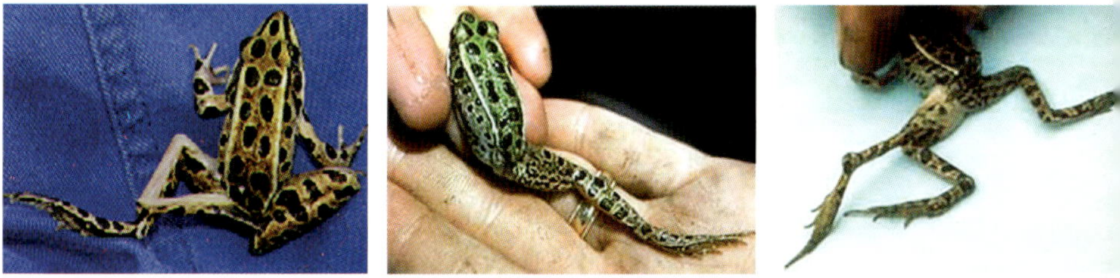

Durch Strahlung deformierte Frösche [206]

In Israels größter Tageszeitung *Yediot Ahronot* erschien im Sommer 2003 eine mehrseitige ausführliche Reportage über schwere Krankheitshäufungen – insbesondere Leukämie und Gehirntumor – in der Nähe des starken Rundfunksenders „Hillel". Dieser wurde 1962 errichtet; 1999 wurde die Strahlungsemission reduziert, 2002 wurde der Sender ganz abgeschaltet. Für viele Menschen leider viel zu spät. Nach dem Bericht wurden die Grenzwerte eingehalten.

Die Tomaten sangen

Die Bauern in der Gegend von Porat bestellten ihre Felder schon seit langen Jahren und hatten nie irgendwelche negativen Veränderungen bemerkt. Kurze Zeit nachdem der Übertragungsmast aufgestellt worden war, konnten sie jedoch merkwürdige Dinge beobachten, weiß Chaim Hadad, Vorsitzender des Dorfausschusses und Sekretär der israelischen Gartenbauvereinigung, zu berichten: *„Unsere Haupteinnahmequelle ist heutzutage die Zucht und der Export unserer Blumen und Pflanzen. In den 60er, 70er und 80er Jahren war das anders; da bauten wir Tomaten, Orangen und Gemüse an. Die Bewässerungskabel waren aus Metall und eines Tages hörten wir die Tomaten singen. Wir wurden fast wahnsinnig und konnten uns nicht erklären, wo dieser Gesang herkam. Dann nahmen wir die Kabel etwas genauer unter die Lupe und stellten fest, dass sie regelrecht als Sender fungierten. Das ging sogar so weit, dass die Pflanzstäbe, ja sogar die Wasserschläuche als Sender fungierten und uns mit arabischer Musik belieferten. Am Anfang machte uns das alles Angst, aber mit der Zeit gewöhnten wir uns daran.“* Seinem Nachbarn Chaim Hassan ging es nicht anders: *„Wir bauten auf dem nahegelegenen Feld Gemüse an und von dort ertönte auch Musik.“* Der ehemalige Dorfvorsteher Baruch Aloni sagte: *„Je näher wir an den Zaun herankamen, um so deutlicher hörten wir Musik. Wenn wir in der Synagoge beteten, hörten wir, wie Musik von den Säulen ertönte. Arabische Musik. Das ist kein Witz. Von jeder Säule ertönte Musik. Die Saat, die nah am Mast gepflanzt war, war als erste reif bzw. ausgewachsen. Bei manchen Pflanzensorten spielt das Wachstum eine entscheidende Rolle. Zum Beispiel bei der Wachsblume. Es handelt sich hierbei um eine Buschsorte aus Australien, die mittlerweile auch in Israel angebaut wird und bei der Zucht wetteifern wir immer mit den Holländern. Bei den anderen ist das Wachstum um Februar/März abgeschlossen. Wenn dieser Busch jedoch in der Gegend um den Sendemast angepflanzt wird, dann blüht er bereits im Januar. Für den Verkauf ist das sehr wichtig.“*

Unheimliches Lichtfeld [207]

Die künstlerische Ader des englischen Physikers Richard Box kommt in diesem Werk auf geradezu unheimliche Weise zum Ausdruck: Er besorgte sich 1300 gewöhnliche Neonröhren und stellte sie ganz einfach mitten in die Landschaft. Mit der einsetzenden Dämmerung beginnen die von keiner herkömmlichen Energiequelle gespeisten und nicht miteinander verbundenen Röhrenreihen zu glühen – dank „überschüssiger" Elektrizität um die Sendemasten. Richard Box ist für das Department of Physics an der englischen Universität Bristol tätig. Fachmännische Unterstützung für sein phantastisches Lichtfeld-Projekt erhielt er von keinem geringeren als Prof. Dennis Henshaw. Prof. Henshaw gilt weltweit als Autorität zum Thema Elektrizitätsmasten und ist Verfasser zahlreicher Abhandlungen, inwieweit von diesen Masten gesundheitsschädigende Auswirkungen auf Menschen ausgehen, die direkt unter ihnen bzw. in ihrem Umfeld leben.

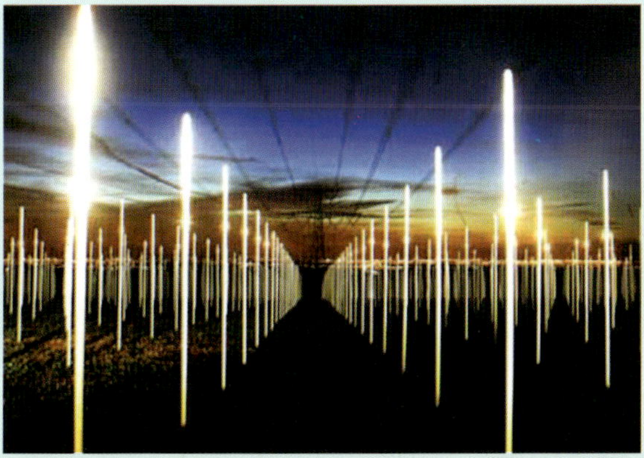

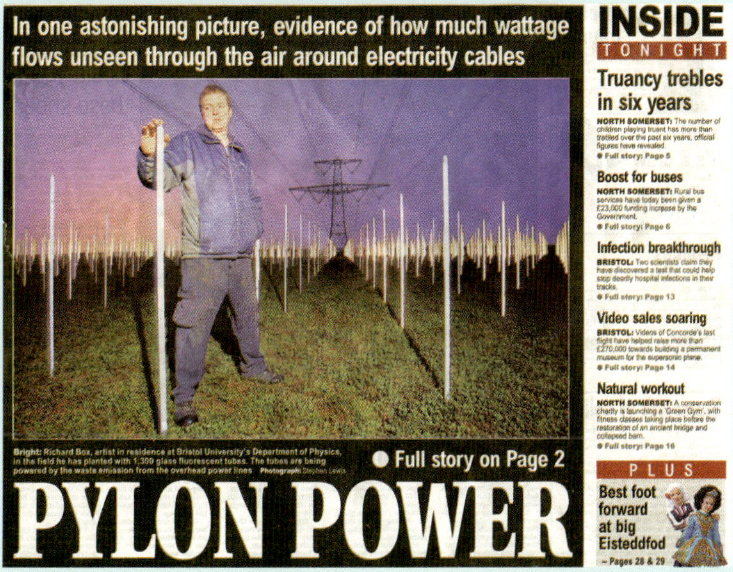

In one astonishing picture, evidence of how much wattage flows unseen through the air around electricity cables

Bright: Richard Box, artist in residence at Bristol University's Department of Physics, in the field he has planted with 1,300 glass fluorescent tubes. The tubes are being powered by the waste emission from the overhead power lines Photograph: Stephen Lewis

● Full story on Page 2

PYLON POWER

INSIDE

TONIGHT

Truancy trebles in six years

NORTH SOMERSET: The number of children playing truant has more than trebled over the past six years, official figures have revealed.

● Full story: Page 5

Boost for buses

NORTH SOMERSET: Rural bus services have today been given a £23,000 funding increase by the Government.

● Full story: Page 6

Infection breakthrough

BRISTOL: Two scientists claim they have discovered a test that could help stop deadly hospital infections in their tracks.

● Full story: Page 13

Video sales soaring

BRISTOL: Videos of Concorde's last flight have helped raise more than £270,000 towards building a permanent museum for the supersonic plane.

● Full story: Page 14

Natural workout

NORTH SOMERSET: A conservation charity is launching a 'Green Gym', with fitness classes taking place before the restoration of an ancient bridge and collapsed barn.

● Full story: Page 16

PLUS

Best foot forward at big Eisteddfod

– Pages 28 & 29

[207] *Evening Post*, England, Titelblatt, 19.2.2004; http://www.stonelight.ie/sup/articles/art7.htm; siehe ebenso:http://www.pureenergysystems.com/news/exclusive/wireless_transformer/images/pylon%20power%20150dpi.jpg

Noch einmal Baruch Aloni: *„Da gab es diesen Milchwagenfahrer. Jedes Mal, wenn er mit seinem Lastwagen in die Nähe des Masten kam, ging der Scheibenwischer von alleine an, ganz automatisch. Eines Tages hatte er die Nase voll von dem Spielchen und baute die Batterie aus. Aber den Scheibenwischer störte das wenig, der wischte fleißig weiter.“* Auch der Computer spielte verrückt. Die seltsamen Beschwerden der Einwohner von Porat stießen bei den Behörden lange Jahre auf taube Ohren und es wurde nichts unternommen. Sie hätten es niemals für möglich gehalten, dass diese Ereignisse auf die vom Sendemast ausgehende Strahlung zurückzuführen ist. Das Schlimmste war aber, dass über 30 % der Einwohner an Krebs erkrankten.[208]

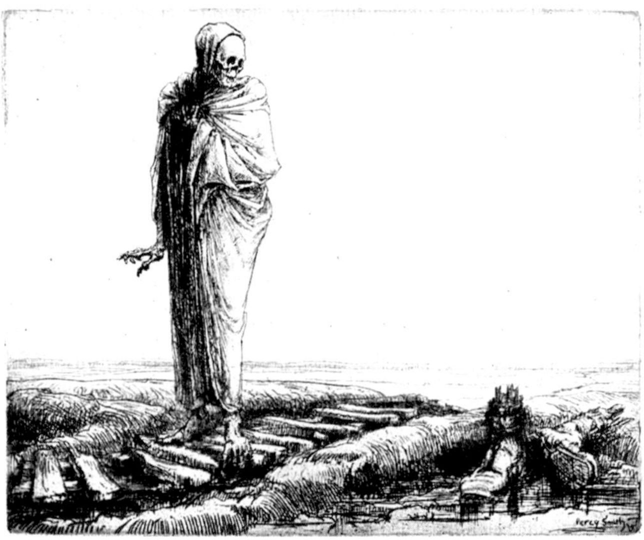

Unser kleine Exkursion ist hiermit leider noch nicht zu Ende. Umfassende neue Technologien bahnen sich stillschweigend ihren Weg in unseren Alltag.

[208] www.elektrosmognews.de/news.israelporat.htm

[209] In Anlehnung an den dänischen Wikinger-König Harald Blauzahn (Blåtand, 910-940), der jedoch keinen blauen Zahn hatte, wie der Name vermuten lässt; der Name war vielmehr eine Anspielung auf dessen (für blass-blonde Skandinavier eher untypische) dunkle Haare und dunklen Teint.

Aufregende neue Technologien

Nach Jahren des Wettstreits um Richtlinien und Grenzwerte für Hochfrequenzstrahlung hat sich ein aus den neun Marktführern zusammensetzendes Konsortium gebildet und sich auf eine Übertragungsfrequenz geeinigt, die unter der Bezeichnung Bluetooth[209] bekannt ist. Seit dem Jahr 2000 sind Geräte mit Bluetooth-Technologie (Handys, Laptops, usw.) auf dem Markt. Mittlerweile sind auch Millionen anderer technischer Geräte mit einem Bluetooth-Chip ausgerüstet und man kann davon ausgehen, dass die Entwicklung im Lauf der nächsten Jahre verstärkt vorangetrieben wird.[210] Die Bluetooth-Technologie ist das Ergebnis gemeinsamer Bemühungen der neun marktführenden Unternehmen auf dem Telekommunikations- und Computersektor: 3 Com, Ericsson, Intel, IBM, Lucent, Microsoft, Motorola, Nokia und Toshiba. Zudem haben sich mehr als 1700 weitere Hersteller aus allen Teilen der Welt und aus den unterschiedlichsten Industriezweigen der wachsenden Bluetooth-Familie angeschlossen und mit ihrem Zutritt dazu beigetragen, dass sich die Bluetooth-Industrie als die Branche mit dem bislang größten Wachstum herauskristallisiert hat. Verbreitung und Einsetzbarkeit dieser Technologie scheinen unbegrenzt.

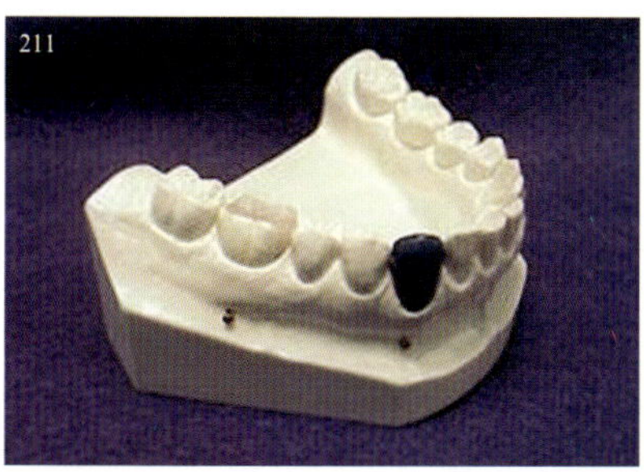

Bluetooth und seine Auswirkungen auf unser Leben

Bei Bluetooth handelt es sich um ein schnurloses Verbindungssystem, das ursprünglich als ein für Büros ausgearbeitetes LAN-Konzept (local area network) eingesetzt wurde. Bald darauf zeichnete sich jedoch ab, dass dieses System bedeutend vielseitiger anwendbar ist. Über ein mit

210 Wussten Sie schon... 7 Millionen € fallen jährlich für Stromkosten von Geräten an, die lediglich im stand-by-Modus sind!

211 http://www.siu.edu/~hcp/DT/bluetooth.jpg

Bluetooth ausgerüstetes Handy, das z. B. im Aktenkoffer oder in der Jackentasche verstaut ist, kann ein anderes, in der Nähe befindliches und mit Bluetooth ausgerüstetes Gerät, wie. z. B. ein Laptop schnurlos ans Internet angeschlossen werden... wo immer man sich auch befindet. Bluetooth ist ein schnelles und widerstandsfähiges Hochfrequenz-System, das selbst in einem sehr lauten Radioumfeld gute und stabile Verbindungen herstellt. Aufgrund dieser Eigenschaften wird sogar erwogen, Bluetooth auch zum Zweck der Medienübertragung, also für Musik und Fernsehsignale einzusetzen. Diese Entwicklung könnte enorme Konsequenzen für die Unterhaltungsbranche haben und das aktuelle Geschrei um Internet-gespeiste Filme eher trivial erscheinen lassen. Mit Bluetooth ist ein Handy mehr als nur ein Gerät für verbale Kommunikation; es wird zum Bindeglied für sämtliche Formen der Datenübertragung. Kurz gesagt: Mit Bluetooth ausgerüstete Geräte werden dazu imstande sein, miteinander über kürzere oder längere Entfernungen hinweg zu kommunizieren, wobei dem Handy die Rolle als Verbindungsglied zu schnurlosen Geräten zufällt.

Gute Bluetooth-Signale können problemlos bis zu 10 Metern gesendet werden und bei erhöhter Übertragungsleistung kann eine Kommunikation mit Geräten in einer Entfernung von bis zu 100 Meter aufgebaut werden. Im Gegensatz zur infrared-wireless-technolgy (IrDA) gibt es weniger eingeschränkte Übertragungmöglichkeiten. Bluetooth macht auch vor Wänden nicht halt (solange sie nicht aus Metall sind – Wände, in die viele Rohre/Leitungen oder schwere Stahlträger eingebaut sind, könnten die Übertragung erheblich erschweren) und ist daher eine entwicklungsfähige Alternative zum Ethernet oder anderen LAN-Systemen. Die für Bluetooth verwendete Frequenz von 2,45 GHz liegt im sogenannten ISM-Band[212] und gilt als eine sehr zuverlässige Verbindung. Trotz aller Vorzüge wird Bluetooth jedoch für Interferenzen ähnlich eingestellter Geräte anfällig sein.[213]

212 Industrial Scientific Medical (ISM)-Band: Frequenzbereich, der nicht der staatlichen Regulierung unterliegt und lizenzfrei genutzt werden darf (2,4 GHz – 2,4835 GHz).

213 www.mercola.com, *You Will Have a Bluetooth in the Next Few Years*, 30. April 2000

Hacker-Alarm jetzt auch bei Handys – Dank Bluetooth

Nicht nur PCs, auch viele Handys bieten nur unzureichenden Schutz gegen Hacker-Angriffe. Dies ist das alarmierende Ergebnis eines Tests, den der Mobilfunk-Verbraucherberater Xonio jetzt in Zusammenarbeit mit dem IT-Sicherheitsunternehmen Integralis durchgeführt hat. 13 der 23 getesteten Handy-Modelle wiesen Sicherheitsmängel auf, bei vier Modellen können Hacker das Gerät praktisch komplett übernehmen und damit zum Beispiel hohe Telefonkosten verursachen.

Vorsicht ist angebracht, denn viele aktuelle Handys, die mit der Drahtlostechnik Bluetooth ausgestattet sind, bieten potenziellen Hackern offene Angriffsflanken. Über die gehackten Handys können Unbefugte – auf Kosten des ahnungslosen Besitzers – beispielsweise Telefonate zu beliebigen Nummern führen. Hacker können das Adressbuch und die Kalendereinträge der betroffenen Geräte auslesen und ändern oder – die noch harmloseste Variante – die Software zum Absturz bringen, so dass das Handy neu starten muss.

Bei ihren Tests entdeckten die Experten drei verschiedene Lücken, über die sich ein Handy per Bluetooth von außen manipulieren oder ausspähen lässt: Die Chaos-Attacke, die Snarf-Attacke und die Denial-of-Service-Attacke. Die gefährlichste der beim Test gefundenen Angriffs-Varianten (Chaos-Attacke) erlaubt es dem Angreifer, das Handy fernzusteuern. Er kann zum Beispiel persönliche Daten auslesen, SMS verschicken oder beliebige – auch kostenpflichtige (0190er) – Nummern anwählen lassen, ohne dass der Nutzer etwas davon merkt. Sogar das Abhören vertraulicher Gespräche ist möglich. Beispiel: Während der Nutzer in einer Besprechung sitzt, lässt sich der Angreifer von dessen Handy anrufen und kann mithören, was in der vertraulichen Sitzung besprochen wird. Nach Einschätzung der Sicherheits-Experten sind die genannten Probleme nicht auf grundlegende Mängel bei der

Bluetooth-Sicherheit zurückzuführen, sondern auf eine unsaubere Implementierung in den jeweiligen Handy-Modellen.[214]

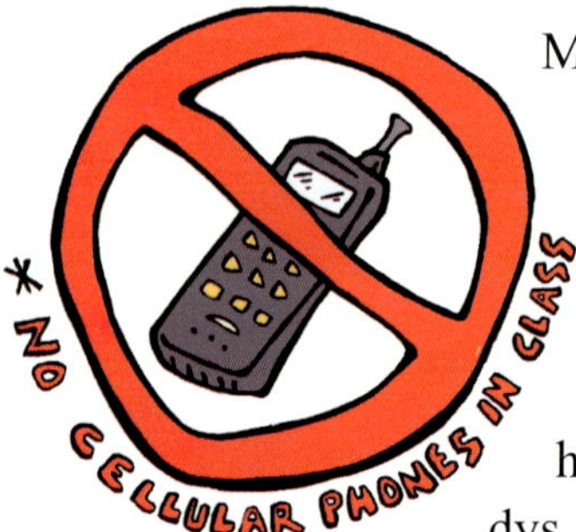

Man kann sich gut ausmalen, welchem Maß an Bestrahlung unser gesamtes Umfeld – Wohnung, Arbeitsstelle, Schule und vor allem der Körper – im Laufe der kommenden Jahre ausgesetzt sein wird. Die Schädigungen, mit denen wir tagtäglich zu kämpfen haben und haben werden, sind jedoch keineswegs auf Handys, Mikrowellenherde, Übertragungsmasten, denaturierte und genetisch modifizierte Lebensmittel beschränkt. Zwar wirken sich diese (technologischen) Entwicklungen nachhaltig auf den Kopfbereich (Gehirn, Augen, Ohren) bzw. auf den gesamen Organismus aus – aber es gibt noch eine Vielzahl anderer Übeltäter, mit denen wir Tag für Tag in Berührung kommen und die ebenso verheerende Auswirkungen auf unsere Gesundheit haben. Die meisten sehen auf den ersten Blick alles andere als gefährlich aus... obwohl sie unter Umständen mindestens ebenso gefährlich sein können wie Handy, Mikrowelle & Co. Kleine Kostprobe gefällig? In einem durchschnittlichen Badezimmer tummeln sich an die 884 Giftstoffe, davon sind an die 134 bekannte Krebserreger. Prost Mahlzeit. Sehen wir uns diese Substanzen einmal etwas genauer an und nennen wir sie beim Namen.

Diese schädigenden Inhaltsstoffe in Körperpflegeprodukten und Kosmetika sollten gemieden werden

➢ **Propylenglycol** ist ein weitverbreiteter Inhaltsstoff, der in der Industrie sehr häufig als Bestandteil von Bremsflüssigkeiten, Farben, Lacken und Frostschutzmitteln eingesetzt wird. Ebenso findet dieser Stoff als Feuchthaltemittel in vielen Gesichtscremes, Gesichts-

214 Auszug aus: http://www.verivox.de/News/ArticleDetails.asp?aid=6777; Mobilfunk-Newsletter der Bürgerwelle e.V. vom 13.5.2004

reinigungsmitteln und Schminke, aber auch in Pflegeprodukten für Kinder Verwendung. Beim Kauf dieser Chemikalie wird ein so genanntes Sicherheitsdatenblatt ausgehändigt, das ausdrücklich vor einer Berührung mit der Haut warnt. Kann unter Umständen Leberabnormalitäten und Nierenschäden hervorrufen.[215]

- **Mineralöl** Ein Rohöl- (Petroleum-) Derivat, welches zu industriellen Zwecken als Schneidflüssigkeit und Schmieröl verwendet wird. Mineralöl hinterlässt auf der Hautoberfläche eine ölige Schicht, die verhindert, dass Feuchtigkeit, Schadstoffe und Abfallprodukte durch die Poren austreten können; es schränkt jedoch die normale Atemfunktion der Haut aufgrund seiner Sauerstoffundurchlässigkeit ein.[216]

- **Petrolat (Rohvaseline)** Eine auf Petroleum basierende Schmiersubstanz, die in der Industrie als Bestandteil von Schmierfetten verwendet wird. Petrolat weist viele der potenziell schädlichen Eigenschaften auf, die auch Mineralöl zugeschriebenen werden.[217]

- **Sodium Lauryl Sulfate (SLS) (Natriumdodecylsulfat)** SLS ist ein sehr scharfes Reinigungsmittel, das in nahezu allen Shampoos und in zahlreichen Zahnpastas anzutreffen ist und vermutlich zu den gefährlichsten Inhaltsstoffen zählt. Ein industrieller Fettlöser, der die Haut entfettet und irritiert. Untersuchungen haben u. a. gezeigt, dass Shampoos, die SLS enthalten, der auslösende Faktor dafür sein können, dass sich die Augen eines Kindes nicht ordentlich entwickeln. Besonders Kinder unter sechs Jahren sind für eine unzureichende Entwicklung der Augen anfällig.[218]

- **Sodium Laureth Sulfate (SLES)** Wenn SLS ethoxiliert wird, dann bildet es Sodium Laureth Sulfate (SLES), eine Verbindung, die in

---

215 Day, P., *Krebs - Stahl, Strahl, Chemo & Co...*, S. 109
216 ibid, S. 118
217 ibid,S. 118
218 **Vance, Judi**, *Beauty to Die For*, Promotion Publishing, 1998 ISBN 1576010350

vielen Shampoos, Zahnpastas, flüssigen Badeseifen (Gels), Schaumbädern und industriellen Fettlösemitteln Verwendung findet, weil sie billig ist.[219] Während des Ethoxylierungs-Prozesses entsteht die äußerst schädliche Verbindung 1,4-Dioxan.[220]

➢ **Bentonit oder Kaolin** Ein poröser Lehm, der für gewöhnlich in zahlreichen Kosmetikartikeln (Grundierungen) verwendet wird, möglicherweise die Poren verklebt und die Haut erstickt.[221]

➢ **Glycerin** wird als Lösungsmittel und Weichmacher verwendet. Es entzieht der unteren Hautschicht Feuchtigkeit und lagert diese an der Hautoberfläche ab – ein Vorgang, der die Haut von Innen her austrocknet.[222]

➢ **Collagen und Elastin mit hohem Molekülgewicht** Das den meisten Hautpflegeprodukten zugesetzte Collagen wird aus tierischen Kadavern und zermahlenen Hühnerklauen gewonnen. Dieser Bestandteil bildet einen Film, der für das Ersticken der Haut verantwortlich gemacht werden könnte.[223]

➢ **Talg (Tierisches Fett)** Eine Art tierisches Gewebe, welches sich aus harten bzw. halbflüssigen Fetten zusammensetzt, die wasserunlösliche Ester von Glycerin und Fettsäuren sind. Tierische Fette und Laugen machen die Hauptbestandteile von **fester Seife** aus, einem Reinigungsprodukt und Emulgator, welches zu einer Brutstätte für Bakterien werden kann.[224]

➢ **Talk (oder Talkum)** Ein Mineral, wird als Streupulver von Erwachsenen oft im Genitalbereich verwendet; Eltern tragen es beim Windelwechseln auf den Popo des Babys auf. Wird als Trennmittel für Kondome verwendet, damit sich diese leichter abrollen lassen. Kommt möglicherweise als Auslöser für Eierstockkrebs in Frage.[225]

219 Von dem Wall Street Journal zitierte Untersuchung, 1. Nov.1988; zitiert in Day, P., *Krebs…*, S. 108

220 Als Ethoxylierung wird ein Prozess bezeichnet, in welchem die Aggressivität von Fettlösern wie Sodium Lauryl Sulfate (SLS) reduziert wird und sich deren schaumbildende Wirkung besser entfalten kann.

221 Day, P., *Krebs…*, S. 108-109

222 ibid, S. 117 / 223 ibid / 224 ibid, S. 116 / 225 ibid, S. 115

- Vor der nächsten **Haarwäsche**, Dusche oder Rasur sollten Sie folgendes bedenken: Wenn DEA **(Diethanolamin, Cocamid oder Lauramid)** in Produkten vorkommt, die Nitrate enthalten, dann kommt es zu einer chemischen Reaktion zwischen DEA und den Nitraten, dessen Resultat potentiell krebserregende Nitrosamine sind.[226] Bereits eine Haarwäsche mit einem gewöhnlichen Shampoo reicht aus, um dem Körper Nitrosamine zuzuführen, deren Menge einem Kilo durchwachsenen Speck gleichzusetzen ist. Nitrosamine begünstigen die Bildung Freier Radikale.

- Vor dem nächsten entspannenden **Schaumbad** für sich oder Ihr Baby sollten Sie folgendes bedenken: Die in regulären Marken enthaltenen Inhaltsstoffe können zu Candidose, Blasenentzündung und dergleichen führen.

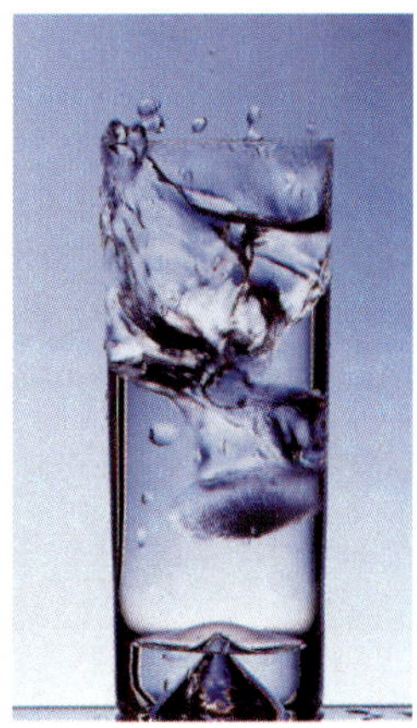

- Bevor Sie das nächste Mal die **Zähne putzen**, sollten Sie folgendes bedenken: SLS ist ein Hauptbestandteil herkömmlicher Zahnpasta, die außerdem Fluorid enthält.

- Wenn Sie das nächste Mal einen Schluck **Wasser**, Tee oder Kaffee trinken wollen, beachten Sie, dass in vielen Ländern Fluorid aus vermeintlichen Gesundheitsgründen dem städtischen Wasser zugesetzt wird – dabei ist es alles andere als gesundheitsfördernd![227/228] Für viele

226 ibid, S. 111; viele Nitrosamine werden für die Entstehung von Krebs bei Labortieren verantwortlich gemacht. Die Verunreinigung von Kosmetika mit Nitrosaminen erregte Anfang 1977 großes Aufsehen. Die Food & Drug Administration äußerte sich besorgt über die Verunreinigung kosmetischer Artikel in einer Federal Register Notice [etwa: öffentliche Verlautbarung] vom 10. April 1979, welche besagt, dass Kosmetika, welche Nitrosamine enthalten, als verändert zu betrachten sind und dass den Herstellern dieser Kosmetika Untersuchungen auferlegt werden können, die strafrechtliche Konsequenzen nach sich ziehen.

227 Hexafluorokieselsäure, der am häufigsten für die Fluorierung (des Wassers) verwendete Zusatz, ist oft durch andere toxische Substanzen wie Blei, Quecksilber, Kadmium, Arsen und Radionuklide verunreinigt; Day, P., *Krebs…*, S. 111

228 **d'Raye, Tonita**, *The Facts About Fluoride*, PO Box 21075, Keizer, OR 97307, zitiert in Day, P., *Krebs…*, S. 111

Menschen ist der Umgang mit bzw. die Verwendung von Fluor etwas ganz „Normales“ und sie zerbrechen sich über diese von der amerikanischen Environmental Protection Agency [etwa: Amt für Umweltschutz] offiziell als Giftstoff klassifizierte Substanz in den wenigsten Fällen den Kopf. Auch die Printmedien haben ‚wichtigeres’ zu tun, als die Bevölkerung über Fluorid, einem biologisch nicht abbaubaren Umweltgift, aufzuklären. Das ist um so erstaunlicher, da Fluorid uns hartnäckig, ungeliebt und zuverlässlich tagaus, tagein begleitet und weder durch den Kochvorgang, noch durch chemische Prozesse, regelmäßiges Filtern, geschweige denn durch die Verdauung aus Wasser und Nahrungsmitteln entfernt werden kann. (Chlor ist da nicht so zimperlich und verdampft wenigstens nach ca. einer Stunde aus einem Glas Wasser.) Und an wem bleibt die ganze Last der Fluorid- bzw. Giftstoff-Problematik letzten Endes wieder hängen, bitte schön? An der Leber, genau, welche die ganzen Giftstoffe so gut es geht ‚aus dem Verkehr’ zieht und sie an Stellen im Körper ablagert, wo sie nur sehr langsam, wenn überhaupt, abgebaut werden. Übergewichtige Menschen wissen ein Lied davon zu singen, schleppen sie doch diesen giftigen Ballast, im Fett gelöst, ständig mit sich herum.

Fluor ist gesund für die Zähne... Aber natürlich! Und die Erde ist eine Scheibe [229]

Was würden Sie tun, wenn Sie erfahren, dass Fluorid ein gefährliches industrielles Abfallprodukt ist, nämlich ein Nebenprodukt bei der Herstellung von Phosphatdüngern? [230] Was würden Sie sagen, wenn Sie erfahren, dass es keineswegs Karies bekämpft, sondern dessen Entstehung vielmehr zuträglich ist... und überdies die Entstehung von Osteoporose begünstigt? Und wären Sie überrascht, wenn Sie erfahren,

229 In Anlehnung an das Buch von **Hirneise, Lothar**, *Chemotherapie heilt Krebs und die Erde ist eine Scheibe*, Sensei Verlag, Juli 2002

230 d’Raye, T., ibid; *„Fluorid verursacht häufiger und schneller Krebs beim Menschen als jede andere chemische Substanz.“*

dass Gesundheitsorganisationen über diesen Sachverhalt schon seit langen Jahren Kenntnis gehabt, sich jedoch artig den politischen Interessen der Atomwaffen-, Aluminium- und Phosphathersteller gebeugt und Stillschweigen bewahrt haben? ‚Worum geht's hier eigentlich?', fragen Sie jetzt. Gegenfrage: Wussten Sie schon, dass... dieses giftige Abfallprodukt in Ermangelung wissenschaftlicher Beweise der nichtsahnenden Bevölkerung ungehindert als ‚wichtiger Nährstoff' angedreht werden kann und dies der Fluoridlobby jährlich mindestens an die zehn Milliarden US $ [etwa 8,26 Milliarden €] einbringt?! Darum geht's.

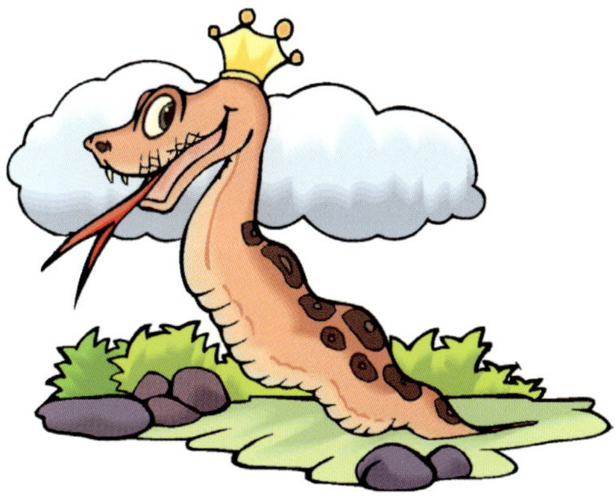

Was ist Fluorid?

Reines Fluor ist ein Gas. Es ist ein höchst reaktives, elektronegatives Element, das in der Natur niemals einatomig vorkommt. In Verbindung mit mikroskopisch geringen Mengen von Mineralien wird es oftmals als Spurenelement bezeichnet, also als ein Nährstoff. Das hat allerdings nichts mit Fluorid und Wasserfluorierung zu tun. Das dem Trinkwasser zugesetzte Fluorid ist zu 90 % Hexafluorokieselsäure, eine Fluorverbindung, die als Nebenprodukt der Aluminium-Schmelzindustrie entsteht. Fluorid ist ein giftiges, von unterschiedlichen Industriezweigen erzeugtes Abfallprodukt; so entsteht es z. B. bei der Herstellung von Glas, Zement, Phosphatdüngern, bei der Herstellung von Atomwaffen und bei vielen anderen Produktionsvorgängen. Von einem etwaigen Nährgehalt kann somit keine Rede sein. Diese in der Industrie genutzte Chemikalie ist stark ätzend und gilt als fester Bestandteil von Rattengift und Pulver gegen Kakerlaken.

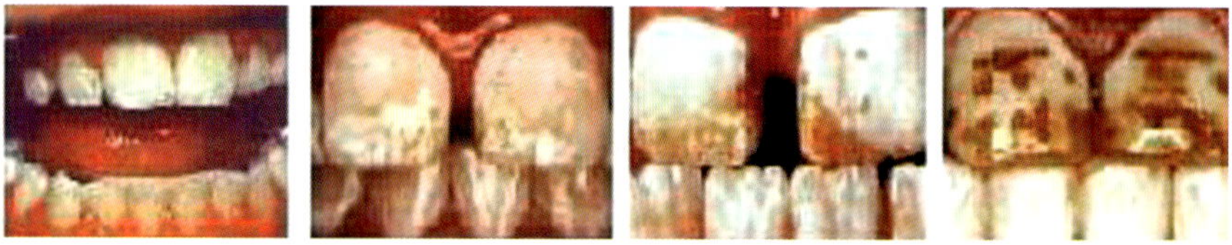

sehr mild | mild | mittelstark | stark

Auf dem Photo[231] *links sieht man die Bildung eines kalkartigen Belags auf dem Zahnschmelz, der zu spröden und empfindlichen Zähnen führt. Dentalfluorose ist eine bleibende Verformung des Zahnschmelzes, aus der erkennbar ist, dass eine Störung der Knochenmineralisation stattgefunden hat.*[232/233] *Dentalfluorose ist das erste deutliche Anzeichen einer Fluorvergiftung, an der 8 - 51 % aller Kinder, die fluoriertes Wasser konsumieren, erkranken.*[234] *Bei Dentalfluorose handelt es sich (...) um eine bleibende Schädigung.*[235/236]

Hexafluorokieselsäure wird bei der Verarbeitung von Rohöl zu Benzin mit einem hohen Oktangehalt verwendet; ebenso für die Herstellung von fluorierten Kohlenwasserstoffen, Fluor-Chlor-Kohlenwasserstoffen[237] (hochreaktive Chloratome/FCKWs)[238], Computermonitoren, Leuchtstoffröhren, Halbleitern, Plastik, Herbiziden … und Zahnpasta.

[231] Die Veröffentlichung dieser Bilder erfolgt mit freundlicher Genehmigung der National Pure Water Association & Scottish Pure Water Association, http://www.npwa.freeserve.co.uk/fluoride.html; info@npwa.freeserve.co.uk

[232] Dr. Leo Spiras Aussage vor einem Untersuchungsausschuss des Senats wies darauf hin, dass zu den langfristigen Auswirkungen einer durch Fluorverbindungen hervorgerufenen Vergiftung auch solche Symptome gehören, deren Ursache nicht sofort mit Fluorverbindungen in Zusammenhang gebracht werden kann, im Hinblick darauf, wie lange der/die Betreffende mit diesen Chemikalien in Berührung gekommen ist.

[233] ibid; weitere Anzeichen einer chronischen Fluorvergiftung können unter anderem Verstopfung, übermäßige Blähungen sowie andere Magen-Darm-Beschwerden, chronische Furunkel (eitrige Entzündungen) oder Ausschlag, schuppige Haut, runzelige, da ausgetrocknete Haut zwischen den Zehen oder spröde und leicht brüchige Nägel sein. Anzeichen für eine schwere Fluorvergiftung können unter anderem sein: Chronisches Fatigue-Syndrom (= Chronisches Erschöpfungssyndrom), Hautprobleme, Zahnfleischbluten, übermäßige Speichelbildung, Haarausfall, Ödeme in den unteren Extremitäten, psychische Schwierigkeiten, Erkrankung der Nieren, Krebs und Tod.

[234] *Science*, Bd. 217, 1982, S. 26-30; Journal of the American Dental Association, Bd. 108, 1984, S. 56-59; Journal of Public Health Dentistry, Bd. 46, 1986, S. 184-187; Health Effects of Ingested Fluoride, National Research Council, 1993, S. 37

[235] Brief von Frank R. Fazzari, Leiter der Prescription Drug Compliance, US Food & Drug Administration an den Abgeordneten des US-Bundesstaats New Jersey John Kelly, 8. Juni 1993; Preventing Tooth Decay: Results from a Four-Year National Study, Robert Wood-Johnson Foundation, Special Report Nr. 2/1983, 18 Seiten; Community Dentistry and Oral Epidemiology, Bd. 19, 1991, S. 82-92; 1992 Physicians Desk Reference, S. 2273

[236] Fluorid ist u. a. zu finden in: Zahnpasta, Mundwasser, Mundtropfen für besseren Atem, Tabletten, Gels, Fissurenversieglern und speziell an Schulen ausgeteilter Milch. Des weiteren in Lebensmitteln, Getränken (insbesondere Tee), Medikamenten, Narkosemitteln, Pestiziden, Herbiziden, uvm.

Es schädigt die Augen und brennt die Lunge aus, mit der Folge, dass das Opfer an der eigenen Körperflüssigkeit erstickt. Sobald Fluorid in den Körper gelangt ist, zerstört es die körpereigenen Enzyme, indem es deren Form verändert. Enzyme sind für Tausende wichtiger Zellreaktionen verantwortlich, die unablässig stattfinden. Ohne Enzyme wäre der menschliche Organismus keine Sekunde überlebensfähig.

Enzyme lösen bestimmte Abläufe und Prozesse im Körper aus. Für diese Aufgabe müssen sie eine bestimmte Form haben. In diesem Zusammenhang sind sie mit einem Schlüssel vergleichbar, der ein Schloss erst dann öffnen kann, wenn er passend zugeschnitten ist.

Fluorid verändert die Form der Enzyme

Enzyme sind Proteine. Sobald sich ihre Form verändert, ‚erkennt' sie der Körper nicht mehr und behandelt sie als ‚Eindringlinge'. Dieser Zustand ist als Auto-Immunreaktion bekannt – der Körper greift sich selbst an.[239] Fluorid ist jedoch keineswegs der einzige Übeltäter, auf den wir in Wasser stoßen. Für hochinteressante Ausführungen zum Thema halten Sie sich bitte an das hervorragende Buch *Der Kampf um die Gesundheit* des englischen Gesundheitsforschers Phillip Day.[240]

Die Crux mit dem Acrylamid

Wenn Sie das nächste Mal Lebensmittel zubereiten, bedenken Sie bitte folgendes: In Weißglas- oder Plastikflaschen abgefülltes Pflanzenöl ist mit ultra-violetter Strahlung in Berührung gekommen, woraufhin sich die Zusammensetzung des Öls verändert und es zu Plastik ‚mutiert' ist.

---

237 Ein farbloses, nicht brennbares Gas bzw. eine Flüssigkeit, welche in den oberen Atemwegen zu leichten Reizungen führen kann. Fluorierte Kohlenwasserstoffe werden für gewöhnlich als Treibgas in Haarsprays verwendet; aus Day, P., *Der Kampf um die Gesundheit - Das Buch*, Credence Publications, S. 215

238 Diese werden in Kühlschränken und Klimaanlagen verwendet.

239 www.mercola.com; Eingabe: Fluoride

240 Siehe auch Kapitel 14

Werden Speisen mit diesem Öl zubereitet, so entseht durch den Erhitzungsvorgang die krebserregende Substanz Acrylamid. Aus ‚gesunder' Margarine oder Aufstrichen, wie sie überall erhältlich sind, werden aufgrund der Hitzebehandlung während des Herstellungsprozesses Plastikprodukte, auf denen sich kein Schimmel bildet und an denen sich noch nicht einmal sterbende Fliegen schadlos halten. Zumindest sie haben sich das intuitive Verständnis dafür bewahrt, was genießbar ist (‚Lebens-Mittel') und was nicht (‚Tod-Mittel').

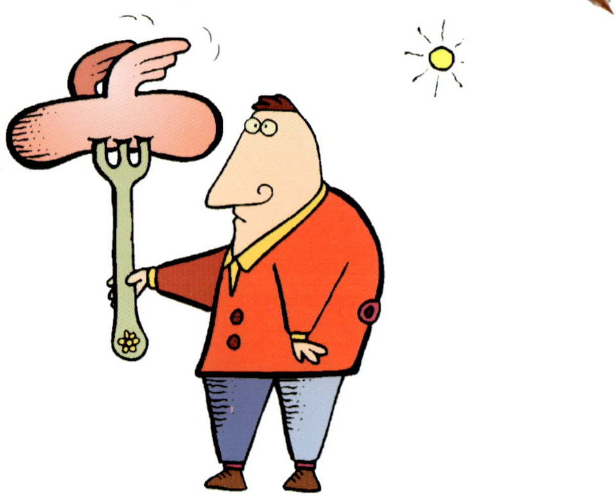

Acrylamid ist eine weiße, geruchlose chemische Substanz, die unter Umständen als Krebserreger in Frage kommt und in gängigen Nahrungsmitteln wie Kartoffelchips, Pommes frites, Brot, Reis und Zerealien anzutreffen ist. Allem Anschein nach ist Acrylamid – das bei der Behandlung von Abwässern, der Verarbeitung von Abfall und für die Herstellung bestimmter Chemikalien, Farb- und Plastikstoffe verwendet wird – eine Art ‚Abfallprodukt', das während des Kochvorgangs bei hohen Temperaturen entsteht. Wieso wird um diese Substanz auf einmal so viel Aufhebens gemacht? Immerhin bereitet der Mensch nicht erst seit gestern seine Lebensmittel durch Hitzezufuhr zu. Die Erkenntnisse zu Acrylamid sind verhältnismäßig jungen Datums. Im Zuge ihrer Forschungen zum Thema Gesundheitsrisiken am Arbeitsplatz stießen schwedische Forscher im Jahr 2002 auf Acrylamid und konnten einen Zusammenhang nachweisen zwischen der Chemikalie und deren Auftreten in der Nahrungskette. Die Kontrollgruppe der Studie, bei denen hohe Acrylamid-Werte beobachtet wurden, kamen offensichtlich mit der Substanz in Berührung, wenngleich auch nicht am Arbeitsplatz. Also untersuchten die Forscher, woher diese hohen Acrylamid-Konzentrationen stammen konnten. Sie fanden heraus – und ihre Auswertungen wurden von der amerikanischen Food & Drug Administration (FDA), der englischen Food Standards Agency [etwa: Lebensmittelbehörde] und vielen anderen Ländern bestätigt –, dass signifikante Acrylamid-Konzentrationen in einer Vielzahl gekochter bzw. gebratener/frittierter Lebensmittel vorkommen. Außerdem sei es wahrscheinlich, so die Forscher weiter, dass auch durch den Grill- und Bratvorgang Acrylamid erzeugt wird.

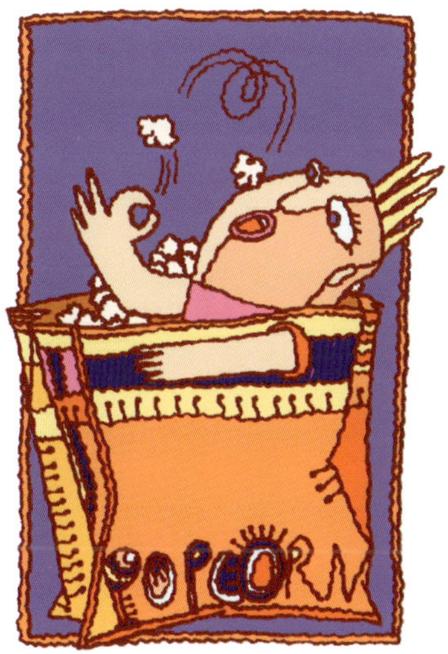

„Eure Lebensmittel sollen eure Heilmittel
und eure Heilmittel sollen eure Lebensmittel sein."

Hippokrates (460 bis 370 v. Chr.)

Etwas Alzheimer gefällig? oder: Dumme Kinder dank Chemikalien? [241]

Eine sich auf neue wissenschaftliche Untersuchungen stützende Studie des WWF [242] belegt, dass synthetische chemische Substanzen die Intelligenz von Kindern beeinträchtigen. Die Erkenntnisse belegen, dass bestimmte Chemikalien die Gehirnentwicklung und Motorik von Kindern schädigen können, und zwar schon in Konzentrationen, die bereits im menschlichen Blut nachgewiesen wurden. Solche Chemikalien befinden sich in Fernsehern und Computern aber auch in Polsterbezügen und Möbeln. Aus der Studie geht ebenso hervor, dass 70 % der meistgenutzten Chemikalien bisher nicht oder nur unzureichend auf ihre Auswirkungen auf Gehirn und Nervensystem getestet wurden und daher ein unbekanntes Risiko für die kindliche Entwicklung darstellen.

Zusätzlich steigt die Zahl von Störungen wie das Aufmerksamkeitsdefizitsyndrom (ADS) und Autismus an und Chemikalien geraten mehr und mehr in Verdacht, auch hierbei eine Rolle zu spielen. Ein Wissenschaftlergremium aus den USA hat geschätzt, dass 10% aller neurologischen Verhaltensstörungen vollständig oder teilweise von Chemikalien verursacht werden.

Ernährung als Risikofaktor: 75 % aller Nahrungsmittel sind chemisch behandelt

Aber nicht nur Chemikalien beeinträchtigen unsere Gesundheit. Wie der Ernährungsexperte Hans-Ulrich Grimm zu berichten weiß, kann bereits eine einzige Mahlzeit die Hirntätigkeit beeinflussen. Die Lebensmittelindustrie hat den Nahrungsmitteln viele Nährstoffe entzogen, die lebenswichtig für die grauen Zellen sind und stattdessen Che-

241 Der vollständige Artikel ist abrufbar unter: http://www.ngo online.de/ganze_nachricht.php4?Nr=8615; http://omega.twoday.net/stories/236322/ vom 8.6.2004

242 Der World Wide Fund For Nature (WWF) ist eine der größten unabhängigen Naturschutzorganisationen der Welt. Er ist in über 90 Ländern aktiv und wird von fast 5 Millionen Förderern unterstützt.

mikalien ‚eingebaut', die dem Gehirn schaden. Erkrankungen wie Alzheimer und Parkinson werden mit der Qualität unserer Ernähung in Verbindung gebracht. Diese furchtbare Realität betrifft Erwachsene und Kinder gleichermaßen. Viele Kinder wollen und können nicht lernen, sind unaufmerksam oder hyperaktiv – häufig ausgelöst durch Chemikalien im Essen.[243/244]

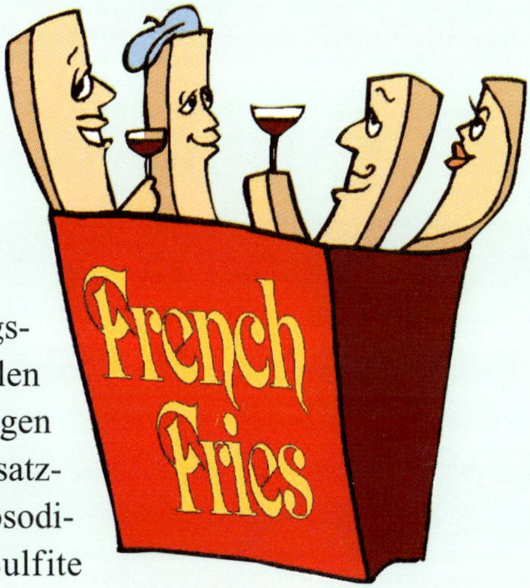

Schmackhafte Übeltäter

Die Zutaten in unseren Nahrungsmitteln haben konkrete und in vielen Fällen folgenschwere Auswirkungen auf das Gehirn,[245] besonders Zusatzstoffe wie Glutamat (MSG/Monosodiumglutamate), Zitronensäure, Sulfite oder Aspartam. Dem Hirnforscher Prof. Konrad Beyreuther zufolge ist der Geschmacksverstärker Glutamat ein Nervengift, das bei Alzheimer, Parkinson und Multipler Sklerose durchaus eine verhängnisvolle Rolle spielen kann. Aber auch viele Farbstoffe können dem Gehirn schaden und zu Hyperaktivität führen. Laut Weltgesundheitsorganisation (WHO) besteht ein Zusammenhang zwischen

243 Aus Hans-Ulrich Grimm, *Die Ernährungslüge*, ehlers verlag GmbH, Tel.: 08171-418460, vertrieb@ehlersverlag.de

244 Auch die Entstehung Freier Radikale wird u. a. auf falsche Ernährung zurückgeführt. Zur Unterstützung der körpereigenen Schutzmechanismen sollten sogenannte „Radikalfänger" zugeführt werden. Eine der stärksten und effektivsten Radikalfänger, die es gibt, ist die Alpha-Ketoglutarsäure (C_5-H_6-O_5), die einen der wesentlichsten Bestandteile von CYL (Change Your Life), dem ersten Lifestyle-Drink mit radikalfangender Funktion, ausmacht. C.Y.L. Vertriebsges.m.b.H., Tel.: 0043-3332-663.460, Fax: 0043-3332-663.464, Email: office@cyl.at, www.cyl.at

245 Interview mit Hans-Ulrich Grimm, veröffentlicht in der Zeitschrift *raum&zeit*, 129/2004, www.raum-und-zeit.com

der zunehmenden Aggressivität und Kriminalität unter Kindern und Jugendlichen und dem heutzutage verfügbaren Nahrungsangebot. Die nachfolgende Auflistung weist auf einige der am häufigsten verwendeten Zusatzstoffe hin.

Glutamat/MSG [246/247]

Der Geschmacksverstärker Glutamat steht neben dem Süßstoff Aspartam in dem Verdacht, in großen Mengen neurotoxisch zu wirken. Das in den Nervenzellen selbst gebildete Glutamat ist ein wichtiger Neurotransmitter, der eine erregende (exzitatorische) Wirkung auf die Reizweiterleitung im Nervensystem ausübt. Übersteigt die Glutamatkonzentration im Gehirn den normalen Wert, kann es die Nervenzellen irreparabel schädigen und wirkt als Erregungsgift. Das über die Nahrung aufgenommene Glutamat erhöht die Glutamatkonzentration im Blutplasma; es kann jedoch nach der vorherrschenden Lehrmeinung die Blut-Hirn-Schranke nicht passieren, was eine exzitotische Wirkung des Nahrungsglutamats eigentlich ausschließt. Die Blut-Hirn-Schranke ist jedoch nicht immer gleich stark, auch sind manche Hirnregionen gar nicht vor ihr geschützt. Seitdem in den 60er Jahren mit dem „China-Restaurant-Syndrom" (in der asiatischen Küche wird Glutamat häufig verwendet) erstmals Zweifel an der Unbedenklichkeit der chemischen Substanz festgestellt wurden, beweisen zahlreiche Studien die neurotoxische Wirkung auch des über die Nahrung aufgenommenen Glutamats. [...] Wer vorsichtshalber auf Glutamat verzichten möchte, sollte grundsätzlich industriell hergestellte Instant- und Fertiggerichte, gewürzte Snacks und Speisewürze meiden. Auf den Lebensmitteletiketten wird Glutamat folgendermaßen bezeichnet: Monosodiumglutamat (MSG), Hefeextrakt oder Glutaminsäure, Natrium-, Kalium-, Kalzium oder Magnesiumglutamat (E 620-65).

246 Zeitschrift *raum&zeit*, 129/2004, S. 12-17, ehlers verlag GmbH, Geltinger Str. 14c, 82515 Wolfratshausen, www.raum-und-zeit.com,

247 Der weltweite Absatz der offiziell als Lebensmittel zugelassenen Substanz Glutamat lag 2003 bei 1,5 Millionen Tonnen mit steigender Tendenz. Glutamat ist vermutlich der Zusatzstoff mit den weitreichendsten gesundheitlichen Auswirkungen für das Gehirn und die Körperform; ibid, S. 16

Sulfite

Sulfite (E 220-228) sind Schwefelverbindungen, die zahlreichen Nahrungsmitteln als Konservierungsstoffe zugesetzt werden. Der Verzehr von Wein, getrockneten Früchten (auch Aprikosenkerne!), Kartoffelpüree aus der Tüte und anderen geschwefelten Nahrungsmitteln kann mitunter zu lebensbedrohlicher Atemnot (Sulfit-Asthma) führen. In Europa sind Sulfite als Zusatzstoff für 61 Lebensmittelproduktgruppen zugelassen. Ein Übermaß an sulfitreichen Lebensmitteln kann unheilvolle Folgen für den Darm haben. Bei Patienten, die an entzündlichen Darmerkrankungen leiden, werden große Mengen so genannter Desulfovibrio-Bakterien gefunden. Diese Bakterien ernähren sich von Schwefel, vermehren sich bei einem Überangebot an Schwefelverbindungen und durchlöchern sozusagen die Darmwand, machen sie durchlässig für Schadstoffe und beeinträchtigen die Funktion des Darmhirns.

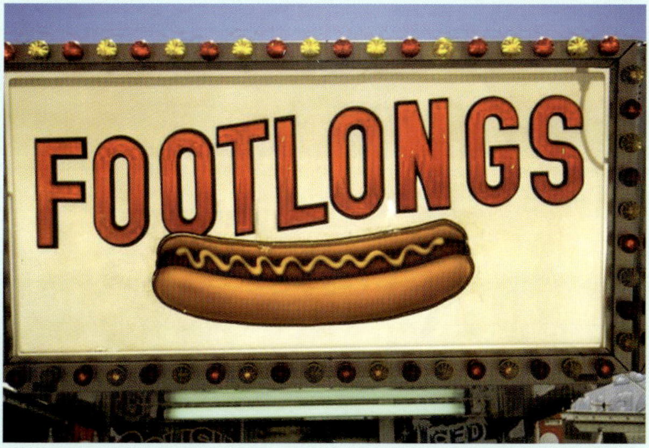

Zitronensäure

Die natürlicherweise in Zitrusfrüchten vorkommende Zitronensäure ist als künstlich produzierter Konservierungsstoff in zahlreichen industriell verarbeiteten Nahrungsmitteln enthalten. Sofern die generell als unbedenklich angesehene tägliche Aufnahme von Zitronensäure überschritten wird, fördert dieses Übermaß die Aufnahme von Metallen wie Aluminium und Blei und spielt eine Rolle beim Transport der Metalle über die Blut-Hirn-Schranke. Einige Demenzerkrankungen werden mit der Anreicherung dieser Metalle im Gehirn in Verbindung gebracht.

Aspartam

Aspartam wurde 1965 durch Zufall von dem Chemiker James Schlatter entdeckt und trotz vieler Kontroversen 1981 offiziell als Süßstoff für feste Nahrungsmittel zugelassen; im Jahr 1983 erhielt es seine Zulassung für die Verwendung in kohlesäurehaltigen Getränken, ungeachtet immer lauter werdender Stimmen, dass dessen Verzehr neurologische Schäden hervorrufen könnte.[248] Wie der Forscher Alex Constantine in seinem Essay mit dem Titel „Sweet Poison“ berichtet, gehen mehr als 75 % aller der amerikanischen FDA gemeldeten Lebensmittelunverträglichkeiten auf das Konto von Aspartam und dies in erster Linie aufgrund der bekannten Tatsache, dass der Süßstoff die neurologischen Vorgänge beeinträchtigt.

Eine Überproduktion von Aspartat und Glutamat – zweier chemischer Substanzen, welche im Körper als Neurotransmitter wirken und die den Informationsaustausch zwischen Gehirn und Neutronen gewährleisten – kann Neuronen im Gehirn abtöten; dies geschieht, wenn sich in den Gehirnzellen zuviel Kalzium ablagert, um saures Gewebe zu neutralisieren. Aufgrund dieser neurologischen Beeinträchtigung werden Aspartat und Glutamat als ‚Excitotoxine' [Englisch to excite: reizen; aufregen, begeistern; erregen; anregen; toxin: Schadstoff, Gift] bezeichnet, womit zum Ausdruck gebracht werden soll, dass beide Substanzen die Gehirnzellen zu Tode ‚reizen' bzw. stimulieren.[249]

Zu den mit Aspartam in Verbindung gebrachten Nebenwirkungen gehören Multiple Sklerose, Alzheimer-Krankheit, Amyotrophe Lateral-

248 Viele kohlensäurehaltigen Getränke (Marke „Diät" und „Light"), zuckerfreie Süßwaren, Desserts, Kaugummis und Diätlebensmittel enthalten Aspartam; auch hinter den Marken „Canderel", Nutra-Sweet" und „Senecta" verbirgt sich Aspartam; raum&zeit, 129/2004, S. 14

249 *The Guardian*, London, England, 20. Juli 1990

sklerose (ALS), Gedächtnisverlust, hormonelle Störungen, Gehörverlust, Epilepsie, Parkinson-Krankheit, AIDS-Demenz, Schädigungen des Gehirns sowie neuro-endokrine Störungen. Auch die Federation of American Societies for Experimental Biology weist in aller Deutlichkeit auf die gesundheitlichen Risiken hin, die für Säuglinge, Kinder und Schwangere bestehen, sofern diese Aspartam verzehren. Hier die Erklärung der Federation: *„Schwangere, Säuglinge und Kinder täten gut daran, auf den Verzehr von L-Glutamat zu verzichten. Anhand der vorliegenden Beweise konnte nachgewiesen werden, dass dessen Verzehr endokrine Beschwerden ausgelöst hat... daraus lässt sich folgern, dass auch ein Zusammenhang zwischen L-Glutamat und neuro-endokrinen Erkrankungen besteht und weiterhin, dass... L-Glutamat von Frauen im gebärfähigen Alter und Menschen mit Affektstörungen nicht verzehrt werden sollte."* [250/251]

Phenylalanin

Aspartam setzt sich zu 50 % aus L-Phenylalanin zusammen, einer Aminosäure, die vom Gehirn verwendet wird. Menschen, die an der Erbkrankheit Phenylketonurie (PKU) leiden, können Phenylalanin nicht verstoffwechseln; folglich lagern sich große Mengen dieser Aminosäure an verschiedenen Stellen im Gehirn ab, was wiederum zu reduzierten Serotonin-Werten führt. Die Folge davon sind Affekt-Labilität und Depression.[252]

---

250 Food Magazine, Artificial Sweetener Suspicions, Bd. 1, Nr. 9, April/Juni 1990

251 In seinem Bericht mit dem Titel *Sweet Misery – The Horrors of Aspartame Revealed in Documentary* (eHealthy News You Can Use, 24.7.2004; http://www.mercola.com/2004/jul/24/sweet_misery.htm) weist Dr. Joseph Mercola darauf hin, dass Aspartam mittlerweile in über 5000 Nahrungsmitteln, vom Diätgetränk bis zu Yoghurt und Pudding, verwendet wird.

252 Day, P., *Der Kampf um die Gesundheit*, S. 174 - 176

Auch viele Hersteller chemisch behandelter Nahrungsmittel nehmen sich der Acrylamid-Problematik an und untersuchen, inwieweit dessen Konzentration in ihren Nahrungsmitteln reduziert werden kann. Acrylamid konnte besonders in Nahrungsmitteln nachgewiesen werden, die stark kohledydrathaltig sind und bei hohen Temperaturen zubereitet wurden. Hierzu zählen chemisch behandeltes Brot, Getreideprodukte und Kartoffeln, also Nahrungsmittel, die – Acrylamid hin oder her – grundsätzlich in Maßen genossen werden sollten. Es verwundert nicht, dass mit einer starken Erhitzung dieser Nahrungsmittel noch ganz andere Schwierigkeiten einhergehen. Durch den Kochvorgang verliert das Nahrungsmittel aufgrund seiner empfindlichen Bestandteile wertvolle Nährstoffe (65% um genau zu sein; durch den Gefrierungsprozess wird der Nährstoffgehalt um ganze 45% reduziert). Wer sich also wirklich etwas Gutes tun will, der besinne sich auf Rohkost. Jedes einigermaßen vernünftige Ernährungskonzept verweist auf den Verzehr von mindestens einem Drittel ungegarter Kost.

Wenn auch Sie sich, wie in Amerika üblich, vorwiegend von chemisch behandelten Nahrungsmitteln ernähren – die Amerikaner geben 90% des für die Beschaffung von Lebensmitteln aufgewendeten Haushaltsbudgets für chemisch behandelte Nahrungsmittel aus! –, dann ist absehbar, dass dieser Ernährungsstil irgendwann einmal gesundheitliche Konsequenzen nach sich ziehen wird. Die einzige Möglichkeit, mit der Plastikfutterei Schluss zu machen, lautet: Streichen Sie frittierte, chemisch behandelte Nahrungsmittel ein für alle Mal vom Speiseplan.[253]

Die Umwelt auf Ground Zero

Wir ertrinken in einem Meer von Schad- und Giftstoffen. Der Körper muss heute gegen ca. 4 Millionen neue Moleküle in der Umwelt ankämpfen, die es vor 100 Jahren noch nicht gab. Wie nie zuvor in ihrer

253 www.mercola.com; Latest on Carcinogen in French Fries, von Lauran Neergaard

Geschichte sieht sich die Welt vielen höchst bedrohlichen Krisen ausgeliefert. Zum Beispiel hat die Umweltverschmutzung alarmierende Ausmaße angenommen und als Folge davon ist zu beobachten, dass in den Gewässern männliche Fische zu Weibchen mutieren.[254] Auch das Fischsterben ist mittlerweile eine grausame Realität.

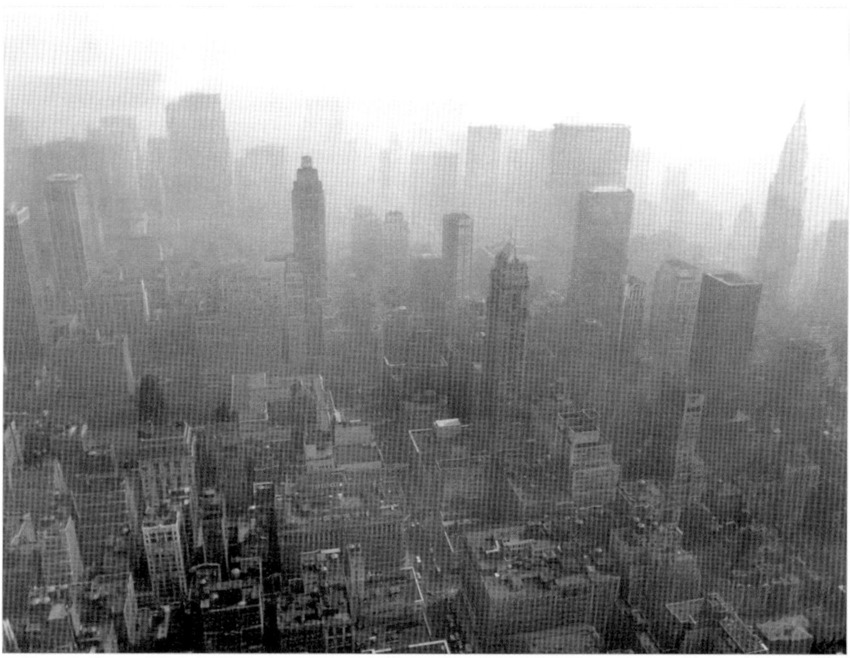

Smog über New York, 1970
Die Hochhäuser von Manhattan liegen am 11.6.1970 unter einer dicken Smogwolke.[255]

Viele der hier nur auszugsweise genannten Giftstoffe sind in Wasch- und Geschirrspülmitteln, Reinigungsprodukten, Desinfektionsmitteln und anderen Artikeln anzutreffen. Der Grund für diesen Tatbestand ist klar: Ein beliebiges Produkt muss gerade einmal 5 % aktive Wirkstoffe enthalten; zu mehr ist die chemische Industrie nicht verpflichtet. Die

254 *Der Kampf um die Gesundheit - Das Video*, Body Conservation, 2002
255 © dpa - Bildarchiv, picture-alliance / dpa / UPI

restlichen 95 % können sich mehr oder weniger aus beliebigen Inhaltsstoffen zusammen setzen, einschließlich industrieller Abfallprodukte! Wir sind zuversichtlich, dass wir Sie anhand unserer Ausführungen davon überzeugen konnten, dass es ‚so nicht mehr weiter geht'. Wir hoffen, dass auch Sie sich, verehrte Leserin, verehrter Leser, gegen den Wahnsinn und für eine weniger belastete Umwelt und Gesundheit für alle entscheiden und diesen wichtigen Schritt durch ein neues, bewussteres Kaufverhalten zum Ausdruck bringen. Machen Sie einen Anfang, noch heute! [256]

* * *

[256] Siehe Anhang 3

Auf leisen Sohlen
Schwermetallen (und Impfstoffen) auf den Zahn gefühlt

„Toxische Belastungen gehören zu den häufigsten Ursachen von Krankheiten und eingeschränkter Heilungsreaktion. Neben den Giften bereiten zunehmend toxische Formen von physikalischer Energie Sorge, wobei die elektromagnetische Umweltbelastung die signifikanteste darstellt, die der Mensch in diesem Jahrhundert hervorgebracht hat. Toxine, egal ob stofflich oder energetisch, können die DNA schädigen, die Abwehrkräfte schwächen und die Entwicklung von Krebs und anderen Krankheiten fördern. Bemerkenswert ist die Trägheit, mit der Mediziner und Wissenschaftler ein Interesse für diese Thematik entwickeln. Hier droht eine der größten Gefahren für die Gesundheit und für das gesamte Wohlergehen der heutigen Welt."

Prof. Dr. Andrew Weil, Mediziner und Pharmakologe, Harvard Universität, 1995

Aber nicht nur Lebensmittel, Körperpflegeprodukte, Handy- und Mikrowellenstrahlen schädigen den Körper tiefgreifend und nachhaltig, wie wir gesehen haben. Scheinbar unbemerkt – jedenfalls fürs erste – ist der menschliche Körper wie nie zuvor zwei lautlosen und besonders brutalen Angreifern ausgesetzt, die in der Regel nie allein, sondern immer als eine Art ‚Kombi-Pack' auftreten und vor denen man unbedingt auf der Hut sein sollte. Die Rede ist hier von Schwermetallen und Impfstoffen, wobei wir Letztgenannte nur oberflächlich streifen werden.

Zum Thema Schwermetalle und Entgiftung wollen wir an dieser Stelle eine der führenden Kapazitäten zu Wort kommen lassen, und zwar den international renommierten Prof. Dr. Dietrich Klinghardt, der sich seit Jahrzehnten u. a. erfolgreich mit der schonenden Ausleitung von Schwermetallen mittels natürlicher Substanzen befasst und weltweit als eine der führenden Autoritäten auf diesem Gebiet gilt.[257] Die nachfol-

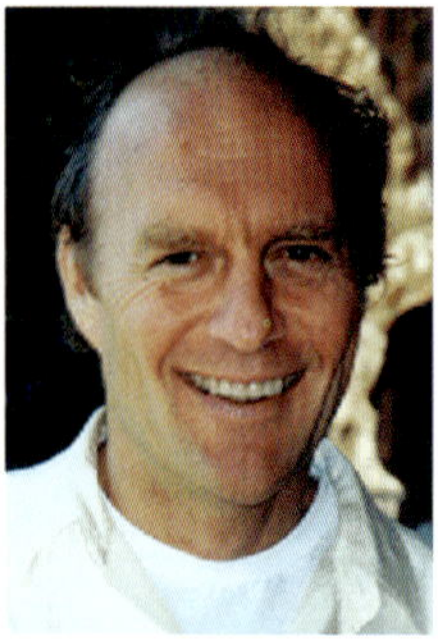

gend auszugsweise wiedergegebenen Ausführungen stammen von französischen Websites.[258] Wer sich auf Deutsch oder Englisch in das Thema vertiefen möchte, findet z. B. mit Hilfe der google-Suchmaschine (Eingabe: Klinghardt) eine enorme Vielzahl aufschlussreicher Artikel.

Prof. Dr. Dietrich Klinghardt

Vergiftung mit System

Seit Beginn der Industriellen Revolution gegen Ende des 19. Jahrhunderts sieht sich die Bevölkerung der Industrieländer in zunehmendem Maße einer Flut giftiger Schadstoffe ausgesetzt. Bereits seit langen Jahren setzen sich viele Experten für eine Aufklärung auf diesem Gebiet ein, um die Bevölkerung vor den gesundheitlichen Auswirkungen von Schwermetallen (Aluminium, Quecksilber, Nickel, Blei, Barium, Zinn, Arsen, Cadmium, etc.) zu warnen. Auf diese für den Körper hochgiftigen Substanzen stoßen wir in der Nahrungskette, in Zahnfüllungen (denn selbst nachdem es entfernt worden ist, bleibt das Quecksilber in den Zellen „gefangen") und in Impfstoffen. Hierbei zählen die Schwermetalle, welche vom Organismus aufgenommen und eingeatmet bzw. über die Plazenta direkt auf das Ungeborene übertragen werden, zu den hinterhältigsten Übeltätern und sind Auslöser von allen möglichen Krankheiten und „unerklärlichen" Symptomen bei Kindern und Erwachsenen.

257 Prof. Dr. Dietrich Klinghardt hat in Freiburg (Deutschland) Medizin und Psychologie studiert und sich auf die Behandlung chronischer Erkrankungen spezialisiert. Seit 1982 lebt und arbeitet er in den USA und leistet wesentliche Beiträge auf dem internationalen Medizinsektor. Er ist Verfasser zahlreicher Veröffentlichungen und hält darüber hinaus an Universitäten und medizinischen Hochschulen in den USA, Australien, England, Deutschland, Österreich, Schweiz, etc. regelmäßig Vorträge und Seminare ab. Er ist Mitglied der American Academy of Neural Therapy [etwa: Akademie für Neuraltherapie) sowie der American Academy of Orthopaedic Medicine [etwa: Akademie für orthopädische Medizin]; siehe auch Anhang 2

258 http://www.ateliersante.ch/mercure.htm und http://www.bdvdiff.com/chlorella2.html (Auszug einer Mitschrift eines Vortrages am Polytechnischen Institut, Zürich, Schweiz, vom 14. Mai 1998).

Der gefährlichste dieser Schadstoffe ist Quecksilber, welches als radioinaktive und hochgiftige Substanz gilt. Schwermetalle verstecken sich überall. Sämtliche chronische Erkrankungen, virale Infektionserkrankungen, Mykose, Tuberkulose, Krebs, sklerotische Ablagerungen, Auto-Immun- und Schilddrüsenerkrankungen, bestimmte Kopfbeschwerden und Allergien, kalte Hände und Füße, nächtliche Schweißausbrüche, Candidose, Herpes, usw. können auf eine Quecksilbervergiftung zurückzuführen sein.

Amalgamfüllungen

Auf die Amalgam-Problematik wurde die Öffentlichkeit vor etwa 12 - 15 Jahren anhand umfassender wissenschaftlicher Berichte aufgeklärt, welche dessen Schädlichkeit nachwiesen. Bei dem für Zahnfüllungen verwendeten Amalgam handelt es sich um eine Verbindung, die sich (je nach Hersteller) aus 50 % Quecksilber, 30 % Silber, 9 % Zinn, 6 % Kupfer und einem geringen Anteil Zink zusammensetzt. Hierbei ist anzumerken, dass Silber ebenso giftig ist wie Quecksilber; darüber hinaus ist die Entstehung von Auto-Immunerkrankungen viel häufiger auf Silber als auf Quecksilber zurückzuführen.

Es hieß zunächst, das in einer Amalgamverbindung verarbeitete Quecksilber sei dort fest und ‚unausweichbar' eingebunden. Anhand durchgeführter Messungen konnte Dr. Klinghardt jedoch das Gegenteil beobachten. Er stieß bei seinem ersten Patienten auf eine Quecksilberentweichung durch den Mund, welche das 480fache der zulässigen Industrienorm übertraf. Jedes Mal, wenn dieser Patient kaute, atmete er die 480-fache Menge des von der amerikanischen Industrie zugelassenen Wertes ein. Es ist anzumerken, dass auch beim Einatmen durch die Nase eine nicht unerhebliche Dosis an Giftgasen in den Körper gelangt.

Wenn man etwas Quecksilber auf den Tisch gibt, verdampft es aufgrund seines Dampfdrucks nach einiger Zeit. Vorsicht ist dennoch geboten: Der Dampf ist zwar geruchlos, aber alles andere als ungefährlich. Im Vergleich zu seinen übrigen Patienten konnte Dr. Klinghardt bei seinen chronisch kranken Patienten eine erhöhte Quecksilberbelastung beobachten.

Ein paar Fakten aus der Weltliteratur

- Im Jahr 1990 wurden die Auswirkungen von Quecksilber auf Schafe untersucht. Zu diesem Zweck behandelte man die Zähne der sechs Tiere mit Amalgam. Nach einem halben Jahr hatte sich deren Nierenfunktion um ca. 60 % verringert.
- Laut einer deutschen Studie wurde bei Zahnarzthelferinnen – verglichen mit Angestellten in anderen Berufssparten – eine Verringerung der Fruchtbarkeit bis zu 60 % beobachtet.
- Im Schnitt besitzt jeder Zahnarztpatient acht Amalgamfüllungen; daraus folgt, dass sich täglich etwa 15 – 17 µg [Mikrogramm; ein Millionstel Gramm] Quecksilber im Körper ablagern, vornehmlich in Gehirn und Nervenzentrum. Der Organismus erfährt darüber hinaus eine weitere Schwermetallbelastung von ca. 2 µg aufgrund der Luftverschmutzung sowie durch den Verzehr von Fisch.
- Die Verschmutzung der Welt mit Quecksilber wurde durch den Menschen hervorgerufen.
- Quecksilber lagert sich leicht an wasserabstoßende Substanzen wie Lipide (Fette) an. Da Zellmembranen aus Lipiden zusammengesetzt sind, kann das Quecksilber leicht in diese eindringen. Auf diese Weise ist es für das Metall ein Leichtes, zum Gehirn durchzudringen.

Quecksilber und Krebs

Anhand von Autopsien verstorbener Krebspatienten konnten – verglichen mit anderen Körperstellen – im Zentrum des Tumors erhöhte Quecksilberwerte beobachtet werden. Es scheint nachgewiesen, dass viele Tumore um eine Schwermetallanhäufung entstehen. Schwermetalle spielen bei der Entwicklung von Tumoren eine wichtige Rolle.

Quecksilber und die Alzheimer-Krankheit

Untersuchungen haben ergeben, dass zwischen einer Quecksilberbelastung und der Alzheimer-Krankheit eine Verbindung besteht. Sobald das Quecksilber auf die Nervenzellen trifft, werden dieselben Reaktionen ausgelöst wie bei einer Alzheimer-Erkrankung. An verstorbenen Alzheimer-Patienten durchgeführte Autopsien haben gezeigt, dass sich in deren Gehirn die vierfache Menge an Quecksilber und die doppelte Menge an Aluminium abgelagert hatte als bei Menschen, die eines natürlichen Todes gestorben waren.

Quecksilber und virale/bakterielle Erkrankungen

Es scheint bewiesen, dass Infektionen in vielen Fällen eine Abwehrmaßnahme des Körpers gegen eine Quecksilberbelastung sind; dies trifft besonders bei einer Candidose zu. Der in New York lebende japanische Forscher Yoshiaki Omura wies nach, dass ein Zusammenhang besteht zwischen viralen und bakteriellen Erkrankungen und Quecksilberablagerungen. Diese Feststellung trifft auch auf andere Infektionskrankheiten zu, z.B. auf die infektiöse Mononucleose (=Pfeiffer-Drüsenfieber). Diese Ergebnisse ermöglichen es uns, das Problem der Infektionskrankheiten aus einem ganz anderen Blickwinkel zu betrachten.

Kleine Amalgamkunde

Zu Beginn des vergangenen Jahrhunderts fanden französische Wissenschaftler heraus, dass man Legierungen herstellen konnte, die Quecksilber enthielten. Sie entdeckten eine Legierung, die bei variabler Temperatur sowohl bearbeitet werden konnte als auch aushärtete. Auf diese Weise entstanden die ersten Füllungen (Plomben) – und ein neues Problem: Die Vergiftung des Menschen aufgrund der Verwendung von Schwermetallen in der Zahnmedizin. Es ist interessant, festzuhalten, dass sich europäische Geschäftsleute bereits um 1830 in den USA gegen die Verwendung von Amalgam aussprachen. Daraufhin schloss sich eine Gruppe amerikanischer Ärzte und Zahnärzte zusammen und untersuchte, inwieweit sich Amalgam schädlich auf die Gesundheit auswirkte. Ihr abschließender Befund fiel positiv aus: Amalgam war [bzw. ist] gesundheitsschädlich; bei den Patienten konnten Erkrankungen des Nervensystems festgestellt werden. Alle Zahnärzte, die bis dato Amalgam zum Einsatz gebracht hatten, verloren ihre Approbation. Gegen 1850 schlossen sich diese ‚geächteten' Zahnärzte zusammen und gründeten die American Dental Association. Diese sich einzig aus amerikanischen Zahnärzten zusammensetzende Organisation existiert noch heute und führt einen endlosen Kampf gegen all jene Institutionen, die ihnen seinerzeit die Approbation entzogen hatten – wobei anzumerken ist, dass bei der ganzen Diskussion zum Thema Amalgam weniger wissenschaftliche als politische Aspekte ausschlaggebend waren. Amalgamfüllungen wurden in erster Linie aus einer wirtschaftlichen Überlegung heraus befürwortet, da sie billig waren.

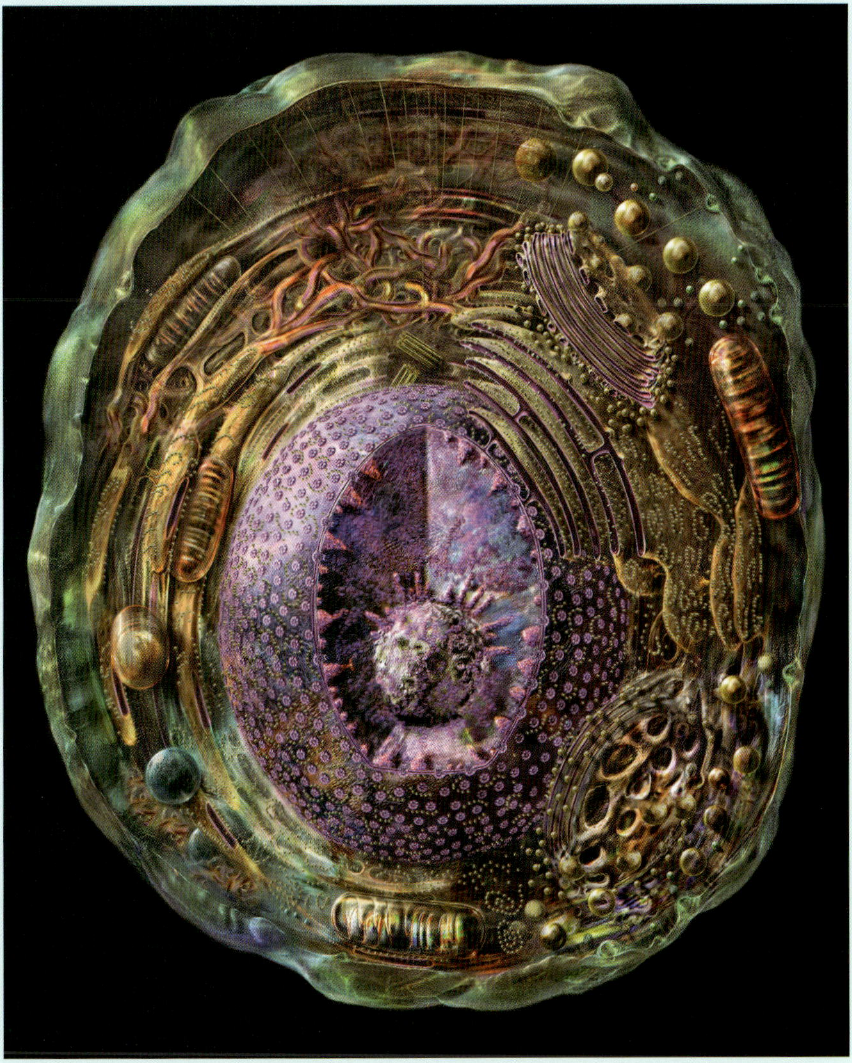

Die menschliche Zelle [259]

Ohne elektromagnetische Energie im Körper gäbe es kein Informationssystem in seinem Innern, also auch kein Leben und keine Gesundheit.

259 Copyright Russell Kightley Media, rkm.com.au

Die menschliche Zelle [260]

Der Grundbaustein des Lebens ist die Zelle. Ein Mensch besteht aus ca. 70 bis 100 Billionen verschiedenster spezialisierter Zellen, die in einem harmonischen Zusammenspiel von Zellverbänden, Gewebe und Organen koordiniert sind. Jeder Gedanke, jeder Nervenimpuls, der Transport und die Wirkung von Hormonen, alles hängt von der Leistungs- und Kommunikationsfähigkeit der Zellen ab.

Bio-elektromagnetische Abläufe im Körper

Um ihre Aufgabe erfüllen zu können, benötigt die Zelle Energie, die sie über den Stoffwechsel selbst produziert. Dazu braucht sie Nährstoffe, Wasser und Sauerstoff. Die Aufnahme dieser Stoffe und die Ausscheidung von Abfallprodukten wird durch elektromagnetische Energie gesteuert. Nur eine optimale elektromagnetische Regulation und Koordination aller Funktionen macht Leben überhaupt möglich. Kommt es in den Zellen zu Energiemangel, werden zunächst Funktionen beeinträchtigt und bei der Fortdauer dieses Zustandes Zellschäden verursacht. Es kommt zu einer Schwächung von Organen und Drüsen und der Organismus gerät aus seinem Gleichgewicht. Der Mensch fühlt sich erschöpft, altert vorzeitig bzw. wird krank.

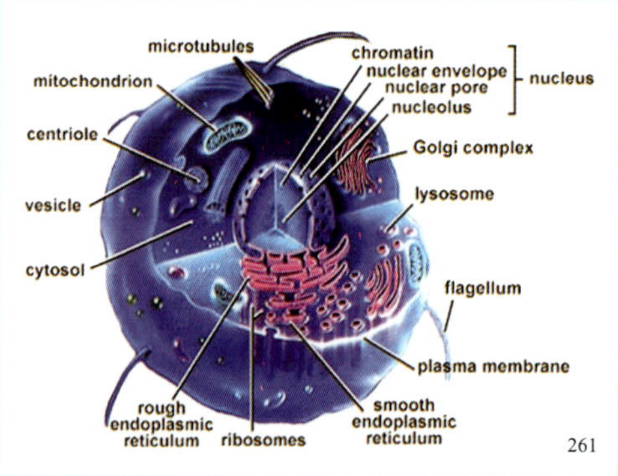

261

Die Schlüsselrolle von Enzymen

Das Leben jeder einzelnen Zelle des menschlichen Körpers ist untrennbar verbunden mit unzähligen chemischen Reaktionen, die ständig in ihr ablaufen. Entscheidend für das Funktionieren des Stoffwechsels sind die organischen Kohlenstoffverbindungen, die jedoch nur sehr träge untereinander reagieren. Deshalb gibt es in jeder Zelle Instrumente, die praktisch jede chemische Reaktionskette beschleunigen: Die Enzyme.

Ernährung und Zellreinigung

Ernährung wirkt vor allem auf das menschliche Zellsystem. Jede Zelle ist eine kleine „Fabrik“, welche bestimmte Funktionen erfüllt. Unsere tägliche Nahrung ist dabei der „Rohstoff“, den die „Fabrik“ benötigt, um richtig arbeiten zu können. Wenn der „Rohstoff“, unsere Nahrung nicht dem verlangten Standard entspricht, funktioniert unser Zellsystem nicht richtig. Die Zellen werden dann krank und sterben ab. Doch nicht nur die Zellernährung ist von vitaler Bedeutung, sondern die größte Relevanz kommt der Zellreinigung und Zellentgiftung zu.[262/263]

Energiestoffwechsel

Alle menschlichen Zellen besitzen die Fähigkeit, aus Stoffen der Zellumgebung Energie zu gewinnen. Der Energiestoffwechsel ist eine zentrale Funktion der Zelle. Zuständig für die Energiegewinnung sind die Mitochondrien. Unter Zufuhr von bestimmten Enzymen, Coenzymen und Sauerstoff gewinnen die Mitochondrien (insbesondere aus Glukose und Fettsäuren) Energie für alle in der Zelle ablaufenden Vorgänge. Die Mitochondrien (bakteriengroße Untereinheiten der Zelle im Zellplasma) gelten als die „Kraftwerke“ der Zellen und sind für den Stoffwechsel unentbehrlich, weil sie in der Lage sind, Sauerstoff in Energie umzuwandeln. Sie sind für die Produktion von 95 % der Zellenergie verantwortlich. Diese Energie wird gespeichert, so dass sie der Zelle stets in ausreichendem Maß zur Verfügung steht.[264]

260 http://www.delta-gym.ch/Ernaehrung/human/zellen.htm

261 http://www.biosci.uga.edu/almanac/bio_103/notes/may_15.html

262 Bereits in den zwanziger Jahren wurde in Frankreich eine wissenschaftliche Untersuchung durchgeführt, in der menschliche Zellen isoliert und in vitro Nährstoffe und Nährlösungen zugeführt wurden. Die Zellen verkümmerten und starben ab. Als man dann jedoch zuerst die Zellen reinigte, um ihnen dann anschließend die Vitalnährstoffe zuzuführen, überlebten sie bis heute!

263 Siehe auch Anhang 2

264 http://www.was-ist-q10.de/verbraucher/verbr_03.html

Auch ein Zahnarzt…

…ist vor einer Quecksilbervergiftung nicht sicher. Als Dampf ist Quecksilber besonders schädlich, da er direkt über Schleimhäute und Lunge aufgenommen wird. Überdies wird der Dampf in Methylquecksilber verwandelt und lagert sich schließlich in den Nervenzellen ab.

Die aus den Amalgamfüllungen entweichenden Quecksilberdämpfe sind hoch giftig. Wie man heute weiß, dauert es sieben Jahre, bis die Hälfte des Quecksilberanteils in einer Amalgamfüllung verdampft ist. 80 % verbleiben im Nervensystem – auf Lebenszeit.

Eine Amalgamfüllung kann ohne weiteres 500 - 1000 mg wiegen. Füllungen mit einem Gewicht von 1g sind keine Seltenheit; der Quecksilberanteil beträgt in diesem Fall 500 mg. Diese Menge reicht im Schnitt aus, um einen Menschen zu töten.

Das Quecksilber gelangt vom Mund bzw. über die Schleimhäute – genauer gesagt über die sich dort befindlichen zahlreichen Gehirnnerven – direkt ins Gehirn. Diese folgenschwere Weiterleitung dauert gerade einmal 24 Stunden. Nach 24 Stunden hat sich das Quecksilber im gesamten Gehirn verteilt.

Wie kommt das Quecksilber in den Körper

Laut Dr. Klinghardt gibt es vor allem zwei Möglichkeiten, wie das Quecksilber in den Körper gelangt:

- **durch Amalgamfüllungen und**
- **durch die Mutter.**

Wie Untersuchungen an Foeten ergeben haben, benutzt die Mutter das Ungeborene als eine Art „Mülleimer“, um sich der eigenen Schwermetallbelastung zu „entledigen“. Auf diese Weise werden große Mengen Quecksilber auf den Foetus übertragen. Auch die Muttermilch ist mit einem hohen Quecksilberanteil belastet. Eingeschränktes Wachstum, ein verkleinertes Gehirn, ein beeinträchtigtes Immunsystem und ein reduziertes Körpergewicht sind die Folgen dieser Vergiftung des Kleinkindes.

Synergetisches Zerstörungspotenzial

Ist ein Körper bereits durch Quecksilber vergiftet und werden ihm weitere Metalle (Aluminium, Blei, etc.) zugeführt, so handelt es sich bei dieser Anhäufung von Schwermetallen, in den Worten Dr. Klinghardts, um „Neurotoxine mit einem synergetischen Zerstörungspotenzial".

Chronische Erkrankungen

Ist das Quecksilber erst einmal ausgeleitet, verlieren auch andere Toxine das ‚Interesse' und ‚verlassen' den Körper feiwillig. Alle Neurotoxine – seien sie chemischen oder metallischen Ursprungs – werden zum Zweck der Reinigung unablässig durch die Leber geschleust und gelangen über die Galle in den Darm. Allerdings werden sie dort nicht ausgeschieden, sondern gelangen erneut in den Organismus; somit entsteht ein Teufelskreis, eine Art ‚Brutstätte' für chronische Beschwerden. Sofern dieser Teufelskreis unterbrochen und die Neurotoxine ausgeleitet werden können, ist eine schnelle Heilung möglich.

Anzeichen für eine Quecksilbervergiftung

Es folgt eine (unvollständige) Liste von Symptomen, welche bei Menschen mit einer Schwermetallvergiftung beobachtet werden konnten. Eine schwache Vergiftung liegt vor, wenn Sie mindestens drei Symptome an sich feststellen können; sofern Sie drei Symptome pro Rubrik an sich feststellen können, liegt möglicherweise eine starke Vergiftung vor.

Zentrales Nervensystem: Gereiztheit / Nervosität / Angst / Unruhe / Gemütsschwankungen / geringes Selbstbewusstsein / Schüchternheit / Unentschlossenheit / eingeschränktes Kurzzeitgedächtnis / chronische Schlafstörungen / Depression;

Neurologische Symptome: Kribbeln in den Händen / ständiges Brennen in den Extremitäten bzw. Einschlafen derselbigen / leichtes Zittern der Hände;
Kopfbereich: Zahnfleischbluten / Zahnfleischschwund / schlechter Atem / Brennen auf den Lippen, der Zunge und im Gesicht / Schwindel / Rauschen in den Ohren / beeinträchtigtes Gehör / vermehrte Speichelbildung / Bindehautentzündung / Schwierigkeiten nachts Auto zu fahren / lichtempfindliche Augen / beeinträchtigte Sicht;
Verdauungstrakt: Lebensmittelallergien / Bauchschmerzen / wiederholte Bildung von Schleimhautbläschen; Luftschlucken;
Herzbeschwerden: Arythmie (aufgrund von Schwermetallablagerungen in den Nerven, welche die Herzaktivitäten steuern); erhöhte Herzfrequenz (Pulschlag);
Andere Symptome: chronische Erschöpfung / Stottern / Legastenie / Leistungsabfall in der Schule / Schwierigkeiten, morgens aufzustehen / Mykosen / Schwitzen an Händen und Füßen / eingeschränkte Gelenkigkeit / Nierenbeschwerden / chronische Erkältung / Osteoporose / geweitete Pupillen / Gelenkschmerzen / Verdauungsprobleme / epileptische Anfälle / Hautausschlag / eingeschränkte Konzentration.

Quecksilber ist anzutreffen in:

- Amalgamfüllungen
- Fisch
- Impfstoffen (Thimerosal)
- Reinigungsmitteln für Kontaktlinsen
- Ohren- und Augentropfen (Thimerosal)
- Batterien, Thermometer
- Fungiziden, Desinfektionsmitteln, Antiseptika
- Industriellem Abfall / Umweltverschmutzung
- Kosmetika und Haarfärbemitteln.

Quecksilber wird auch in Heizungsthermostaten verwendet und verdampft dann in großen Mengen im Raum.

Ein paar Zahlen zur Verdeutlichung

Vor einigen Jahren (ungefähr 1997) wurde eine epidemiologische Studie[265] veröffentlicht, bei der 400 - 500 Jahre alte Skelette mit Skeletten von Menschen verglichen wurden, die vor zehn Jahren verstorben waren. Dabei fand man heraus, dass die Bleibelastung der jüngeren Skelette 500 bis 1000 Mal stärker war als die der älteren, und zwar ausnahmslos. Wir wissen sehr wohl, dass eine Bleivergiftung das Gehirn schwer in Mitleidenschaft zieht; dies ist besonders im Hinblick auf die neurologische Entwicklung bei Kindern von Bedeutung. Es ist also in erster Linie die Entwicklung der Intelligenz, die erheblich beeinträchtigt wird.

Zusammenfassung

1) Die im Körper befindlichen Schwermetalle spielen bei der Entstehung aller chronischen Erkrankungen eine entscheidende Rolle (z.B. bei Morbus Crohn, chronischen Rückenbeschwerden und chronisch-lymphatischer Leukämie);

2) Eine Schwermetallvergiftung führt zu chronischen Infekten. Das heißt, sobald sich Schwermetalle im Körper befinden, entstehen genau an jenen Stellen Infektionen, an denen sich diese Schwermetalle ablagern. Hierzu zählen Mykosen, bakterielle und virale Erkrankungen sowie Erkrankungen durch Mykoplasmen.

3) In jedem Körper trifft man auf eine Anhäufung von Neurotoxinen, die ihrerseits synergetisch wirken.

4) Neurotoxine werden unablässig von der Leber ‚gereinigt' und gelangen über die Galle in den Darm. Dort werden sie nicht, wie vielleicht vermutet wird, ausgeschieden; im Gegenteil, sie werden wieder vollständig vom Organismus aufgenommen. Aufgrund dieses

[265] Grundsätzlich ist anzumerken, dass die Epidemiologie mittlerweile eine unbelastete Kontrollgruppe benötigt. Diese ist aufgrund der flächendeckenden Strahlenbelastung jedoch praktisch nicht mehr zu finden; Mobilfunk-Newsletter der Bürgerwelle e.V. vom 15.6.2004

ständigen Kreislaufes entstehen allmählich chronische Beschwerden. Es gilt also, diesen Kreislauf zu unterbrechen – z. B. indem man dem Körper natürliche Substanzen zuführt, welche diese Neurotoxine ‚einfangen'. Dadurch reduziert sich deren Menge und es können Behandlungen für eine schnelle Heilung der resultierenden Beschwerden eingeleitet werden.

5) Die Akkumulation von Giftstoffen im Körper wird durch das Vorkommen von Quecksilber nachweislich unterstützt; sobald das Quecksilber beseitigt worden ist, verlieren die anderen Toxine, salopp ausgedrückt, ‚die Lust' und ‚verschwinden von alleine'. Zielt eine Behandlung in erster Linie auf die Entgiftung der anderen Toxine ab, ohne dass vorher das Quecksilber entfernt wurde, so müssen diese anderen Giftstoffe einzeln, ‚Stück für Stück' und nacheinander beseitigt werden.

Viele Beschwerden sind auf Neurotoxine, also Schwermetalle zurückzuführen. Schwermetalle sind keine Krebserreger sondern Neurotoxine, das heißt, sie vergiften das Nervensystem. Eine Vielzahl chemischer Substanzen, die wir heute kennen, fallen ebenso unter den Begriff Neurotoxine.

Grundregeln für die Entgiftung

Grundsätzlich gilt in der Toxikologie: Der Patient sollte sich von der Quelle der Vergiftung fern halten bzw. die Quelle der Vergiftung sollte vom Patienten fern gehalten werden. Im Fall einer Quecksilbervergiftung müssen als erstes die Amalgamfüllungen entfernt werden, da sich diese zu 50 % aus Quecksilber zusammensetzen. In den Weltmeeren gibt es heute keinen einzigen Fisch mehr, der nicht mit Quecksilber oder einer anderen toxischen Substanz vergiftet ist. Diese erschreckende Entwicklung konnte vor allem während der letzten 3 - 4 Jahre beobachtet werden. Das gleiche gilt für die kommerzielle Aufzucht von Rindern, in der Pestizide und Herbizide mittlerweile eine große Rolle spielen. Es gibt heute kein Rindfleisch mehr, das nicht mit irgendwelchen chemischen Substanzen verseucht wäre. Da hat der Verbraucher in der Tat wenig Auswahl: Entweder entscheidet man sich für Fleisch, das krebserregende Substanzen enthält oder für Fisch, der voller Neurotoxine ist.

Schwermetalle und Autismus

Es konnte statistisch nachgewiesen werden, dass die Zahl der neurologischen Erkrankungen erheblich angestiegen ist. So verdoppelt sich z. B. die Zahl der Autismus-Fälle regelmäßig. Man weiß heute, dass zwischen Autismus und Darmbakterien ein Zusammenhang besteht und dass es sich hierbei um eine Schwächung des Immunsystems handelt, ausgelöst durch Impfstoffe und Schwermetalle. Es gilt zunächst, das Quecksilber aus dem Körper auszuleiten, bevor man die anderen Toxine beseitigt.

Wir möchten es nicht versäumen, an dieser Stelle einen kurzen Abstecher in die deutsche Impflandschaft zu machen, wenngleich dieser Exkurs nur angeschnitten wird, um dem Leser – vor allem Eltern kleiner Kinder – einen bescheidenen Einblick zu vermitteln, welche Ungeheuerlichkeiten sich auch auf diesem Sektor abspielen.

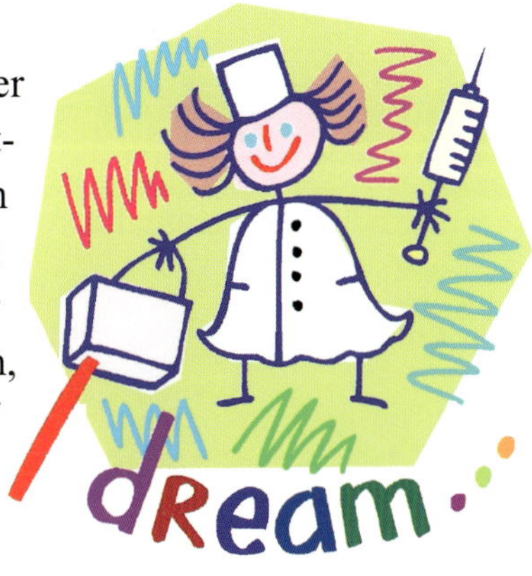

Wie die Bevölkerung systematisch zu Patienten gemacht wird

Die Pharmaindustrie definiert die Gesundheit des Menschen gegenwärtig neu, so dass Gesundheit ein Zustand ist, den keiner mehr erreichen kann. Viele normale Prozesse des Lebens – Geburt, Alter, Sexualität, Glücklichsein und Tod – sowie normale Verhaltensweisen werden systematisch als krankhaft dargestellt. Global operierende Konzerne sponsern die Erfindung ganzer Krankheiten und Behandlungsmethoden und schaffen so neue Märkte für ihre Produkten. Denn indem man zappelnde Kinder medikamentös ruhig stellt, Cholesterin zum Risikofaktor Nummer eins erklärt oder fragwürdige Vorsorgemaßnahmen einführt, kann man viel Geld verdienen.[266]

Die organisierte Kriminalität im Gesundheitswesen

In Deutschland regiert medizinische Anarchie: Das kriminelle Weißkittel-Syndikat betreibt rücksichtslose Ausbeutung der sozialen Sicherheitssysteme, organisierte Fälscherbanden unterwandern medizinische Fakultäten und wissenschaftliche Institutionen; internationale Pharma-Konzerne missbrauchen Hunderttausende nichteinwilligungsfähiger Patienten – insbesondere Säuglinge und Demenzkranke – zu menschenverachtenden Arzneimittel-Experimenten. Dies ist nur ein Ausschnitt des bundesdeutschen Medizinbetriebs, der sich problemlos auf die Schweiz und Österreich übertragen lässt. In seinen kriminellen Strukturen ist er nur noch mit dem organisierten Verbrechen zu vergleichen. Fazit: Die Korruption dieses Medizin-Syndikats und sein skandalöses Unrechtssystem untergraben die Integrität der Gesellschaft, hemmen die soziale und wirtschaftliche Entwicklung, belasten die öffentliche Verwaltung und gefährden die Demokratie.[267]

Eine große Koalition aus Gesundheitsbehörden, Ärzten und der Pharmaindustrie behauptet, dass Impfen schützt und die Gesundheit fördert. Wie ein Berg hervorragend recherchierter Literatur jedoch belegt, ist eindeutig das Gegenteil der Fall. Impfen macht viele Menschen krank. Das Risiko eines Impfschadens ist heute in aller Regel größer als die Wahrscheinlichkeit eines Gesundheitsschadens durch die betreffende Krankheit. Besonders Kleinkinder reagieren stark auf Impfungen und haben unter ihren Nebenwirkungen zu leiden.[268]

266 www.aegis.ch, **Jörg Blech**, *Die Krankheitserfinder*
267 www.aegis.ch, **Kurt G. Blüchel**, *Heilen verboten, Töten erlaubt*

Die Wurzel chronischer Störungen

Die gesundheitliche Zukunft unserer Kinder ist alles andere als rosig: Mehr als jedes zweite Kind wird schon heute zum Allergiker mit den verschiedensten Ausprägungen. Diagnostische Methoden werden stets verbessert, Heilungen indes immer unwahrscheinlicher. Diese neuen „Seuchen" erfordern eine frühe Vorsorgestrategie zur Verhinderung. Das benötigen wir auch für Übergewicht und Bluthochdruck, für die Krebszunahme oder für Suchtgefährdung, Konzentrations- und Bewegungsstörungen, die heute so viele Kinder zu Patienten werden lassen. Die Wurzeln dieser chronischen Störungen liegen im Lebensbeginn. Wenig ist über die Ursachen bekannt. Fest steht jedoch eins: Wenn die Dinge wie bisher uneingeschränkt ihren Lauf nehmen, kann sich jeder – vor allem Eltern – ausrechnen, wie sehr unsere Kinder als Patienten heute und in Zukunft von der konventionellen Medizin abhängig sein werden.[269]

Um zu einem tragfähigen Entscheid für oder gegen das Impfen zu kommen, müssen sich die Eltern durch etliche Literatur hindurchlesen. Dies ist nicht immer einfach. Einerseits fehlt die dafür nötige Zeit und andererseits oft auch die Geduld. Viele Bücher sind zudem oft so geschrieben, dass sie für Laien schwer verständlich sind. Mit dem Buch *Rund ums Impfen* liegt eine impfkritische Lektüre vor, die den Eltern auf leicht verständliche Art die Thematik und vor allem die Problematik des Impfens näher bringt.[270]

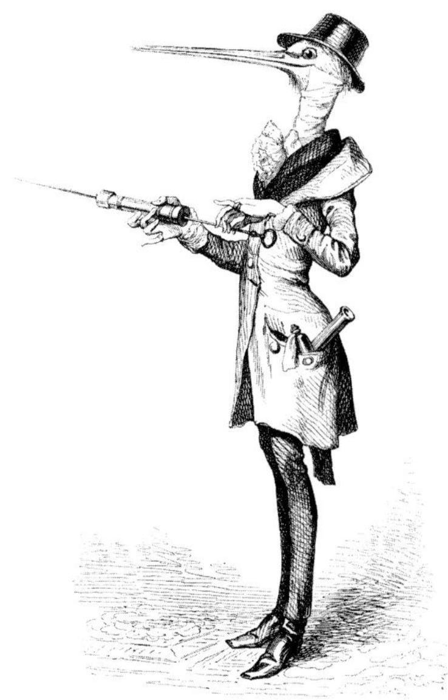

268 www.aegis.ch, **Dr. med. Gerhard Buchwald**, *Impfen - Das Geschäft mit der Angst*
269 www.aegis.ch, **Dr. Friedrich P. Graf**, *Homöopathie und die Gesunderhaltung von Kindern und Jugendlichen*
270 www.aegis.ch, **Anita Petek-Dimmer**, *Rund ums Impfen*

Impfungen: Eine grobe Missachtung von Naturgesetzmäßigkeiten

Impfen macht unsere Kinder krank und tötet sie sogar. In zunehmendem Maße gibt es heute – besonders bei den geimpften Kindern – Krankheiten wie Asthma, Leukämie, Krebs, zerebrale Schäden, Krämpfe, usw. Alle diese Krankheiten sollten uns eine Warnung sein, dass unsere Medizin schützend und helfend sein sollte und nicht, wie es heute der Fall ist, die Krankheiten erst erschafft.[271]

Die breite Palette der Impfschäden

Es existieren weltweit Forschungsberichte und Literatur, welche die erschreckenden Zusammenhänge zwischen Impfungen und neurologischen Schäden, Aids, Krebs, Leukämie, Herzschäden, multipler Sklerose, plötzlichem Kindstod, Charakterschäden, usw. nachweisen.[272]

Welche Rechte habe ich bei einer Impfung?

Es ist an jedem Einzelnen von uns, das Thema Immunisierung gründlich zu hinterfragen und sich ausführlich darüber zu informieren. Grund: Die nach diesen Recherchen zweifelsohne neugewonnene Meinung, die gegen die Immunisierung in all ihren Erscheinungsformen sein wird, soll sich auf Fakten stützen anstatt auf landläufige Weisheiten, die von der enorm lukrativen Immunisierungs-Industrie, mit ihren Nötigungen und ihrer Terrorisierung der Öffentlichkeit, in Umlauf gebracht werden.

Sind Impfungen notwendig, geeignet und zumutbar?

Wenn Sie kein Formaldehyd, Quecksilber und kein Aluminium, z. B. in den Tomaten haben wollen, die Sie essen, warum werden Kinder dann

271 www.aegis.ch, **Dr. Viera Scheibner**, *Impfungen, Immunschwäche und Plötzlicher Kindstod*
272 www.aegis.ch, **F. und S. Delarue**, *Impfungen - Der unglaubliche Irrtum*

damit „gespritzt"? Fast alle Impfstoffe enthalten eine oder mehrere dieser drei Substanzen in unterschiedlicher Menge. Sind Impfungen vielleicht der Grund dafür, dass unsere Kinder und die Kinder dieser Welt – auf diese Weise behandelt – als chronisch kranke Menschen von den Produkten der pharmazeutischen Industrie abhängig werden?[273]

Was Impfstoffe so alles enthalten

Es ist eine Tatsache, dass Impfstoffe regelmäßig töten und verstümmeln und doch weiß die Öffentlichkeit nur sehr wenig darüber, mit welchen ‚Methoden' sie ‚vorgehen' bzw. welche Substanzen einem bei einer Impfung eigentlich genau verabreicht werden. Der Hepatitis B-Impfstoff enthält – genauso wie der Keuchhusten-Impfstoff – eine Quecksilberverbindung (Thiomersal), Aluminium und Formaldehyd. Außerdem wurden unter anderem folgende Substanzen in gängigen Impfstoffen entdeckt: Teile von abgetriebenen Föten, Nierengewebe von Hunden und Affen, Ethylglykol und Phenol. Diese Impfstoffe werden dann in Zellkulturen vermehrt. Zu diesen Zellkulturen zählen Affennieren, Hühnerembryos, embryonische Meerschweinchenzellen und im Fall von Röteln, Hepatitis A und Windpocken die entnommenen Organe abgetriebener Föten. Hierzu der Kommentar eines Impfstoff-Forschers: *„Würden Sie diese Zutaten miteinander vermischen und ihrem Kind als Trank verabreichen? Aber auf Anordnung der Regierung muss Kindern dieser Cocktail gespritzt werden."*[274]

Das 1986 gegründete amerikanische Vaccine Injury Compensation Program [etwa: Stelle für Entschädigungsansprüche von Impfopfern], kurz NVIPC, hat Impfopfern in den westlichen Ländern bis dato über eine Milliarde $ an Entschädigungen ausbezahlt. Dabei gibt es noch buch-

273 www.aegis.ch, **Dr. med. Wulf Splittstoeßer**, *Goldrausch oder die Frage: Sind Impfungen notwendig, geeignet und zumutbar?*

274 Global Vaccine Awareness League, Toxic Chemicals in Vaccines [etwa: Giftige Chemikalien in Impfstoffen]. GVAL homepage; zitiert in Day, P., *Der Kampf um die Gesundheit - Das Buch,* Credence Publications, S. 307

stäblich Tausende von bislang unentschiedenen Fällen mit Entschädigungsforderungen – und das obwohl die Beauftragte für Health and Human Services Donna Shalala die Definitionsspielräume für impfstoffbedingte Komplikationen und daraus resultierende Schäden erheblich eingeschränkt hat und nur noch unmittelbar nach erfolgter Impfung auftretende und schwere Fälle berücksichtigt werden. Bei Fällen, in denen es viele Tage oder Wochen nach einer Impfung zu Anfällen, Funktionsstörungen, Gehirnschäden, Ataxie, Lähmungen oder Lernschwierigkeiten kommt bzw. in denen der/die Betroffene verstirbt, werden jetzt keine Entschädigungsleistungen mehr übernommen. Hinzu kommt, dass bei den Ärzten kein großes Interesse daran besteht, sich beim staatlichen Vaccine Adverse Event Reporting System (VAERS) [etwa: Impfschäden-Meldestelle] zu melden, was den ehemaligen Direktor der FDA David Kessler zu dem Bekenntnis veranlasste, dass *„…nur 10% aller durch Impfungen ausgelösten Komplikationen jemals gemeldet werden.“*[275]

Ungeachtet der Milliarden-Umsätze, welche die Impfstoff-Industrie trotz der verhängnisvollen Auswirkungen ihrer Produkte jedes Jahr erzielt, wird die Kritik an Zwangsimpfungen immer lauter – nicht zuletzt auch deswegen, weil es bis dato weder unparteiische noch empirische Beweise gibt, die auch nur im entferntesten belegen könnten, dass Impfungen überhaupt einen Nutzen hätten. Aber in der Zwischenzeit, solange die Würfel in diesem Politikum noch nicht endgültig gefallen sind, können wir alle viel dazu beitragen, um dem Elend und den Fallen, die diese irrige Praktik begleiten, aus dem Weg zu gehen. Wir können uns anhand aufschlussreicher Literatur, die in Mengen vorhanden ist, sowie bei vielen Organisationen zum Thema informieren – und uns somit eine informierte Meinung bilden und aufgrund des Beweismaterials eine informierte Entscheidung treffen.[276/277]

275 *Dayton Daily News*, 25. Mai 1993

276 Day, P., *Der Kampf um die Gesundheit - Das Buch*, Credence Publications, S. 254-266

277 Anita & Vlado Petek-Dimmer, AEGIS Schweiz, Tel.: 0041-41-250.2475, Fax: 0041-41-250.2363, eMail: info@aegis.ch, www.aegis.ch

Impfstoff-Zusätze

Impfstoffe sind nicht nur mit Viren und Bakterien verunreinigt. Es folgt eine Auflistung weiterer, den Impfstoffen zugesetzten Substanzen:

- **Aluminiumhydroxid**
- **Aluminiumphosphat**
- **Ammoniumsulfat**
- **Amphotericin B**
- **Anteile von tierischem Gewebe: Schweineblut, Pferdeblut, Kaninchengehirn, Hundeniere, Affenniere, Hühnerembryo, Hühnerei, Entenei, Kälberserum**
- **Propiolacton**
- **Fötales Rinderserum**
- **Formaldehyd**
- **Formalin**
- **Gelatine**
- **Glyzerin**
- **Menschliche diploide Zellen (aus menschlichem Fötalgewebe, gewonnen bei Schwangerschaftsabbrüchen)**
- **Hydrolysierte Gelatine**
- **Mononatriumglutamat**
- **Neomycin**
- **Neomycinsulfat**
- **Phenolrot**
- **Phenoxyethanol (Frostschutzmittel)**
- **Kaliumdihydrogenphosphat**
- **Dikaliumhydrogenphosphat**
- **Polymyxin B**
- **Polysorbat 20**
- **Polysorbat 80**
- **Kasein, hydrolysiert durch Schweinepankreasenzym**
- **Überreste von MRC5-Protein**
- **Sorbit**
- **Saccharose**
- **Thimerosal (Quecksilberverbindung, 49,6 % Quecksilberanteil)**
- **Tributylphosphat**
- **VERO-Zellen, aus einer kontinuierlichen Affennieren-Zelllinie**
- **gereinigte rote Blutkörperchen vom Schaf**

Ein unschlagbares Angebot?

Das folgende Angebot wurde den Generaldirektoren aller Pharmaunternehmen auf der ganzen Welt sowie in den Vereinigten Staaten von Amerika angemeldeten Ärzten unterbreitet, welche Kindern routinemäßig Impfungen verabreichen.[278]

„Jock Doubleday, Präsident des gemeinnützigen Unternehmens Natural Woman, Natural Man, Inc. in Kalifornien, macht hiermit folgendes Angebot: Der erste Arzt bzw. Generaldirektor eines Pharmaunternehmens, der vor geladenem Publikum eine Mixtur trinkt, die sich aus standardmäßig verwendeten Impfstoffzusätzen zusammensetzt und die proportional gesehen der vom U.S. Centers for Disease Control and Prevention gemachten Richtlinien für Kinder für das Jahr 2000 vorgeschriebenen Menge entspricht, erhält 20 000 US-Dollar.

Der Trank wird weder tote noch lebendige Viren oder Bakterien enthalten und sich nur aus herkömmlichen Impfstoffzusätzen, wie sie standardmäßig dosiert bzw. verabreicht werden, zusammensetzen. Hierzu zählen, wenngleich auch nicht ausschließlich: Thiomersal (ein Quecksilber-Derivat), Ethylenglycol (ein Frostschutzmittel), Phenol (ein desinfizierendes Färbemittel), Benzethoniumchlorid (ein Desinfektionsmittel), Formaldehyd (ein Konservierungsstoff und Desinfektionsmittel) sowie Aluminium.

Zusammengestellt wird der Trank von Jock Doubleday, drei von ihm genannten Ärzten sowie von drei Ärzten, welche der Teilnehmer nennt. Der Trank wird auf das jeweilige Körpergewicht kalibriert sein.

Mit seiner Teilnahme verzichtet der Teilnehmer – und mit ihm all seine Mithelfer and Partner – auf jegliche Schadensersatzansprüche gegenüber allen Personen, Organisationen oder Institutionen, die mit diesem

[278] Pressemitteilung vom 29. Januar 2001

Event in irgendeiner Weise zu tun haben. Und zwar für eventuelle Schäden, gleich welcher Art, seien sie direkt oder indirekt, die dem Teilnehmer durch seine Teilnahme bzw. indirekt dessen Nachkommen, Familienangehörigen, Arbeitgebern, Angestellten, Kollegen, Partnern oder anderen Personen, Organisationen oder Institutionen, welche mit dem Teilnehmer in Verbindung stehen oder ihn vertreten, entstehen.

Da es sich bei dem Teilnehmer um einen Arzt handelt, der Kindern routinemäßig Impfungen verabreicht bzw. um den Generaldirektor eines Pharmaunternehmens, welches unter anderem Impfstoffe für Kinder herstellt und verkauft, ist allen Parteien von vorn herein klar, dass der Teilnehmer alle Impfstoff-Zusätze, genauso wie einen sich aus diesen Impfstoff-Zusätzen zusammensetzenden Trank, für unbedenklich hält.

Nach Erhalt der schriftlichen Zusage seitens des Teilnehmers, in welcher er die hiermit ausgeführten Bedingungen akzeptiert, findet der Event innerhalb der darauffolgenden sechs Monate statt. Die Gültigkeitsdauer dieses am 29. Januar 2001 gemachten Angebots ist unbeschränkt, es sei denn, es wird ein ähnliches Angebot mit einer höheren Belohnung unterbreitet. Kontaktaufnahme über Jock Doubleday unter jockdoubleday@aol.com.“ [279]

* * *

279 Day, P., *Health Wars*, Credence Publications, 2001, S. 310 - 311

Das Licht am Ende des Tunnels
Wie man bei allem Wahnsinn trotzdem gesund leben kann

„Sinn und Zweck des Denkprozesses ist es, Denkprozesse zu vermeiden.“

Prof. Dr. Edward De Bono, Universität Oxford

Was kann man also tun, um gesund zu leben? Beginnen wir am besten am Anfang: Die Zeit ist gekommen, überaltertes Gedankengut ein für alle Mal über Bord zu werfen und zu vergessen, was wir wissen. Nun fragen sich Einige gewiss irritiert, was wohl ein Sinneswandel mit Gesundheit und Wohlbefinden zu tun haben könnte. Eine ganze Menge! Hierzu folgender Ausspruch, der den Nagel auf den Kopf trifft:

5% der Leute denken.
10% der Leute denken, dass sie denken.
85% der Leute würden lieber sterben, als zu denken.

Altes arabisches Sprichwort

Es ist eine traurige Tatsache, dass Vater Staat und all seine ‚wohlmeinenden' Einrichtungen der Bevölkerung zu keinem Zeitpunkt sagen, WIE das mit dem Denken eigentlich „laufen“ sollte und könnte. Stattdessen wird uns ständig vorgeschrieben, WAS wir denken sollen. Edward De Bono, der den Begriff „laterales Denken“ prägte – welches sich auffallend und erfrischend vom „logischen Denken“ abhebt –, führt aus, dass der Denkvorgang ein Prozess ist, der sicherstellt, dass das Denken unnötig wird. Der Denkvorgang kann auch von der „Erbse-in-einem-Sieb“-Warte aus betrachtet werden. Stellen wir uns ein Sieb vor, dessen viele kleine und unterschiedlich geformte Löcher stellvertretend sind für die unzähligen und unterschiedlichen Erfahrungen, die der Mensch in seinem Leben gemacht hat. In dieses Sieb geben wir eine Erbse (sprich ein Problem, eine Idee oder einen Gedanken). Diese Erbse hat eine bestimmte Form und sucht jetzt eine Öffnung im Sieb, in der sie

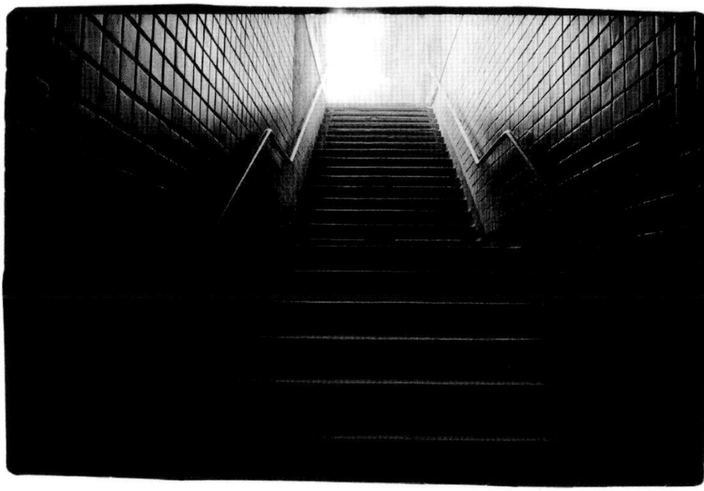

sich „verkriechen“ kann. Sobald die Erbse ihre passende Öffnung gefunden hat, wird der Mensch zum „Roboter“, zum „Automaten“, denn all seine nachfolgend ausgeführten Reaktionen entsprechen dem erkannten Reaktionsmuster (Motto: „Das mache ich doch immer so!“). Diese Verhaltensform ist als Automatismus bekannt. Das Leben der meisten Menschen läuft nach diesem Beispiel ab: Unreflektiert, ungedacht, undenkend; oder im Computerjargon: In „auto-mode“.

Ein kurzes Beispiel: Das Autofahren. Wenn man jede Sekunde die exakten Abläufe der Beine, Füße, Arme, Augen, Hände und des Gehörs koordinieren müsste, dann würde es entweder ewig dauern, bis man endlich und buchstäblich ‚in die Gänge' kommt oder es gäbe im Handumdrehen in eine Serie von Unfällen. Wie oft haben Sie schon morgens das Haus verlassen und sich beim Eintreffen an Ihrem Ziel – z. B. dem Arbeitsplatz oder der Schule – gefragt, wie Sie da hin gekommen sind?!

Dabei ist unsere Automatismus-Generation beileibe keine Zeiterscheinung dieses Jahrhunderts, wie schon Thomas Jefferson (1743-1826) zu berichten wusste: *„Die meisten Leute sind mit 25 tot und warten nur darauf, mit 65 begraben zu werden.“* So gesehen hat sich nicht viel geändert. ‚Tot' bedeutet NICHT DENKEND das Leben zu fristen, mit 'ausgeschaltetem Oberstübchen' durch selbiges zu irren und nichts Neues kennenlernen zu wollen; Veränderungen und Neuerungen abzulehnen; 'gelebt zu werden'. Fast könnte man auf den Geschmack kommen, denn Denken ist bekanntlich mit Mühe verbunden, und wer will sich heute noch mühen? Und wozu?! In der Tat... Das System (Kindergarten, Schule, Ausbildungsstätten) hat uns zu keinem Zeitpunkt beigebracht, wie das funktioniert mit dem Denken. Statt dessen hat jede neue Generation gelernt, wie sie die vorherige unkritisch kopiert (Tradition) – und genau so will das System die Masse Mensch: Blind, demoralisiert, gebrochen, verschuldet, unkritisch und nicht reflektierend: Gefangene ihrer eigenen, konsequent kultivierten Negativität.

Und das sind die Charakteristika dieser 'neuen' alten Tristesse, dieses in Negativität abgesunkenen Lebens:

- Armut
- Elend
- Eingeschränktes Selbstvertrauen
- Angst
- Jede Form von Arbeit ist verhasst
- Viele Feinde/wenig Freunde
- Sorgen
- Willenlose Existenz
- Den Launen anderer/dem Schicksal ausgeliefert sein
- Man 'verhofft', 'verwartet' und 'verschenkt' das Leben und bringt sich nicht konstruktiv bei der positiven Veränderung der Dinge mit ein

Kommt Ihnen das vielleicht irgendwie bekannt vor? Wenn der Mensch deprimiert, traurig oder verzweifelt ist – und wer wäre das nicht bei einem Leben im beschriebenen Negativ-Szenario?! – macht das Immunsystem buchstäblich 'dicht'. Und als wäre das nicht schon schlimm genug, schüttet der Körper zusätzlich einen Killer der übelsten Sorte aus: Kortison. Dieser erbarmungslose 'Demolierungstrupp' nimmt den bereits geschwächten Organismus nach allen Regeln der Kunst auseinander. Als Beispiel hierfür gereichen uns die vielen Fälle von hinterbliebenen Ehepartnern, die kurze Zeit nach Ableben ihrer ‚besseren Hälfte'– obgleich erschüttert aber augenscheinlich bei bester Gesundheit – so gesagt ‚dahin gerafft' werden. Diese Fälle gehen nachweislich auf das Konto des Kortisons.

Ah! Aber... zum Denken braucht man Zeit. Und da das Leben bekanntlich von Tag zu Tag immer hektischer wird, wie soll man da von den paar Minuten, die einem für private Dinge übrig bleiben, auch noch Zeit abzwacken, um kluge und vor allem eigene Gedanken auszubrüten, also von sich aus eine „Denk-Kultur" zu entwickeln? Hänschen hat gelernt, dass es SCHWER arbeiten muss, um erfolgreich zu werden; doch wenn man sich einmal all die schwer arbeitenden Menschenmassen ansieht, dann fragt man sich, wieso die meisten Leute verschuldet sind und nicht „über die Runden" kommen, trotz aller Schufterei. Wie wär's mal mit was Neuem, mit dem „arbeite smart-Konzept" zum Beispiel. Wie das funktioniert, wollen Sie wissen? Aller Anfang ist leicht und beginnt mit Information. Informieren Sie sich also ausführlich und gehen Sie mit Zuversicht und Freude in die Eigenverantwortung und in neue Aufgaben.[280]

Die Luft ist raus

Wechsel, Veränderung, Bewegung, Entwicklung sind seit Menschengedenken die größten Konstanten im Leben. Dinge, die immer gleich bleiben, sind langweilig. Woher kommt also diese regelrechte Aversion gegen Veränderung? Wie ist es möglich, dass der Großteil der Bevölkerung in ein Negativ-Szenario abgleitet und vom Denken gründlich die „Nase voll" hat? Für die meisten Menschen beginnt das Drama in der Familie. Das Lieblingswort kleiner Kinder ist „warum". Kinder sind von Natur aus neugierig; sie interessieren sich für alles und alles ist neu und aufregend für sie. Wenn erschöpfte Eltern auf diese spru-

280 **Billac, P.**, *Neue Wege mit Neways*, Swan Publishing 2003; siehe ebenso Anhang 1, 2, 3

delnde Neugierde nur noch kraftlos und ablehnend reagieren, und dieses Reaktionsmuster langsam aber sicher zur Norm wird, versiegt auch beim aufgewecktesten Kind früher oder später die Lust am Fragen; das Leben ist kein spannendes Spiel mehr, das Spaß macht, sondern nur noch monotoner, freudloser, automatisierter Alltag. Schade eigentlich.

Where there is love, there is always time and nothing is too much trouble.[281]

Wenn wir uns alle öfter die Frage stellen würden, WARUM die Dinge so sind, wie sie sind, dann wäre es in absehbarer Zeit nicht mehr so schlecht um die Dinge in der Welt bestellt. Die Dinge zu hinterfragen, erfordert jedoch Mühe.

Am besten wir vergessen einfach, was wir in der Schule gelernt haben. Vergessen wir, was wir wissen. Die Zeit ist reif für neue Gedanken. Dies ist die Zeit des geistigen Umbruchs. Im Lauf der letzten 5 Jahre hat die Wissenschaft gigantische Schritte nach vorn gemacht und ist heute dazu in der Lage, konkrete, fundierte, bis vor kurzem noch undenkbare Lösungen zu brennenden Gesundheitsfragen aufzuzeigen.[282]

Machen wir uns heute Gedanken darüber, welche Konsequenzen uns aus dem Umgang mit bestimmten Dingen erwachsen und erwarten:

- ➢ die Benutzung eines Handys schädigt das Gehirn sowie den Seh- und Gehörnerv – Handys also NUR im Notfall und mit strahlungsreduzierendem Zubehör verwenden (siehe Anhang 1).
- ➢ Die Mikrowelle verändert den Nährwert der Nahrung, Lebensmittel werden denaturiert – ergo sind Mikrowellenherde grundsätzlich zu meiden.

---

281 [etwa: Wo Liebe herrscht, ist immer Zeit vorhanden und keine Mühe zu groß], 'Abdu'l-Bahá ; weitere Informationen zu 'Abdu'l-Bahá finden Sie unter www.bahai.de (Deutsch) und www.springfieldbahai.org (Englisch)

282 Siehe Day, P., *Der Kampf um die Gesundheit - Das Buch*, Credence Publications, 2003

283 Day, P., *Krebs…* und *Freche Rüben und helle Birnen, Credence Publications*, 2003

284 Siehe Anhang 2 und 3

- Die durch Handy- oder andere Strahlung sowie durch Schad- und Giftstoffe ausgelöste Schädigung des Organismus wird durch eine Mangelernährung zusätzlich begünstigt und dadurch die Chancen für eine mögliche Krebserkrankung erhöht.[283] Sorgen Sie dafür, dass Ihr Körper alle notwendigen Nährstoffe erhält und Krebs bei Ihnen keine Chance mehr hat.[284]
- Die herkömmliche Zubereitung von Nahrungsmitteln durch Hitzezufuhr (Kochvorgang) zerstört deren Vitamine, Aminosäuren und Enzyme – daraus folgt: Essen Sie möglichst naturbelassenes und ungegartes Obst und Gemüse.[285] Laut Auskunft von Experten braucht der Mensch täglich mindestens an die 5 Portionen ungegartes Obst und 5 Portionen ungegartes Gemüse.[286]

---

285 In seinem Buch *Fit For Life*: *Not Fat For Life* bekräftigt der Bestsellerautor **Harvey Diamond** die Ausführungen von Dr. Joseph Mercola zum Thema Enzyme und deren Bedeutung für den Organismus: *„Wir wissen, dass der Körper nicht dazu gezwungen werden kann, mehr Stoffwechselenzyme herzustellen. Was wäre allerdings, wenn der Körper dazu gebracht werden könnte, weniger Stoffwechselenzyme bei der Verdauung einzusetzen [und dadurch mit dem bestehenden ‚Vorrat' länger auszukommen]? Diese Möglichkeit besteht durchaus! Ein reduzierter Verbrauch von Stoffwechselenzymen ist in vielerlei Hinsicht wünschenswert, sei es nun im Hinblick auf eine Gewichtsabnahme, eine Steigerung des allgemeinen Wohlbefindens, eine Verbesserung der Verdauung oder eine Freisetzung von Energie zum Zweck der Entgiftung. Was meinen Sie wohl, welche Auswirkungen der Verzehr von Nahrungsmitteln auf den Körper hat, deren Enzyme durch den Kochvorgang abgetötet worden sind? Sobald dem Körper Nahrung zugeführt wird, lautet das ‚Gebot der Stunde': Verdauung. Also produziert der Körper auf der Stelle die für den Verdauungsprozess notwendigen Enzyme. Der Körper steht wohlgemerkt gewaltig unter ‚Zugzwang' und muss die Nahrung verwerten; sie darf nicht einfach unverdaut im Magen verbleiben. Jetzt raten Sie mal, woher die Enzyme für diesen Vorgang stammen? Es gibt nur eine einzige Quelle: Das kostbare Verdauungsenzym-Lager. Mit jeder Verdauung werden bestimmte Mengen dieser Enzyme aufgebraucht und deren Bestand, der wohlgemerkt für alle lebenserhaltenden Aktivitäten eingesetzt wird, dezimiert. Bei der Geburt verfügt jeder Mensch über die Fähigkeit, im Laufe des Lebens eine bestimmte Menge an Enzymen herzustellen, seien es Verdauungs- oder Stoffwechselenzyme. Mit dem Verzehr von hitzebehandelten Nahrungsmitteln verkürzt sich buchstäblich die Lebensspanne, denn je mehr Verdauungsenzyme der Körper gezwungen ist herzustellen, um so weniger Stoffwechselenzyme kann er herstellen.“*, Diamond, H., *Fit for Life: Not Fat For Life*, Health Communications, 2003, ISBN: 0757301134

286 *„[...] Man weiß heute, dass jede Zelle im menschlichen Organismus eine kristalline Matrix mit einer eigenen idealen Resonanzfrequenz ist. Eine Zelle kann ihre spezifische Resonanzfrequenz nur dann erreichen, wenn sie lebendige Nährstoffe zugeführt bekommt, die möglichst unter den besten Bedingungen angebaut und geerntet werden (absolut ohne Schadstoffe). Nur diese lebendigen Nährstoffe vermögen es, die ideale Zellresonanz herzustellen. Wenn pflanzliche Nährstoffe miteinander synergetisch kombiniert werden, so ist deren Wirksamkeit letzten Endes um das zehn- bis hundertfache größer – wenn nicht sogar noch größer als das – als wenn diese Gemüsesorten einzeln verzehrt würden.“* Harvey Diamond, Flyer *Lean Body Whey Protein Blend*, 2003

- Bewussteres Kaufverhalten: Verwenden sie ab sofort nur noch ungefährliche Körperpflege- und Haushaltsprodukte – und sparen Sie obendrein noch Geld, wenn Sie diese direkt vom Hersteller beziehen (siehe Anhang 3).
- Besorgen Sie sich einen Filter oder werden Sie zum Filter! Trinken Sie sauberes Wasser.[287]

Bevor Sie also das nächste Mal genüsslich in einen vor Ketchup triefenden Hamburger beißen oder einen fetten Schweinebraten verspachteln, stellen Sie sich doch einmal die Frage, inwieweit Ihr Körper von der zugeführten Nahrung profitiert oder geschädigt wird.

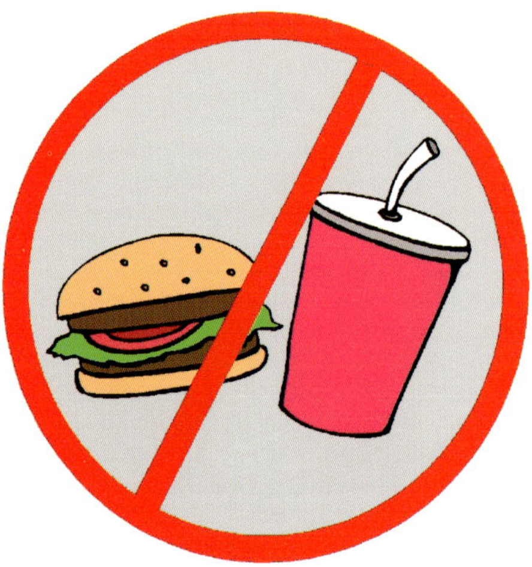

[287] Day, P., *Der Kampf um die Gesundheit - Das Video/DVD*, Body Conservation, 2002

Obst und Gemüse: Diese beiden sind sich grün

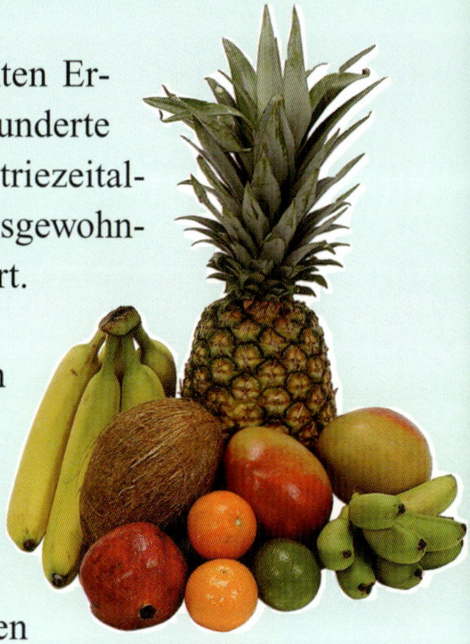

Jeder Mensch ist das Ergebnis einer bestimmten Ernährungskultur, die sich im Laufe der Jahrhunderte langsam entwickelt hat. Mit Beginn des Industriezeitalters haben sich unsere Lebens- und Ernährungsgewohnheiten jedoch grundlegend und rapide verändert.

Obwohl die Ernährung vor 40 Jahren noch etwas karger war als heute, war sie doch für die damaligen Verhältnisse funktionell. Wie man heute weiß, aßen unsere Vorfahren mehr Ballaststoffe, Hülsenfrüchte, Getreide und Obst als die Menschen heute. Dagegen werden 75 % der heutigen Nahrungsenergie aus Zucker, Fett und Weißmehl bezogen. Die Lebensmittelindustrie mit ihren verlockenden Farben, Geschmacksrichtungen und Versprechungen und ihren eigenwilligen Gesetzmäßigkeiten (sie bestimmt, welche Inhaltsstoffe in einem Nahrungsmittel verbleiben, welche herausgenommen und welche Stoffe hinzugefügt werden!) hat dem gesunden, da natürlichen Ernährungsbewusstsein jedoch einen gewaltigen Strich durch die Rechnung gemacht und sich mit der systematischen Anreicherung von Nahrungsmitteln ein Armutszeugnis ausgestellt (75 % aller Nahrungsmittel sind heute industriell behandelt; in den USA 95 %!).

Der schnelllebige Lebensstil mit seiner ‚Hau-Ruck-Ernährung' (vorgefertigte und schnell zubereitete Nahrungsmittel, die meist hastig verzehrt werden), kombiniert mit Bewegungsarmut und hohem Stresspegel, hat dem modernen Menschen neue degenerative Erkrankungen beschert, wie Übergewicht, erhöhte Blutfette, Bluthochdruck, Diabetes, Herzkreislauferkrankungen, entzündliche Darmerkrankungen, usw. Anstatt die Richtung des Ernährungsbewusstseins zu korrigieren, macht man sich daran, Symptome zu behandeln. Dabei besteht jedoch

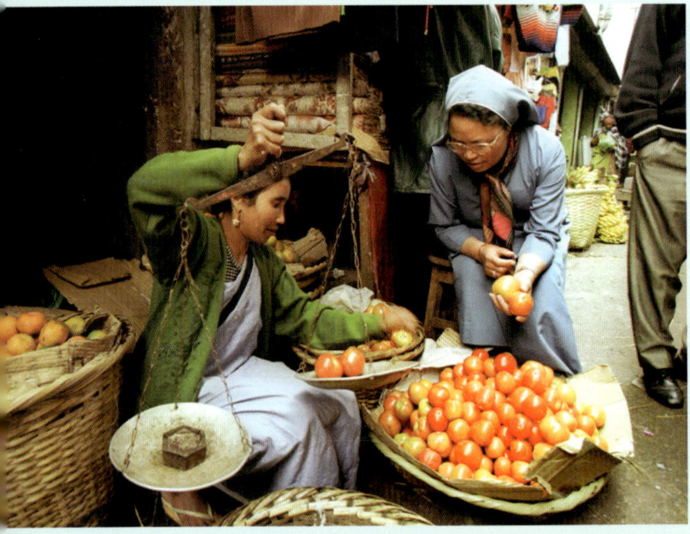

Auf einem Markt in Indien wird frisches Obst und Gemüse angeboten.
© picture-alliance / dpa / KNA

eine große Diskrepanz zwischen den wohlklingenden Versprechungen der Produktwerbung und den wissenschaftlichen Nachweisen. Das Lebensmittelrecht verbietet eine gesundheitsbezogene Werbung, d.h. Aussagen, die sich auf die Beseitigung, Linderung oder Verhütung von Krankheiten beziehen oder Schriften, die dazu anleiten, Krankheiten mit Lebensmitteln zu behandeln. Somit entwickelt sich eine große Spannung zwischen neuen wissenschaftlichen Erkenntnissen und den Werbegesetzen.

Besonders sekundäre Pflanzenstoffe (bioaktive Substanzen – also Obst und Gemüse) haben gesundheitsfördernde Eigenschaften. Sie wirken z.B. gegen Bakterien, Pilze und Parasiten, verbessern Abwehrreaktionen, fördern die Verdauung, usw. Das Wissen um diese Wirkungen hat die Weltgesundheitsorganisation dazu veranlasst, den Verzehr von 5 - 9 Portionen Obst und Gemüse pro Tag zu empfehlen (1 Portion = 1 Handvoll; unter Qualität versteht man sonnengereifte Produkte, frei von chemischen Belastungen, die möglichst zu 50 % roh verzehrt werden!)

Ein zukunftsfähiger Ernährungsstil mit gesundheits- und leistungsfördernden Lebensmitteln hat folgende Merkmale:

- überwiegend pflanzlich
- ökologisch erzeugt
- reif geerntet
- regional und saisonproduziert
- umweltfreundlich verpackt
- bevorzugt gering verarbeitet.[288]

Otto Normalverbraucher verleibt sich pro Jahr im Durchschnitt an die 1,5 t (1500 kg) Lebensmittel ein und spült diese mit etwa 600 l Flüssigkeit hinunter. Diese Zahlen sind jedoch eher konservativ und man kann davon ausgehen, dass sie beim Großteil der Bevölkerung um ein Vielfaches höher liegen.

Auf den richtigen Zeitpunkt bei der Ernte kommt es an

Es ist bislang wenig bekannt, dass die meisten in den Supermärkten erhältlichen Obst und Gemüsesorten alles andere als frisch und in 99,9 % aller Fälle keineswegs sonnengereift sind. Für gewöhnlich wird Obst und Gemüse grün bzw. unreif geerntet, mit Konservierungsstoffen behandelt, in Kühlhallen gelagert und bei Bedarf zum Kauf angeboten.[289] Dies trifft auch auf biologisch angebaute Waren zu. Wenig bekannt ist auch die Tatsache – obgleich dies wissenschaftlich nachgewiesen ist –, dass erst mit dem Beginn der Reife an die 10.000 sekundäre Pflanzenstoffe gebildet werden, die vor Erreichen noch nicht und unmittelbar nach Abschluss des Reifegrades nicht mehr vorhanden sind. Für ein qualitativ hochwertiges Obst- und Gemüse-Produkt ist es also von höchster Wichtigkeit, den richtigen Zeitpunkt für die Ernte abzupassen, um zu gewährleisten, dass alle Nährstoffe enthalten sind.

288 www.juiceplus.de, Dr. Herbert Bronnenmayer. Es handelt sich hierbei um Pulverkonzentrate von unbehandelten und reif geernteten Obst- und Gemüsesorten. Dieses für Kinder, Erwachsene und Sportler gleichermaßen geeignete Produkt setzt sich u. a. zusammen aus 7 Portionen frischem Obst bzw. aus 11 Portionen frischem Gemüse. Ebenso enthalten sind Algen wie Dunaliella salina und Lactobacillus Acidophilus.

289 Der Durchschnittsapfel verbringt mindestens ein Jahr nach der Ernte im Kühllager zu, bevor er angeboten wird. Ganz gewöhnliche Äpfel, wie sie in den Supermärkten verkauft werden, sind mit Chlorpyrifos, Captan, Iprodion und Vinclozolin vollgepumpt und in Wachs einschweißt, damit sie länger frisch bleiben. Untersuchungen haben ergeben, dass diese Pestizide in unterschiedlichem Maße verantwortlich waren für angeborene Schäden, Krebs, eine gestörte Immunreaktion, Pilzbefall, genetische Schäden und Störungen des Hormonhaushaltes; *The New Zealand Total Diet Survey*, 1990/1; zitiert in Day, P., *Krebs* ..., S. 101;

1936 veröffentlichte der Senat der Vereinigten Staaten das sensationelle ‚Dokument Nr. 264'. Hier ein Auszug, der Ihnen den nächsten Gang in den Supermarkt nicht unbedingt erleichtert: *„Unser körperliches Wohlbefinden hängt sehr viel konkreter davon ab, ob bzw. wieviele bzw. welche Mineralien dem Organismus zugeführt werden, als davon, ob bzw. wieviele bzw. welche Kalorien oder Vitamine er erhält, oder gar davon, in welch exaktem Einnahmeverhältnis dem Körper verabreichte Stärke, Proteine oder Kohlehydrate zueinander stehen...* ***Ist Ihnen bewusst, dass HEUTZUTAGE die meisten Menschen an bestimmten ernährungsbedingten Mangelerscheinungen leiden, und dass man dieser Krankheiten erst dann Herr werden kann und sie aus der Welt geschafft werden können, wenn endlich dafür gesorgt worden ist, das Mineraliendefizit auf dem erschöpften Ackerland, welches unsere Nahrungsmittel hervorbringt, durch entsprechende Anreicherung auszugleichen und die Felder somit wieder ins Lot zu bringen!"*** [290]

Bleibt zu hoffen, dass diese ‚goldenen Zeiten' bald anbrechen mögen! Aber nur ‚people power', die Macht der Leute, vermag dieses Zeitalter einzuläuten. Dem status quo ist nicht daran gelegen, dass die Bevölkerung aufgeklärt wird und erfährt, welche Auslöser den häufigsten Krankheiten zu Grunde liegen (Schadstoffe, Radio- und Fernsehstrahlung, Mangelernährung), da für ihn, den allgegenwärtigen ‚Big Brother', ja sonst keine Gewinne abfallen. Man rufe sich in diesem Zusammenhang noch einmal ins Gedächtnis, welche Unsummen die Regierung aufgrund geleisteter steuerlicher und sozialer Abgaben einbehält und darauf bedacht ist, die Bevölkerung auch weiterhin krank zu

[290] Day, P., *Krebs Stahl, Strahl, Chemo & Co....*, S. 154. Was es allerdings in unseren Lebensmiteln in Hülle und Fülle gibt, sind Schadstoffe, wie der Bestsellerautor Harvey Diamond in seinem Buch *Fit for Life* zu berichten weiß (Twin Streams Kensington Publishing Corp., Mai 2000, S. 366). Die FDA (Food and Drug Administration) veröffentlichte in einer Langzeitstudie (The Total Diet Study), die 1986 abgeschlossen wurde und die in Supermärkten angebotenes Obst und Gemüse willkürlich untersuchte, folgende Zahlen: Brokkoli enthielt 45 unterschiedliche Schadstoffe; Kartoffeln 96; Tomaten 50 und Sellerie 78. Die Schadstoffrückstände in Obst waren auch alarmierend: Äpfel 80; Pfirsiche 97; Trauben 63 und Rosinen sage und schreibe 110. Die Untersuchung wurde wohlgemerkt 1986 abgeschlossen; man kann sich also ausmalen, wie weit sich die Situation seitdem verschlimmert hat. Bon appetit!

halten. Und die schlechte Nachricht folgt sogleich auf den Fuß: Laut der American Cancer Society werden bis zum Jahr 2020 alle Menschen auf der Erde an Krebs erkrankt sein – und der ‚Große Bruder' (die Illuminati) wird in ca. fünf Jahren die Grenzen seiner (bisherigen?!) Verdunklungsstrategien ausgereizt haben und nicht vorbereitet sein auf die Flut von Krebs, Erblindung, Gehörverlust und vielen anderen Erkrankungen, da es nicht genügend Krankenhäuser oder Spezialisten für deren Behandlung geben wird.

Die ‚Illuminati' wollen in erster Linie eins: Kontrolle über die Weltbevölkerung mittels programmierter globaler Verdummungsstrategien, und zwar einzig zur Beibehaltung des status quo. Dadurch wird die Welt unweigerlich in zwei ‚Lager' gespalten: Auf der einen Seite die handvoll Fäden ziehender Dunkelmänner mit ihren Aberbilliarden, auf der anderen Seite der ungeliebte, versklavte ‚Rest der Welt', der an der ‚langen Leine' gehalten und in ihren Imperien zwangsläufig geduldet wird.[291]

Der andere Blickwinkel

Überlegungen der etwas anderen Art zum Thema Konditionierung und Kontrolle der Massen / mind control stellt der renommierte Physiker Prof. Dr. Ernst Senkowski[292] an. In seiner brisanten und hiermit auszugsweise widergegebenen Abhandlung mit dem Titel *Möglichkeiten physikalischer Konditionierung des Innenraums des Menschen* vermittelt er erschütternde Einblicke in eine Welt von morgen, die teilweise schon heute beunruhigende Realität ist.

291 Day, P., *The Mind Game,* Credence Publications, 2003

292 **Prof. Dr. Ernst Senkowski**, geb. 1922 in Hamburg. 1941 Abitur. Praktikantenzeit im Maschinenbau und in der Funktechnik. 1942 bis 1945 Kriegsdienst im Heeresnachrichtenwesen. Nach der Gefangenschaft Studium der Experimentalphysik an der Universität Hamburg. 1954 Assistent am II. Physikalischen Institut der Universität Mainz. 1958 Promotion. 1959 Unesco-Experte für Physik am National-Research-Center in Kairo. 1961 Dozent für Physik und Grundlagen der Elektrotechnik an der Rheinischen Ingenieurschule, jetzt Abteilung Bingen der Fachhochschule Rheinland-Pfalz. 1974 Beginn intensiveren Privatstudiums grenzwissenschaftlicher Fragen mit Schwerpunkt Paraphysik. Seit 1977 unabhängige experimentelle Untersuchungen des Phänomens elektromagnetisch-akustischer Stimmen, die als Beginn einer technisch-gestützten Transkommunikation zwi schen verschiedenen Ebenen menschlichen Bewusstseins betrachtet werden. www.elektrosmog.com

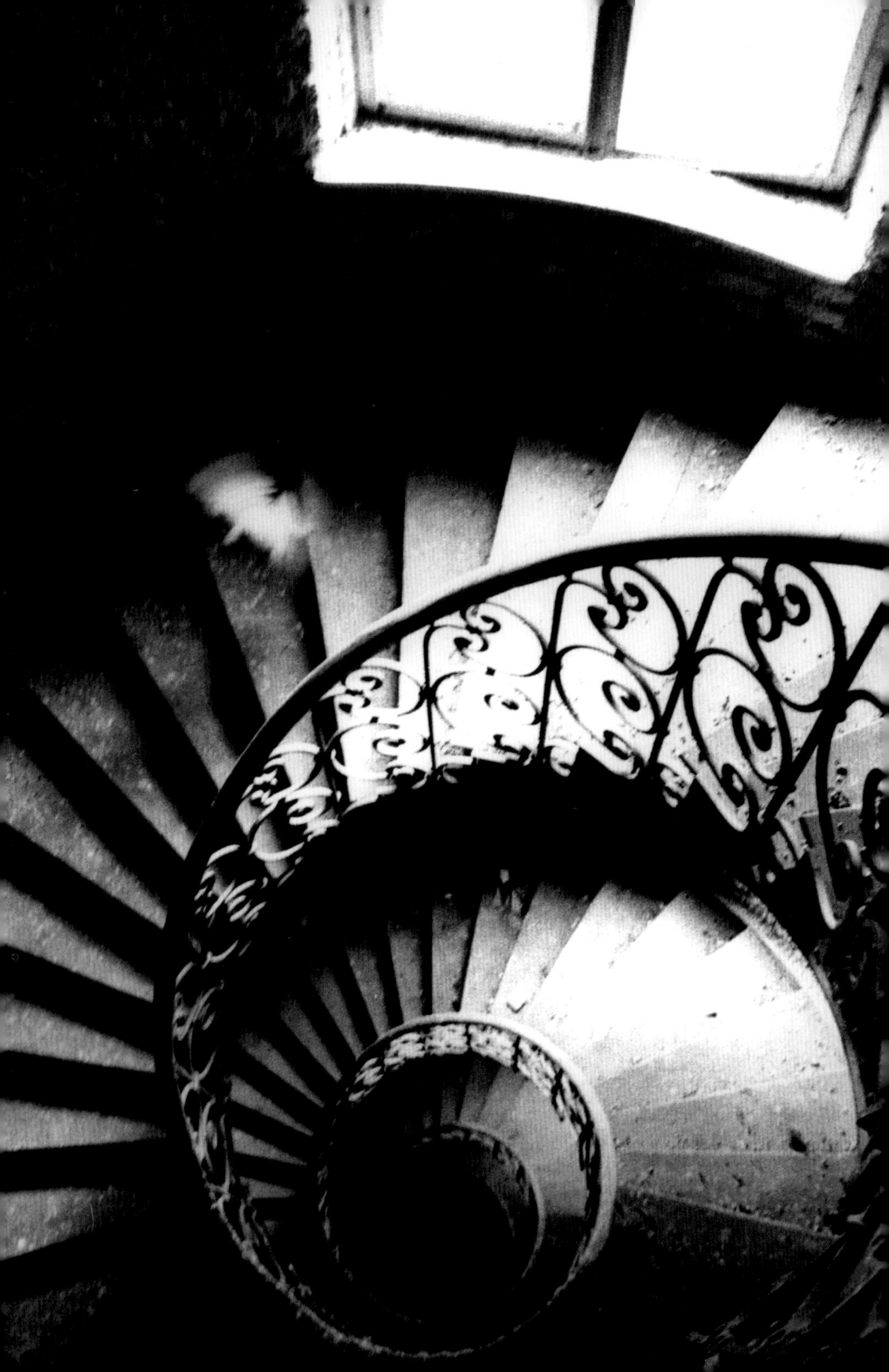

„[...] Wenn es Einzelpersonen und Personengruppen gibt, die versuchen, andere Menschen insgeheim zu manipulieren und zu konditionieren, so müssen sie alles tun, um ihre Absichten und die Mittel zu deren Verwirklichung zu verbergen und / oder durch gezielt verbreitete Desinformation zu verschleiern. Erkennbarkeit und Nachweis der Möglichkeiten werden in dem Maße schwieriger, als es sich um die Anwendung jeweils neuester Forschungsergebnisse aus jenen Grenzgebieten handelt, innerhalb derer bisher offiziell nicht bekannte oder akzeptierte Wechselwirkungen von Physis und Psyche realisierbar erscheinen. Wir haben daher grundsätzlich zu unterscheiden zwischen

- *Konditionierungsmöglichkeiten, die auf längst üblichen Methoden beruhen*
- *und solchen, die nur ansatzweise vermutet werden können, solange die unterliegenden Vorstellungen als hypothetisch einzustufen sind und das verstreute, mosaikartige Material sich nicht zu einem klaren Bild ordnen lässt. [...]*

Der Mensch und sein Innenraum

I*m Zeitalter des Pluralismus existiert kein einheitlich-verbindliches Bild des Menschen. [...] Der Mensch wird in ausschließlich materialistischer Auffassung auf die mechanistisch erfassbaren Daten reduziert und als nahezu beliebig verhaltenssteuerbare Biostruktur gesehen. Seine subjektiven Erlebnisse werden als nicht-messbar abqualifiziert. [...] Die von Konrad Lorenz*[293] *begründete Verhaltens- und Wahrnehmungsforschung beschreibt die Dynamik des Lebens als wesentlich mitbestimmt durch innere, ererbte Veranlagungen (Instinkte). Der Mensch erhebt sich über das Tier allein durch die Sprache. In spiritualistischer Sicht erscheint der Mensch als transzendental verankertes, selbstverantwortliches Wesen, in der Jetztzeitinkarnation getragen durch und*

293 **Lorenz, K.**, *Über tierisches und menschliches Verhalten - Aus dem Werdegang der Verhaltenslehre*; München, Piper, Band 1 und 2 ' "1974

eng verkoppelt mit Physis und Bios, charakterisiert durch Psyche und Pneuma (B. Heim [294]). Dieses Wesen ist angreifbar, manipulierbar, konditionierbar. Auf den verschiedensten Wegen und mit den unterschiedlichsten Mitteln werden Menschen beeinflusst, fließt ein Strom von Informationen in sie hinein. Wegen der intimen Verwobenheit der vier Teilbereiche – auch benennbar als Materie, Leben, Seele und Geist – ziehen Einwirkungen auf einen Bereich nahezu zwangsläufig die anderen in Mitleidenschaft. [...]

Konditionierung

Der Begriff „Konditionierung" ist in der Bedeutung mehr oder weniger nachhaltiger Veränderung der körperlich-seelischen Verfassung eines Menschen relativ jung. [...] „Kondition" bedeutet auch „Bedingung": Der Mensch wird, eventuell entgegen seiner autonomen Freiheit, gewissen Bedingungen unterworfen, die sein Verhalten determinieren. [...] In unserem Zusammenhang meint Konditionierung eine Verhaltensfremdsteuerung, die der pervertierenden und pervertierten Machtausübung dient. Macht, ausgeübt von Einzelnen und Gruppen über Mitmenschen, um deren Unfreiheit aufrechtzuerhalten oder um neue Unfreiheit zu konstituieren. Machtmissbrauch, um Positionen zu wahren, auszubauen, und um Profit zu mehren. Oft motiviert in der verlogensten Form, all dies geschehe um des körperlichen oder gar um des seelischen Heils der unterdrückten Untertanen Willen. [...] Am Ende steht die berechtigte Frage, ob nicht sogar die Bereitschaft, sich konditionieren zu lassen, ihrerseits konditionierbar ist.

Sinnlich-erfassbare und außer-sinnliche Einflüsse

Nach der gängigen naturwissenschaftlichen Betrachtungsweise finden sich die Menschen im wesentlichen in ihrer Umwelt dadurch zurecht,

[294] **Heim, B.**, *Postmortale Zustände? - Die televariante Area integraler Weltstrukturen*, Innsbruck: Resch 1080

dass ihnen die Sinnesorgane im Zusammenwirken mit elektrochemischen Nerven- und Gehirnvorgängen Ausschnitte aus einer erheblich komplexeren Gesamtstruktur des Kosmos in zeitlicher Abfolge vermitteln. Die wichtigsten Eingangstore derartiger Wahrnehmungen auf Distanz sind Ohr und Auge, informations-theoretisch die „audiovisuellen Kanäle". [...]

Physikalische Konditionierung

Darüber hinaus existieren mit den menschlichen Sinnesorganen unmittelbar nicht-erfassbare, natürliche und technische Wellenfelder und Teilchenströme, die trotz ihrer „außer-sinnlichen" („außer-sinnlich" ist hier und im folgenden nicht auf die in der Parapsychologie übliche Bedeutung beschränkt) Qualitäten mit dem Gesamtsystem Mensch wechselwirken können. [...] Die natürlichen Einflüsse erfassen in besonderem Maße das Zentralnervensystem und das Gehirn, sie bedingen die geregelten Funktionen des Lebens-Bewusstseins-Kreises. Künstlich erzeugte Felder vermögen den Ablauf der Lebensdynamik zu stören und zu zerstören. [...]

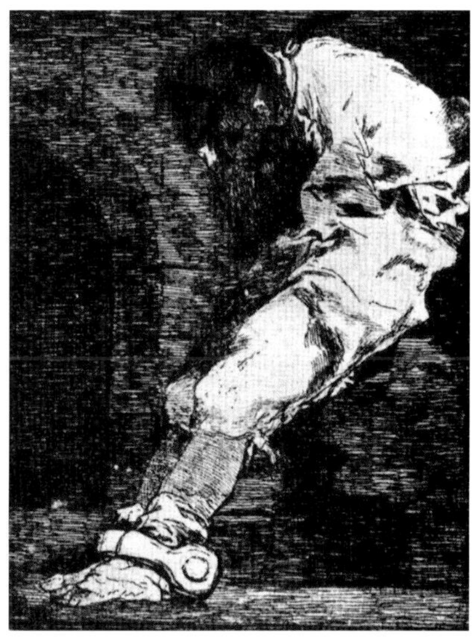

Die Methoden der Konditionierung

[...] Wir verstehen Konditionierung als einschränkende Veränderung des Verhaltens und / oder des autonomen personalen Wesens – insbesondere seines Innenraumes – durch fremde persönliche und / oder unpersönliche Mächte, die im Geheimen wirken wollen. Als geeignete physikalische Mittel bieten sich

informationstragende akustische und elektromagnetische Schwingungen an, die über die audio-visuellen Kanäle eingeschleust werden und solche, die außer-sinnlich in den somatischen Bereich der Zielpersonen eingreifend und von innen her aufsteigend fremdmotiviertes Verhalten nahelegen oder erzwingen. [...]

Audio-visuelle Kanäle

[...] Es sind daher zunächst diejenigen Versuche und Verfahren zu behandeln, die eine gezielte Beeinflussung von Menschen über die audiovisuellen Kanäle, durch akustische und optische Signale, durch Ton und Bild bewirken. Der menschliche akustische Kanal kann durch seine energetische Empfindlichkeit innerhalb des Frequenzbandes 15 Hz bis 20 000 Hz, entsprechend Schallwellenlängen in Luft zwischen 22 m und 1,7 cm gekennzeichnet werden, der visuelle Kanal ist eingeschränkt auf den Frequenzbereich 375 THz bis 750 THz, entsprechend Lichtwellenlängen zwischen 800 nm und 400 nm. [...] [nm = Nanometer]

Als menschliche Urheber der Konditionierungsversuche erkennen wir alle wirtschaftlichen, politischen und religiösen Machtgruppen, sowie deren einzelne Vertreter und Handlanger; als Ziele gelten alle Personen und Personengruppen bis hin zu den Massenmenschen der Menschenmassen. Die Methodik setzt ein mit der althergebrachten Marktschreierei als einfachster Form der Reklame, modern als „Werbung" verbrämt. Sie führt über die Propaganda religiöser Provenienz zur vollständigen wirtschaftlich-politischen Indoktrinierung durch sogenannte staatliche Organe, hinter denen sich machtlüsterne Einzelpersonen und relativ kleine Gruppen verbergen können. Hinsichtlich der Wahrnehmbarkeit gehen zwei Arten von Einflüssen ineinander über: All das, was grundsätzlich bewusst erfahren werden kann, ist zu unterscheiden von jenen Bewirkungen, die prinzipiell unbewusst bleiben, obwohl sie durch Ohr und Auge vermittelt werden.

Bewusst erfassbare Einflüsse

Wir sollten diese Möglichkeiten und unser Ausgeliefertsein nicht unterschätzen. [...] Seitdem [...] man erfolgreich anwendbare behavioristische Psychologie studierte, wobei Töne, Rhythmen, Formen und Farben unter vielem anderen als bedeutsame Einflussgrößen erkannt wurden, sind – bedingt durch die ständig enger werdende Vernetzung der technischen Nachrichtenübertragungs- und Verarbeitungssysteme – wesentliche Teile der Menschheit in zunehmendem Maße und in allen Lebensbereichen einer insbesondere wirtschaftlich-politischen Manipulation und Konditionierung unterworfen. [...] Antriebe des sogenannten Unterbewusstseins werden ausgelöst oder verstärkt, Sperren enthemmt, die Kritikfähigkeit wird reduziert oder völlig eingeschläfert. Auch unter dem Deckmantel sogenannter demokratischer Meinungsfreiheiten handelt es sich keineswegs immer um neutrale sachliche Information. [...] Schon die Siebung und Auswahl bestimmter Nachrichten und die damit verbundene Unterdrückung anderer Mitteilungen ist ein dazu hervorragend geeignetes Konzept, das wenigen Einzelpersonen eine völlige Veränderung der Gewichtung für ganze Bevölkerungsgruppen ermöglicht. Ein anderes wirkungsvolles Verfahren betrifft die geschickte Verpackung von Nachrichten: Es wird zunehmend schwieriger, den eigentlichen Inhalt von den hineingemischten Kommentaren zu trennen. Eine dritte Gefahr resultiert aus dem Überangebot von Informationen: „... im Wortgeräusch, in der Apparatur der lärmenden Verantwortungslosigkeit ...“[295] droht das Wesentliche unterzugehen. [...]

Bewusst nicht-erfassbare Einflüsse

Bei erhaltener Kritikfähigkeit ist die Auseinandersetzung mit äußeren Einflüssen grundsätzlich möglich, solange sie bewusst wahrnehmbar bleiben. In der Praxis gerät man unversehens in ein Übergangsgebiet, in dem die herangetragenen Signale entweder mangels gerichteter Auf-

295 **Picard, M.**, *Die Welt des Schweigens*, Erlenbach/Zürich: Eugen Rentsch 1950, S. 186

merksamkeit nur noch teilweise oder überhaupt nicht mehr bewusst wahrgenommen werden – dabei spielt die Gewöhnung eine nicht zu unterschätzende Rolle. [...] Es ist nachgewiesen, dass sehr kurze optische Signale die Wahrnehmungsschwelle nicht erreichen oder überschreiten, dass sie aber dennoch das Verhalten von Zielpersonen messbar beeinflussen. Nicht-wahrnehmbare Einzelbilder, versteckt in laufenden Film- oder Fernsehprogrammen, üben z. B. einen wirksamen Kaufzwang aus. Ähnlich unterschwellig motivierte Verhaltensweisen lassen sich durch irreführende Kopplungen anregen: Die Titelblätter der meisten Illustrierten sind dazu ein attraktiv anschauliches zweidimensionales Beispiel. Besonders hintergründig ist der gezielte Einsatz von Musik zur Verhaltenssteuerung. Das begann mit den Trommeln der Landsknechte und der Marschmusik [...], unter deren Rhythmen ganze Generationen in den sogenannten Heldentod marschierten; das setzt sich fort mit den gefühlsduseligen Vorweihnachtsklängen in den großen Warenkaufhäusern, es führt zur aggressiven Frequenzfilterung der Schlagermusik in den Werbesendungen auch der öffentlich-rechtlichen Rundfunkanstalten und endet bei der gehörschädigenden Lautstärke in den Diskotheken – alles zur Anregung negativer Bewusstseinszustände mit dem Ziel geheimer Verführung und Entpersönlichung. [...]

Das instrumentierte Gehirn

[...] Außerhalb der bereits angegebenen schmalen Frequenzbänder existieren akustische und elektromagnetische Schwingungen, zu denen wir keinen unmittelbaren Zugang besitzen. Wir sind angewiesen auf indirekte, durch Messgeräte vermittelte Daten und deren theoretisch fundierte Interpretationen. Aus der Fülle der Wellenarten nehmen wir nur einen winzigen Bruchteil wahr – so ist uns aus dem Gesamtspektrum elektromagnetischer Schwingungen, das etwa 70 Oktaven umfasst, nur eine einzige als sichtbares Licht direkt zugänglich. Wir schwimmen in und sind durchdrungen von einem Ozean von Schwingungen, ohne davon das geringste zu bemerken. [...] Für geheime Mächte könnte es

kein vollkommeneres, subtileres Instrumentarium zur Konditionierung geben, da derartige Energieformen durchaus biologische Wirkungen induzieren können. Hörschall, als Lärm empfunden, ist imstande, das Normalbefinden des Menschen nachhaltig zu beeinflussen[296], Lärm hoher Energiedichte verursacht Taubheit. [...]

Die Empfindlichkeit der Biosysteme gegenüber elektromagnetischer Strahlung

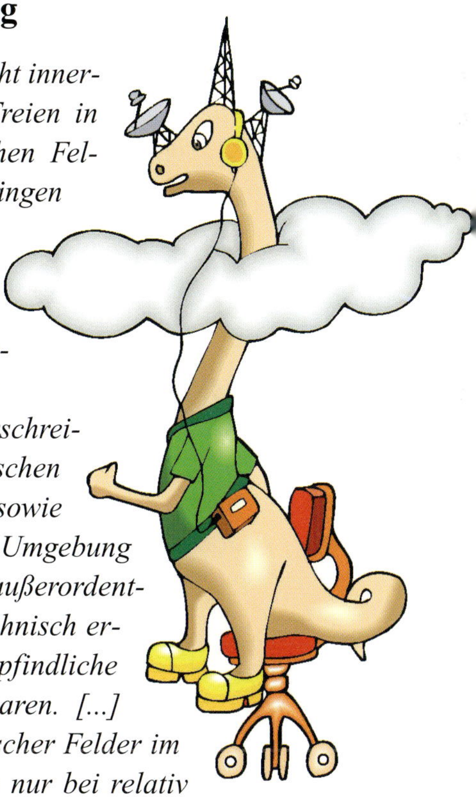

[...] Tatsächlich leben wir Tag und Nacht innerhalb unserer Behausungen und im Freien in künstlich erzeugten elektromagnetischen Feldern aller Frequenzen bzw. Wellenlängen mit einer Unzahl verschiedenartigster Modulationen, deren Gesamtintensität in manchen amerikanischen Städten das 100-Millionenfache des natürlichen Strahlungspegels vor Beginn des elektrotechnischen Zeitalters überschreitet.[297] Die natürlichen elektromagnetischen Felder im kosmisch-irdischen Raum, sowie im Innern und in der unmittelbaren Umgebung der Lebewesen, konnten wegen ihrer außerordentlich geringen Intensitäten erst messtechnisch erfasst werden, nachdem hinreichend empfindliche Nachweisgeräte entwickelt worden waren. [...] Schädigende Einflüsse elektromagnetischer Felder im biologischen Bereich konnten anfangs nur bei relativ hohen Feldstärken unmittelbar beobachtet werden. Man legte daher in den USA und nachfolgend in einigen westeuropäischen Ländern als

296 **Schick, A.**, *Schallwirkung aus psychologischer Sicht*, Stuttgart: Klett-Cotta 1979
297 **Brodeur, P.**, *Mikrowellen – Die verheimlichte Gefahr*, München: Pfriemer 1980

zulässigen Wert der Energiestromdichte (auch: Leistungsdichte) 10 mW/cm² fest, was etwa 10 % der Intensität der Sonnenstrahlung an der Erdoberfläche entspricht und einen hinreichend großen Sicherheitsabstand gegen schädliche thermische Wirkungen zu gewährleisten schien. Die Russen hatten bereits mit Beginn der 30er Jahre begonnen, die Wechselwirkungen elektromagnetischer Felder mit Biostrukturen auf allen Organisationsebenen (Moleküle, Einzeller, Mikroorganismen, Pflanzen, Tiere, Menschen) zu untersuchen. Ihre Ergebnisse erwiesen die schädigenden Wirkungen auch sehr kleiner Strahlungsintensitäten, starke Abhängigkeiten von der bzw. den eingestrahlten Frequenzen, sowie kumulative Effekte. Sie führten zur Festlegung eines um den Faktor 1000 niedrigeren zulässigen Wertes, also 10 pW/cm². [...]

Eine Fülle von Ergebnissen

Derartige Stimmen wurden unterstützt durch medizinisch begründete, aktenkundige Gerichtsurteile, die den insbesondere durch gepulste Mikrowellenstrahlung seit dem 2. Weltkrieg betroffenen Radartechnikern Schadenersatz zusprachen. Nach den inzwischen auch in den USA selbst erarbeiteten und veröffentlichten Ergebnissen erscheint Presman's Aussage durchaus gültig: „Das direkte Einwirken hochfrequenter elektromotorischer Kräfte auf das Zentralnervensystem, entweder über die peripheren Elemente oder direkt über die Gehirnstruktur, muss als Tatsache hingenommen werden. Dabei führt in einigen Fällen geringere Intensität zu wesentlich ausgeprägteren Reaktionen als stärkere Felder. Außerdem ist die kumulative Wirkung zu beachten." [298] *Im übrigen, so heißt es aus den USA, gäbe es kaum Erkenntnisse über die grundsätzlichen Mechanismen der Wechselwirkungen zwischen elektromagnetischen Feldern und lebenden Strukturen, und alle sollten erkennen, wie wenig im Grunde über das Funktionieren der Nervenzentren bekannt ist. Aufgrund dieser Gegebenheiten müsste ein großer Teil der*

[298] **Pressman, A. S.**, *Electromagnetic Fields and Life*; New York/London, Plenum Press 1970

von Menschen künstlich erzeugten elektromagnetischen Felder erheblich reduziert, im Extremfall die gesamte Elektrotechnik abgeschafft werden, um die ursprünglichen natürlichen Verhältnisse wiederherzustellen. Die Konsequenzen hinsichtlich der derzeitigen Wirtschaftssysteme wären vernichtend. Eine vernünftigerweise in den westlichen Ländern zu fordernde Herabsetzung der Toleranzgrenze für die offiziell so benannte nicht-ionisierende Strahlung (wie sie an manchen Orten inzwischen innerbetrieblich verwirklicht wurde) dürfte von kommerziellen und militärischen Interessengruppen auf unabsehbare Zeit verhindert werden. Die Situation weist eine starke Analogie auf zu jener Zeit als man glaubte, ungefährdet mit Röntgen- und radioaktiver Strahlung umgehen zu können. Erst im Laufe von Jahrzehnten wurden Toleranzgrenzen festgelegt und mehrfach reduziert, nachdem biologische Schäden erkannt worden waren.

Für unsere weiteren Überlegungen halten wir fest:

- *Man kennt spezielle, zeitabhängige elektronische Muster, mit denen menschliches Verhalten konditioniert werden kann.*
- *Derartige Muster können technisch erzeugt und direkt oder auf hochfrequenten Trägerwellen moduliert ausgestrahlt werden.*
- *Biosysteme, einschließlich des Menschen, sind für elektromagnetische Schwingungen bestimmter Frequenzen und für Kombinationsschwingungen bei geringen Leistungsdichten kumulativ empfindlich.*

Auf dieser Basis werden in den Abschnitten c), d) und e) [hier der Kürzung halber nicht erwähnt] *drei relevante Bereiche des elektromagnetischen Spektrums behandelt und die entsprechenden Möglichkeiten der Fernbeeinflussung diskutiert. In jedem dieser Bereiche existieren Beobachtungen, die vermuten lassen, dass geheime Konditionierungsversuche durchgeführt werden. [...]*

Mikrowellen

Wir verstehen unter Mikrowellen im weitesten Sinne elektromagnetische Wellen unterhalb 1,0 m Wellenlänge bis zu 1,0 mm. In diesem Frequenzbereich (0,3 GHz bis 300 GHz) arbeiten vorwiegend leistungsstarke zivile und militärische Radargeräte im Impulsbetrieb, Satellitenfunksysteme, irdische Richtfunkgeräte und UHF-Fernsehsender. Insbesondere die schädigenden Wirkungen der Mikrowellen haben jene Kontroversen ausgelöst, die in II. 3. b) [hier der Kürzung halber nicht erwähnt] *angesprochen wurden. Wie bei Kurzwellen beachtete man anfangs nur die thermischen Wirkungen, die bei hinreichender Energiedichte in Materie auftreten und heute unter anderem in den Mikrowellenherden haushaltstechnisch genutzt werden. Beginnend mit der Entwicklung und dem praktischen Einsatz der ersten Mikrowellenradargeräte während des Zweiten Weltkrieges wurden mehr und mehr pathologische Veränderungen bekannt, die durch Mikrowellenstrahlung ausgelöst worden waren.*[299/300] *Die Liste der inzwischen mit einiger Sicherheit nachgewiesenen, durch Mikrowellen induzierten Schäden ist lang und erschreckend.*[301/302/303/304] *Sie umfasst:*

- *Störungen der Regulationsprozesse*
- *Passivierung der Motorik*
- *Appetitlosigkeit*
- *Haarausfall*
- *Veränderungen in der Blutzusammensetzung durch Beschleunigung der Zellteilung der Lymphozyten (Lymphozytose)*
- *Spezielle Form des grauen Stars durch Linsentrübung an der hinteren Kapselseite (Mikrowellenstar)*
- *Schädigungen der Herzmuskelfunktion bis zu Herzkranzgefäßerkrankungen und Herzinfarkten*

---

299 **Schneider, A.**, *Physiologische und psychosomatische Wirkungen der Strahlen unbekannter Himmelserscheinungen*, Innsbruck: Resch 1982 (Kap. V)
300 Brodeur, P., *Mikrowellen – Die verheimlichte Gefahr*, München, Pfriemer 1980

- *Blutdruckreduktion*
- *Störungen der elektrischen Gehirnaktivität*
- *Veränderungen des normalen Rhythmus der Gehirnströme*
- *Allgemeine neurologische Störungen unterschiedlichster Art: Dämmerzustände, Halluzinationen, Einschränkung der geistigen Aufnahmefähigkeit, teilweiser Gedächtnisverlust, beginnende Schwermütigkeit, Depression, Reizbarkeit*
- *Genetische Effekte ähnlich denen nach Einwirkung ionisierender Strahlungen: Chromosomenbrüche*
- *Schädigung der Nachkommen speziell durch: Herzfehler, Klumpfuß, Wolfsrachen, Verwachsungen an den Geschlechtsteilen, Mongolismus, Totgeburt.*

Auch dem Nichtmediziner fällt auf, dass hier eine nahezu vollständige Zusammenstellung der häufig so benannten Zivilisationskrankheiten vorliegt, deren Zunahme weltweit beobachtet wird, deren Ursachen jedoch im Dunkeln liegen und im Grunde ungeklärt sind. Es wäre sicher ungerechtfertigt, in allen Fällen Schäden durch Mikrowellen (oder verallgemeinert: Durch technisch erzeugte elektromagnetische Felder) anzunehmen, andererseits gibt es für eine ganze Reihe der genannten Defekte hinreichend verlässliche Einzelbeobachtungen, die eindeutige Zusammenhänge erkennen lassen oder wahrscheinlich machen. [...] Der erschwerte, nur über längere Zeiträume und mit vorwiegend statistischen Methoden zu erbringende Nachweis der Ursache-Wirkungsverknüpfungen erlaubt gewissenlosen Lobbyisten eine relativ leichte Abwehr der andersseitig vertretenen Behauptungen über die Schäd-

---

301 **McLees, B. D. / Finch, E. D.**, *Analysis of Reported Physiological Effects of Microwave Radiation*, In: Advances in Biological and Medical Physics, Band 14 (1973), S. 164 – 220

302 **Taylor, E. M. / Ashleman, B. T.**, *Analysis of Central Nervous System Involvement in the Microwave Auditory Effect, Brain Research, Band 74* (1974), S. 201 – 208

303 **Silverman, C.**, *Nervous and Behavioral Effects of Microwave Radiation in Humans,* American Journal of Epidemiology, Band 97, Nr. 4 (April 1973), S. 219 – 224

304 **Cserski, P.**, *Experimental Models for the Evaluation of Microwave Biological Effects*, In: Proceedings of the IEEE, Band 63 (Nov. 1975), Nr. 11, S. 1540 – 1543

lichkeit elektromagnetischer Felder. Von 1962 bis mindestens 1979 wurden langzeitige Mikrowelleneinstrahlungen verschiedener Frequenzen in die Räume der US-Botschaft in Moskau beobachtet, die bei Kontakten auf höchster Ebene zur Sprache kamen. [...] Es ist aktenkundig, dass unter den Botschaftsangehörigen eine außergewöhnlich hohe Krebssterblichkeitsrate beobachtet wurde, wobei es sich im Vorstadium um die auch andernorts durch Mikrowellen verursachten Veränderungen im Blutbild handelte, insbesondere um einen Leukozytenanstieg und um Verschiebungen des Gleichgewichtes der verschiedenen Leukozytenkomponenten. Die Reichweite erdoberflächengebundener Mikrowellensender ist wegen der im wesentlichen geradlinigen Ausbreitung der Mikrowellen praktisch auf die optische Sichtweite begrenzt. Eine eventuelle Einstrahlung auf die Bevölkerung bestimmter geographischer Regionen könnte aber unschwer von Satelliten aus durchgeführt werden analog zu dem bereits in Vorbereitung befindlichen Satellitenfernsehen. Zum Zweck gezielter Konditionierung wären Mikrowellen auf einer oder mehreren Frequenzen auszusenden und mit biologisch wirksamen niederfrequenten Schwingungen oder Impulsen zu modulieren, die Veränderungen der Gehirnwellenmuster oder der Herzrhythmen hervorrufen. An Versuchstieren im Laboratorium wurde mit derartigen Methoden durch Depolarisation des Herzmuskels der Herzstillstand erzwungen. Über die Gehirnwellen wären grundsätzlich alle Arten somatischer, psychischer und mentaler Steuerungen denkbar, die in ihrer subtilen Form nicht mehr als fremdgesetzt erkennbar sind, sondern als je eigene, von innen her aufsteigende Motivationen erscheinen. [...] [305]

305 Die Interessengemeinschaft der Opfer von Elektro-Waffen hat eine Website, die sich ausführlich mit Mikrowellen-Waffen, Mikrowellen-Verbrechen und Mikrowellen-Terror befasst: www.mikrowellenterror.de (in Deutsch und Englisch)

Zusammenfassung und Schlussfolgerung

Wir haben abschließend zur Kenntnis zu nehmen, dass Forschungen vorangetrieben wurden und werden, die der geheimen Machtausübung und Konditionierung bisher ungeahnte Möglichkeiten eröffnen. Eine der Entwicklungslinien führt von der seit alters üblichen Marktschreierei zu den modernen Methoden behavioristisch fundierter Beeinflussung mittels der Massenmedien in allen wirtschaftlich-politischen Bereichen. Eine zweite Linie beginnt mit der Verhaltenssteuerung durch Einleiten schwacher elektrischer Ströme zur Reizung definierter Bezirke des Gehirns. [...] Die im Sinne der geheimen Verursacher optimale, weil außersinnlich unwahrnehmbar eingreifende Beeinflussung durch direkte Einstrahlung biologisch wirksamer elektromagnetischer Felder oder durch komplex modulierte hoch- und höchstfrequente Trägerwellen ist in praktischen Ansätzen erkennbar. [...]

Nach der Bedrohung der Gesundheit und des Lebens der Biosphäre und der Menschheit durch Chemie und Radioaktivität wird eine allgemeine elektromagnetische Umweltverschmutzung erkennbar, die geheimen Konditionierungsversuchen, gerichtet gegen die natürliche psychosomatisch-ganzheitliche Dynamik der Person, als willkommene Tarnung zu dienen vermag. Physikalischer Schutz gegen elektromagnetische Schwingungen und Wellen ist vom technischen Aufwand abhängig und nur teilweise wirksam, ELF-Felder können mit üblichen Mitteln nicht vollständig abgeschirmt werden. Die Möglichkeiten des einzelnen Menschen, aus dem Unbewussten aufsteigende zwanghafte Fremdmotivationen als solche zu erkennen und erfolgreich abzuwehren, sind begrenzt. Auch einer sehr starken, spirituell verankerten, selbstkritisch nach innen gerichteten Wahrnehmungsfähigkeit dürfte es ohne Hilfe und Schutz höherer Wesenheiten nicht immer möglich sein, Handlungen zu vermeiden, die als persönlichkeitsfremd, unsinnig oder verwerflich bezeichnet werden müssen. Es ist bedauerlich, dass hier wie in manchen anderen Bereichen menschlichen Tuns ursprünglich vielfach posi-

tive Bemühungen zu Entdeckungen geführt haben und weiter führen, deren pervertierte und deren pervertierende Verwendung seitens der Mächtigen nicht zu verhindern ist. Der Einbruch in die Innenwelt anderer Menschen kann sich auch als "Bumerang" erweisen: Es ist unwahrscheinlich, dass die psychische Kopplung zwischen Agenten und Zielpersonen auch in Form der Konditionierungsversuche unter Benutzung physikalischer Methoden rückwirkungsfrei bleibt. [...]

Ein neues Gebot müsste zur Grundlage menschlichen Zusammenlebens erhoben werden: „Du sollst nicht Macht ausüben wider deinen Nächsten!"

Die letzte Gabe der Pandora, die uns verblieb, ist die Hoffnung."

* * *

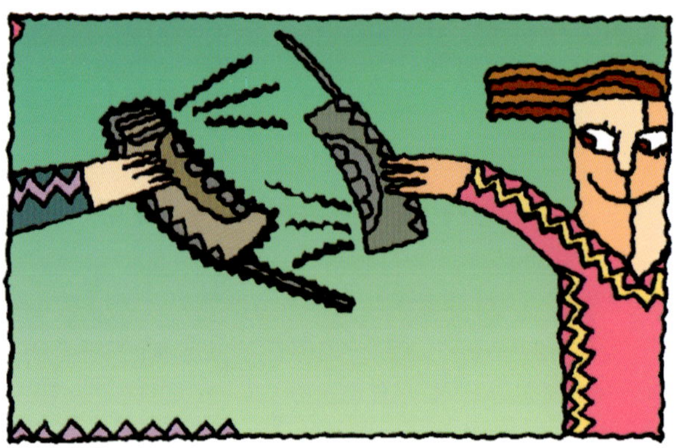

Imagine...

Imagine... Stellen wir uns einmal vor, jeder Mensch auf der Welt hätte eine grundlegende, umfassende Ausbildung zum Thema Gesundheit erfahren; als Folge dieser Erziehung wären Krebs, Herzerkrankungen, AIDS, Geburtsfehler oder Körperbehinderungen in Zukunft unbekannt... Imagine... Stellen wir uns weiterhin vor, jeder Mensch auf der Welt hätte eine grundlegende Ausbildung zum Thema Geldverdienen genossen, anstatt eingebläut zu bekommen, wir man ein Leben lang ‚kleine Brötchen backt' und die Erfolgsleiter für ANDERE erklimmt...Die Illuminati und ihre Handlanger interessieren sich für alles andere als für eine Verbesserung der Dinge in der Welt; daraus folgt, dass ganz normale Leute wie Sie und ich die eigenen Geschicke und die Geschicke der Gesellschaft in die Hand nehmen müssen. Eine Veränderung im ‚Pyramidensystem', sprich von oben nach unten, ist nicht erstrebenswert. Der Wandel muss sich von unten nach oben vollziehen. Für die Kommunikation mit Unterseebooten benutzt das Militär seit langen Jahren Niederfrequenzbereiche (genau wie die Wale), die sich nicht schädlich auf Gehirn, Brustbereich, Ohren oder Augen auswirken. An diesen Fakt sollte die people power die Handyhersteller erinnern und diese dazu zwingen, die für Handys genutzte Frequenz auf einen sicheren Wert zu senken.

Wenn alle Stricke reißen, lesen Sie die Bedienungsanleitung

In der Zwischenzeit täte jeder Handybenutzer gut daran, sich an die kleingedruckten Angaben zu halten, die bei jedem Handykauf ausgehändigt werden: Es sollte NUR in Notfällen benutzt und möglichst nur kurze Gespräche damit geführt werden. Dr. Mercola empfiehlt, das Handy so weit wie möglich vom Körper fern zu halten und höchstens drei Minuten pro JAHR damit zu telefonieren. Telefonkarten verleiten den Benutzer zwangsläufig zum maßvollen Umgang mit dem Handy, was besonders bei Kindern wichtig ist, wobei in diesem Fall grundsätzlich erwogen werden sollte, ob man ihnen überhaupt ein Handy in die Hand drückt. Sofern man die Wahl zwischen einem Festnetzanschluss und einem Handy hat, sollte der Anruf vom Festnetz getätigt werden.

Wir sind zuversichtlich, dass der Leser anhand der in diesem Buch gemachten Ausführungen die tatsächlichen Beweggründe erkennen konnte, die den vielen widersprüchlichen Berichten zum Thema Schadstoffe, Energie, Strahlung und Verschmutzung von Umwelt und Körper zugrunde liegen und infolgedessen in der Lage ist, sich seine Meinung zu den genannten Punkten zu bilden und für sich zu entscheiden, welche Schritte zu unternehmen sind, um die eigene Lebenssituation sowie das Umfeld im Allgemeinen zu verbessern. Oder um es mit den Worten von Michael Jackson auszudrücken: *„I'm starting with the man in the mirror.“* [306] Und der geeignete Zeitpunkt für grundlegende Veränderungen ist jetzt. In einer Zeit, in der angesehenen Mitbürgern das Leben zur Hölle gemacht und diese verfolgt, angeklagt und ins Gefängnis gesperrt werden, weil sie der Bevölkerung wieder zu Gesundheit verhelfen – angestiftet von multi-nationalen Konzernen wohlgemerkt, die staatliche Behörden zu derartigen verabscheuungswürdigen Aktionen nötigen – ist dringender Handlungsbedarf angesagt. Die Zeit für Eigenverantwortung und positive Veränderungen, die Zeit für people power, ist jetzt!

Die persönlichen Umstände eines Menschen werden durch dessen Gedanken maßgeblich bestimmt. [307]

Die tiefere und dringende Botschaft dieses Buches an alle Menschen, denen die Geschicke der Welt am Herzen liegen und die auf friedlichem Weg langfristige positive Veränderungen herbeiführen wollen, lautet

306 Liedtext; [etwa: Ich beginne mit dem Mann im Spiegel]

307 **Hill, N.**, *Think & Grow Rich*, Fawcette Books, 1960 und **Murphy, Dr. J.**, *The Power of Your Subconscious Mind*, Bantam Books, 2000

kurz und bündig: Denken Sie positiv, informieren Sie sich und werden Sie aktiv. Es gibt viele Möglichkeiten, wie sich jeder Einzelne konstruktiv einbringen kann.[308]

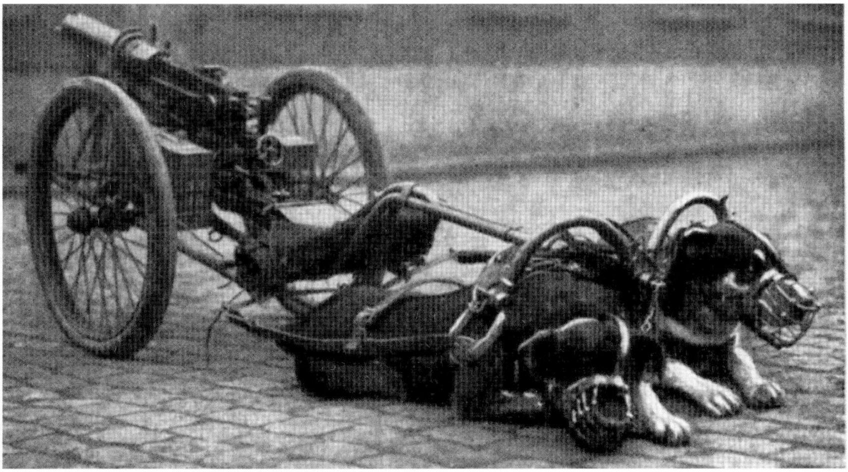

Und zum Abschluss: Ein neuer Industriezweig ist geboren!

Maulkorb fürs Handy: Störgeräte würgen Klingeln und Piepsen von Handys ab

Während weltweit immer mehr Menschen ein Handy in der Tasche haben, arbeiten mehrere Entwicklungslabors mit Hochdruck an Technologien, die Mobiltelefone an öffentlichen Plätzen zum Schweigen bringen. Derzeit gibt es mehrere Ansätze, um dem Problem Herr zu werden – vom ferngesteuerten Abschalten der Geräte bis zu Bausubstanzen, die Funkwellen stören.

Die derzeit am häufigsten verwendete Methode ist das sogenannte ‚Jamming'. Dabei werden Störsender eingesetzt, um die Verbindung zwischen Handys und Handymasten zu unterbrechen und somit ein „Funkloch" zu erzeugen. Laut Angaben eines Anbieters wurden bereits

[308] Siehe Anhang 1, 2, 3

Tausende solcher Geräte an Theater, Firmen, militärische Einrichtungen und Privatpersonen verkauft. Dann kann das Telefon nicht einmal mehr einen Notruf absetzen. Weil die Störsender mit der gleichen Funkfrequenz senden wie Handys, sind sie in Deutschland und vielen anderen Ländern verboten.

Gesetzlich geregelt ist der Einsatz von Störgeräten auch in den USA. Nicht überall auf der Welt wird das so eng ausgelegt: In Ländern des Nahen Ostens schätzt man die Störsender, weil sie die Fernzündung von Bomben per Handy verhindern können. Das indische Parlament diszipliniert damit seine Abgeordneten während der Sitzungen. Und seit kurzem sind die Geräte auch in Frankreich zugelassen.

In Deutschland sind zwei Alternativen gebräuchlich, die aus der Sicherheitstechnik stammen. *„Die einzige Möglichkeit, ein Gespräch total zu unterbinden, besteht darin, den Raum komplett abzudichten"*, sagt Gerhard Wahrmann, Geschäftsführer der Firma Emscreen. Er hat sich darauf spezialisiert, Vorstandsetagen großer Unternehmen abzuschotten. Von Handys gehe eine Spionagegefahr aus, erklärt er, weil sie sich aus der Ferne einschalten und so als Wanze verwenden ließen. Zur Abschirmung verwendet Wahrmann mikroskopisch feine Kupfernetze, die in Tapeten und Fensterglas eingearbeitet sind.[309]

* * *

[309] 5. Mai 2004, http://www.sueddeutsche.de/computer/artikel/251/31220/

Die Überschreitung akustischer Grenzen – Der Stille Tod [310]

Über die akustische Gewalt in unserer immer mehr von Handys beherrschten Lärmgesellschaft geht es in einem Artikel in der *Neuen Zürcher Zeitung*, der zum Nachdenken anregt. [311] Demnach sind Handys eine der symptomatischsten Zeiterscheinungen der entfesselten Kommunikationsgesellschaft, welche in eine „akustische Zwangsgesellschaft" übergeht, die Lärm mit Nullinformation paart: *„Ist unsere Gesellschaft auf dem direkten Weg, eine Zwangsgesellschaft zu werden, welche die Ohren ihrer Mitglieder ungehemmt akustisch mit Beschlag belegt? [...] Eine persönliche Sphärengrenze, die einen Raum wechselseitiger Schonung umrisse, Schallschutzgrenzen, die man nicht ohne Not überschreiten darf, wie man selber innerhalb ihrer vor Störung sicher ist, eine Diskretionsgrenze und ein Datenschutz im Sinne des Schutzes vor fremden Daten existieren nicht mehr.*

Wie die Handy-User [...] „nicht mehr nicht kommunizieren" können, so können die unfreiwilligen Mithörer nicht mehr nicht partizipieren. Sie werden akustisch zwangssozialisiert, paradoxerweise durch den Terror des Privaten, ja Intimen. [...] Die Ohren sind – wie die Seelen – längst einer partiellen Ertaubung zum Opfer gefallen, die man als Selbstimmunisierung, als Bildung einer Art von akustischen Schwielen verstehen mag. [...]

„Fortzuhören ist schwieriger, als fortzublicken." [312]

Zu seiner fatal gesteigerten aktuellen Wirkung kommt der Lärm freilich aufgrund eines augenfälligen, richtiger: ohrenfälligen Merkmals der

---

310 **Baladur, Rigo**, *Der Stille Tod – Menschheit zwischen Demenz und Dementi*, 420 Seiten, Athena, ISBN: 3932740815

311 **Ludger Lütkehaus**, *Zeitzeichen – Grenzen des Weghörens*, 29. Juli 2004; veröffentlicht im Mobilfunk-Newsletter der Bürgerwelle e.V. vom 30.7.2004; http://www.nzz.ch/2004/07/29/fe/page-article9QSK7.html

312 **Anders, Günther**, *Die Antiquiertheit des Menschen*, Beck, April 2002, ISBN: 3406476449

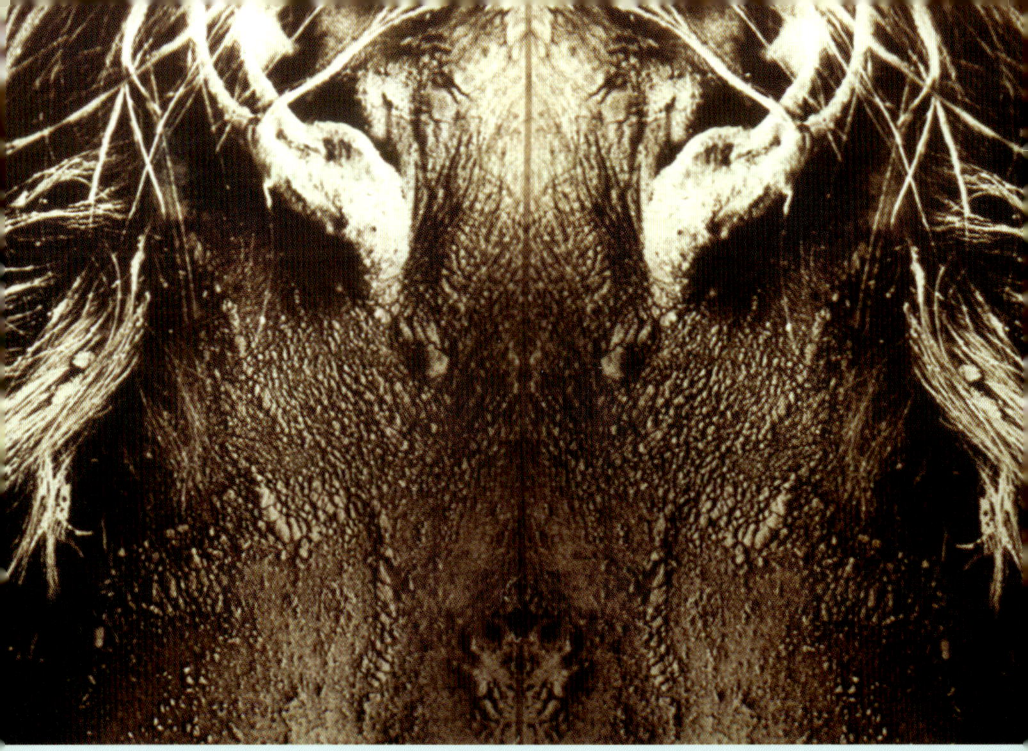

Ohren ohne Gesicht

anthropologischen Grundausstattung: Dass das Ohr das offenste und zugleich wehrloseste der menschlichen Sinnesorgane ist. Die Evolution hat es leider versäumt, uns einen bei Bedarf aktivierbaren, dem Willen unterliegenden natürlichen Ohrenverschluss wie bei den Augen die Lider mitzugeben. [...] Medientheoretisch gesehen, sind die Ohren ein nicht abschaltbarer Receiver. [...]

Die Unverschließbarkeit des Ohres hatte in den Urwäldern, Savannen und Höhlensystemen der gattungsgeschichtlichen Frühzeit[...] für ein schlafbedürftiges, augenschließendes Wesen ihren guten Wachsamkeitssinn. In den „Urwäldern" der heutigen Gesellschaft wird sie zum Desaster. Statt aus der Wehrlosigkeit der Ohren eine besondere Sorgfaltspflicht, die Grundregeln akustischer Rücksichtnahme, abzuleiten, liefert diese Gesellschaft das Gehör allen Attacken schutzlos aus."

Kampf dem Gebimmel

Aber auch komplexere Technologien werden zur Zeit entwickelt, wie z. B. ein Übertragungsgerät, das ‚kein Netz'-Signale an Handys sendet, so dass Anrufer automatisch an die Mailbox weitergeleitet werden. Eine weitere Software vermag es, die Handys in bestimmten Zonen automatisch in den lautlosen bzw. in den Vibrationsmodus zu versetzen. Ganz ohne zusätzliche Geräte kommen Gebäude-Konstruktionen aus, die funkwellenstörende Metallmischungen in ihre Bausubstanz einbauen. [313]

Mit den neuen Geräten will man aber nicht nur dem lästigen Klingeln und Piepsen den Garaus machen. In Casinos können Handys den Betrug erleichtern, in Gefängnissen Drogenhandel und andere Machenschaften. Um die Privatsphäre zu schützen, sind in den USA außerdem in Umkleidekabinen keine Mobiltelefone mehr erlaubt.[314]

Im „Q-Zone"-Konzept der Firma Bluelinx aus Charlotte (US-Bundesstaat North Carolina) soll ein Bluetooth-Funksignal den Klingelton von Handys innerhalb einer Ruhezone automatisch leiser und beim Verlassen wieder laut stellen.[315]

* * *

313 http://www.silicon.de/cpo/news-mobile/detail.php?nr=14122&directory=news-mobile

314 Störsender verhindern Handyklingeln im Theater: Ein Anruf auf dem Handy kann in New York 50 US-Dollar kosten. So hoch ist das Bußgeld, wenn das Mobiltelefon eines Theaterbesuchers während der Veranstaltung klingelt. Die Strafe wird auch in Bibliotheken, Galerien sowie in vielen Bars fällig. Mehr Ruhe in ihrer Metropole will auch die französische Verwaltung; von Thomas Jüngling, www.elektrosmognews.de vom 8.8.2004; http://www.wams.de/data/2004/08/08/316152.html

315 5. Mai 2004, http://www.sueddeutsche.de/computer/artikel/251/31220/

Zum Abschluss

„Der allwissende Arzt legt Seinen Finger an den Puls der Menschheit. Er erkennt die Krankheit und verschreibt in Seiner unfehlbaren Weisheit das Heilmittel. Jede Zeit hat ihr eigenes Problem, jede Seele ihre besondere Sehnsucht. Das Heilmittel, dessen die Welt in ihren gegenwärtigen Nöten bedarf, kann nicht das gleiche sein, das ein späteres Zeitalter erfordern mag. Befasst euch gründlich mit den Nöten der Zeit, in der ihr lebt, und legt den Schwerpunkt eurer Überlegungen auf ihre Bedürfnisse und Forderungen.“ Bahá'u'lláh [316]

„Alle Menschen wurden erschaffen, eine ständig fortschreitende Kultur voranzutragen. Der Allmächtige bezeugt Mir: Wie die Tiere auf dem Feld zu leben, ist des Menschen unwürdig. Die Tugenden, die seiner Würde anstehen, sind Geduld, Erbarmen, Mitleid und Güte für alle Völker und Geschlechter der Erde.“ Bahá'u'lláh [317]

* * *

[316] Aus der *Ährenlese* von Bahá'u'lláh, Kapitel 106, Seite 186, Bahá'í-Verlag, 3. Auflage, 1980-137
[317] ibid, Kapitel 109, Seite 188; www.bahai.org und www.bahai.de

Klartext
Zitate speziell zum Thema Handys und DECT [318/319]

„Wenn eine Tatsache, auf die man stößt, mit der herrschenden Theorie im Widerspruch steht, muss man die Theorie verwerfen, auch wenn diese, von namhaften Wissenschaftlern unterstützt, allgemein angenommen wird.“

Claude Bernard, 1813-1878

Die aktuellen Mobilfunkhandys (GSM-Standard) und Schnurlostelefone (DECT-Standard) funktionieren mit gepulsten Mikrowellen. Die Trägerfrequenz bei den D-Netz-Handys liegt bei 900 Megahertz (MHz), bei den E-Netz-Handys bei 1800 MHz und bei den Schnurlosen bei 1900 MHz. Die Pulsfrequenz ist beim D- und E-Netz-Handy 217 Hertz (Hz) und beim DECT-Schnurlosen 100 Hz. Ansonsten werden gepulste Wellen bisher nur beim Mikrowellenherd, beim Radar und in der Medizin eingesetzt. Ganz neue Funktechniken wie Bluetooth, WLAN oder Tetra senden ebenfalls gepulst.

D- und E-Netz-Handys strahlen mit einer maximalen Leistung von 2 Watt (W), je nach Situation und Abstand zu einer der nächsten Basisstationen, die sich in einigen hundert Metern oder wenigen Kilometern Entfernung auf Türmen, Masten, Dächern, Kaminen, Silos, etc. befinden. Handys regeln ihre Leistung also dem momentanen Bedarf entsprechend herauf oder herunter.

Die mittlere Leistung eines Handys dürfte im Alltag bei 50 - 500 Milliwatt (mW) liegen. DECT-Schnurlose strahlen dagegen mit einer konstanten Leistung von 250 mW, sowohl die kleine Basisstation als auch der Hörer; sie regeln nicht nach. Die Leistung eines DECT-Schnurlos-

318 von Baubiologie MAES, ergänzt durch Funkenflug; http://www.funkenflug1998.de/inhalt/meinung/zitat.html

319 In diesem Buch genannte Zitate stammen auch von: http://www.elektrosmognews.de/Zitate/zitate.html

telefones – und somit die Strahlungsintensität – ist also mit der eines Handys vergleichbar.

Handys strahlen beim Telefonieren nonstop, ganz ausgeschaltet gar nicht. In Stand-By-Funktion geben sie lediglich ab und zu einen kurzen Impuls ab, um den Kontakt zur nächsten Basisstation zu gewährleisten, diesen mit voller Leistung. Die DECT-Hörer strahlen auch nur beim Telefonat. Die unscheinbaren DECT-Basisstationen, und das ist ihr besonderes Problem, strahlen jedoch nonstop, Tag und Nacht, bei voller Leistung, bis 300 Meter weit, solange der Netzstecker in der Steckdose steckt, auch wenn gar nicht telefoniert wird.

Die Strahlungsstärke wird in Mikrowatt pro Quadratmeter ($\mu W/m^2$) angegeben. Mit zunehmendem Abstand zur Feldquelle nimmt die Strahlungsstärke immer mehr und immer schneller ab.

Die Berechnungsgrundlage der rechtlich verbindlichen Grenzwerte gilt dem Schutz vor thermischen Effekten, sprich vor übermäßiger Erhitzung des Körpers oder von Körperteilen im Einfluss der elektromagnetischen Strahlung. Andere biologische Effekte und gesundheitliche Schäden von Kopfschmerz über Schlafprobleme bis Alzheimer und Krebs, die bei viel niedrigeren Feldintensitäten im Gespräch sind, bleiben bei diesen theoretischen Grenzwertberechnungen unberücksichtigt.

Grenzwerte gelten nur für ortsfeste Anlagen wie Funktürme, nicht für Handys oder Schnurlose; hier ist der Nutzer selbst verantwortlich. Mit der funkenden Handyantenne am Ohr werden selbst die hoch angesetzten Grenzwerte erreicht oder überschritten.

Die gepulsten Mikrowellen von Handys und DECT-Schnurlosen sind in ihrer physikalischen Art und biologischen Wirkung ähnlich. Deshalb lassen sich alle Zitate prinzipiell auf beide Techniken beziehen.

* * *

Allgemein:

„Es kommt beim Telefonieren mit der Antenne am Ohr eine beachtliche Menge an elektromagnetischer Energie im Kopf des Menschen an. Dies ist die erste Generation in der gesamten Geschichte der Menschheit, die sich regelmäßig, Stunde um Stunde, Tag um Tag, kräftige Mikrowellensender direkt an den Kopf hält. Es gibt ernst zu nehmende Konsequenzen durch zu ausgedehntes Mobilfunktelefonieren. Im Laufe der Jahre können gesundheitliche Probleme entstehen, einschließlich Leukämie und Hirntumore. Ich kann keine Entwarnung geben, nein wirklich nicht."

Prof. Dr. W. Ross Adey, Wissenschaftler der Loma-Linda-University California und einer der kompetentesten Elektrosmog-Experten der Welt, in den US-abc-news (**1997**)

„Schon ein zweiminütiges Handygespräch stresst den Hörnerv aufs Äußerste. Die elektrischen Aktionspotentiale der Nerven werden derart in Schwankungen versetzt, dass sie sich erst nach sieben bis acht Minuten wieder erholen. Diese Effekte können sich auf Dauer zu Langzeitschäden summieren. Man muss auf der Hut sein."

Prof. Dr. Vittorio Coletti, Chefarzt der HNO-Klinik im italienischen Verona, in der ‚Ärztezeitung' und anderen Medien (September **2000**)

„Der vom Menschen verursachte ‚Elektrosmog' ist eine wesentliche Bedrohung für die öffentliche Gesundheit. Die elektromagnetische Verschmutzung ist insofern ganz besonders heimtückisch, als sie sich der Erkennbarkeit unserer Sinne entzieht, was eher eine sorglose Herangehensweise in Bezug auf den eigenen Schutz fördert."

„Bereits verfügbare Hinweise darauf, dass die Technologie möglicherweise nicht gerade sicher ist, wurden und werden sowohl von der Industrie als auch von nationalen und internationalen Kontrollbehörden beflissen ignoriert."

„Die Besorgnis der Öffentlichkeit ist nicht unbegründet und die Ironie der gegenwärtigen Situation in Bezug auf Mobiltelefone und Basissta-

tionen besteht darin, dass die aktuellen Sicherheitsrichtlinien elektronischen Instrumenten mehr Schutz bieten als dem Menschen."

Auszüge aus einer 36-seitigen-Veröffentlichtung des Europäischen Parlamentes in Luxemburg, Wissenschafts-Direktion, Experten-Kommission STOA: Bewertung Wissenschaftlicher und Technologischer Optionen, PE Nr. 297.574 (März **2001**)

„Die umfangreiche kritische Sichtung der wissenschaftlichen Literatur lässt keinerlei Zweifel mehr, dass die gepulste elektromagnetische Strahlung von Mobilfunk-Basisstationen, Handys und schnurlosen Haustelefonen wesentlich gesundheitsbeeinflussend und -schädlich ist."

Prof. Dr.-Ing. Alexander H. Volger, Honorarprofessor der Rheinisch-Westfälischen Technischen Hochschule RWTH Aachen (14. September **2002**)

„Industriell finanzierte oder mitfinanzierte Forschungsarbeiten erbrachten fast viermal öfter Ergebnisse, die für diese Unternehmen positiv ausfielen, als nicht gesponserte Studien."

Studie zur Glaubwürdigkeit durch die Industrie finanzierter medizinischer Forschungsergebnisse,Yale-Universität, **2002**, Funkenflug

„Die EMF-Forschung weiß bereits zu viel, um die denkbaren Gesundheitsrisiken ignorieren zu können. Das vorhandene Wissen reicht allerdings nicht aus, um sie zu bemessen." Schweizerische Rückversicherungsgesellschaft

„Sie sagen „Markt" – und meinen ihre Macht.
Sie sagen „Fortschritt" – und meinen ihre Technik.
Sie sagen „Freiheit" – und meinen ihren Profit.
Sie sagen „weniger Staat" – und meinen weniger Demokratie."

Christian Nürnberger, Die Machtwirtschaft, dtv, **1999**

„Keine Firma der Welt entwickelt ein Arzneimittel, das bei Versuchstieren Krebs auslöst, und sagt dann, wie das Bundesamt für Strahlenschutz, die Handyhersteller und Mobilfunkindustrie, das werde beim Menschen schon nicht auftreten."

Prof. Dr. Wolfgang Löscher, Tierärztliche Hochschule Hannover, zur Repacholi-Studie in der ‚Süddeutschen Zeitung' (22. Mai **1997**)

„Bei unseren Forschungen haben wir menschliches Blut in Reagenzgläsern mit gepulsten Mikrowellen bestrahlt, die ähnlich der Handystrahlung sind. Es zeigte sich, dass sich unter dem Feldeinfluss die Zellkerne spalten. Es gibt Beweise für Schäden durch Mobilfunk. Dabei geht es nicht nur um Hirntumore, Krebs und Blutveränderungen sondern auch um genetische Störungen und andere Probleme. Wenn wir jetzt keine umfassenden Forschungen anstellen und die Augen verschließen, dann wird das nichts bringen. Mit den vielen Informationen, die wir zum jetzigen Zeitpunkt in der Hand haben, ist Entwarnung absolut unhaltbar."

Dr. George Carlo, Medizin-Physiker und wissenschaftlicher Leiter einer im Auftrag der US-Mobilfunkindustrie durchgeführten 27-Millionen-Dollar-Studie (**1999**)

„Wir wissen sehr gut, dass gepulste Signale auf den Menschen stärker einwirken als ungepulste. Gepulste Mikrowellen greifen tief in biologische Prozesse ein." Prof. Dr. Ross Adey, Loma-Linda-Universität, Kalifornien (**1970**)

„Gepulste Felder verändern das EEG und das zentrale Nervensystem."

Prof. Dr. W. Ross Adey, Loma-Linda-Universität, Kalifornien (**1975**)

„Gepulste Mikrowellen schädigen das Immunsystem und beeinflussen Neurotransmitterabläufe." Prof. Dr. Dan Lyle, Loma-Linda-Universität, Kalifornien (**1985**)

„Derzeit haben wir viele Millionen Versuchskaninchen in Deutschland. Die Quittung werden wir vielleicht erst in ein paar Jahren bekommen."

Prof. Dr. Werner Mäntele, Biophysiker der Frankfurter Goethe-Universität und Leiter eines Forschungsprojektes der Europäischen Union zur Klärung medizinischer Wirkungen von Handywellen, in der ‚Frankfurter Rundschau' (20. Februar **2002)**

„Offenbar bedarf es erst einer mittleren gesundheitlichen Katastrophe, ehe der Staat seine Vorsorgepflicht wahrnimmt und die Risiken auf gesetzlichem Wege minimiert. Bislang haben die Gewinninteressen der Industrie Vorrang. Es ist nur eine Frage der Zeit und der individuellen Kondition, ob und wann wir dadurch krank werden."

Dr. Leberecht von Klitzing, Medizin-Physiker der Universität Lübeck, im Interview mit der Zeitschrift BIO (Ausgabe 3/**2002**) zum Thema Mobilfunk und DECT-Schnurlose

„Die ärgsten Feinde der menschlichen Gesundheit sind nicht die Bakterien, sondern die Bequemlichkeit, Mangel an Verantwortungsgefühl, Gleichgültigkeit gegen sich und andere, Verwechslung von Biologie und Technik und der Mangel an Mut und Bekennertum!"

Dr. Devrient, ein früher Mahner nach Wahrheit

Kinder und Jugendliche:

„Jede Schule in England erhielt von der Regierung die schriftliche Aufforderung, Schülern vom Handytelefonieren abzuraten. Das Gesundheitsministerium will die Industrie verpflichten, entsprechende Hinweise an Kinder, Jugendliche und deren Familien zu verteilen, um sie aufzuklären und zu warnen." 'The Times' (27. Juli **2000**) [320]

„Je mehr Kinder und Jugendliche zum Beispiel durch den Handy-Gebrauch in die Schuldenfalle geraten, umso fröhlicher wird das an der Börse gefeiert."

Konrad Freiberg, Chef der Gewerkschaft der Polizei, auf einer Fachtagung über Jugendkriminalität in Meldorf (Schlesw.-Holst.); Die Rheinpfalz, Bad Dürkheimer Zeitung, Ausgabe 245, 20.10.2004, S. 3

Autofahrer:

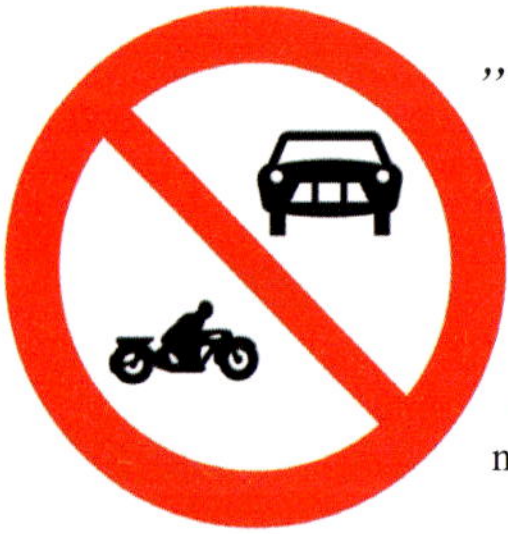

„Achtung! Bis zu 10 Minuten nach Ihrem letzten Handygespräch stehen Sie unter erhöhtem Unfallrisiko."

Prof. Dr. Colin Blackmore, Physiologe an der Universität Oxford, Berater der britischen Strahlenschutzkommission und Mitglied der Expertengruppe IEGMP hat bei der Regierung bewirkt, dass eine Warnung an alle Autofahrer erging (Juni **2000**) [321]

---

320 Grund hierfür war die Warnung der von der Regierung beauftragten, unabhängigen britischen Expertengruppe IEGMP. Die zwölfköpfige Wissenschaftlerkommission unter der Leitung von Prof. William Stewart wertete internationale Forschungsarbeiten aus und sah den Zusammenhang mit Gedächtnisverlust, Konzentrationsschwäche, Alzheimer und Krebs durch zuviel Handystrahlung. Sie riefen die Industrie dazu auf, ihre Handywerbung nicht weiter auf Kinder und Jugendliche abzuzielen.

Tiere:

„Wir haben Hühnereier in einem Brutschrank mit Mikrowellen der Stärke unterhalb unserer aktuellen deutschen Grenzwerte bestrahlt und damit ausnahmslos jedes Embryo getötet! Kein einziges Küken ist geschlüpft, keines hat die Strahlen überlebt. Aus der Kontrollgruppe, die nicht bestrahlt wurde, schlüpften ausnahmslos gesunde Tiere. Elektromagnetische Felder müssen viel ernster bewertet werden als bisher."

Prof. Dr. Dr. András Varga, Hygiene-Institut der Universität Heidelberg (1991)

„Das wichtigste Ergebnis unserer Studie ist, dass sich die Lymphknotenkrebsrate bei Mäusen mehr als verdoppelte, nachdem die Tiere neun Monate lang zweimal täglich nur eine halbe Stunde mit gepulsten elektromagnetischen Handywellen bestrahlt wurden. Es ist offensichtlich, dass die Telefonindustrie nicht erfreut war über unsere Ergebnisse, weil sie zeigten, dass es Gesundheitsrisiken gibt."

Dr. Michael Repacholi, WHO-Beauftragter für elektromagnetische Felder, zu seiner Forschung im Auftrag der australischen Telekom (Telstra), ‚Focus-TV' (25. Mai **1997**)

„Rattenhirne sind nach Bestrahlung mit Mikrowellen, wie man sie vom Mobilfunk kennt, übersät mit dunklen Flecken und deutlich geschädigt. Es tritt Flüssigkeit aus den Blutgefäßen aus, verursacht durch die elektromagnetische Strahlung. Proteine durchdringen die Blut-Hirn-Schranke, nachdem sie von der Strahlung geöffnet wurde. Proteine gehören ins Blut, niemals ins Gehirn. Auch Medikamente und Gifte, die sonst nicht durch diese Schranke kommen würden, finden jetzt den ungehinderten, direkten Weg ins Gehirn mit uneinschätzbaren Folgen. Die

321 Denn: *„Gedächtnisstörung, Konzentrationsmangel, Müdigkeit und andere kognitive Schwächen sind die Folgen des Dauertelefonierens. Das Kurzzeitgedächtnis funktioniert unter Strahleneinfluss nicht normal. Es befindet sich im Kopf hinter dem Ohr, genau da, wo die meisten ihr Telefon hinhalten. Der Informationsfluss im Gehirn wird gestört. Jene Nervenzellen, die für die Regulierung des Blutdrucks zuständig sind, werden auch beeinträchtigt. Diese Effekte treten bereits bei Gesprächen von nur zehn Minuten Länge auf und halten einige Stunden an."* Deshalb: *„Nie länger als 10 Minuten telefonieren und danach ausgiebige Pausen einlegen."* Und: *„Der allzu intensive Umgang mit Handys kann auch nicht reparable, dauerhafte Konzentrationsschwächen nach sich ziehen."*

Proteine und Schadstoffe verbleiben in den Hirnen mehrere Tage, also lange über die Expositionszeit hinaus."

Prof. Arne Brun, Dr. Bertil Perssion und Prof. Leif Salford, Universität Lund (**2000**) [322/323]

Schwangere und Ungeborene:

„Das Funktelefon kann die inneren Organe von Schwangeren und auch das Ungeborene gefährden, wenn es längere Zeit eingeschaltet am Gürtel getragen wird."

Dr. Theodore Litowitz, Physiker der Universität Washington (April **1999**) [324]

Augen:

„Bedenklich erhöhtes Augentumor-Risiko durch häufige Benutzung von Handys und anderen Funkgeräten."

Universitätsklinik Essen, Institut für Medizinische Epidemiologie, in der Apotheken-Zeitschrift *Gesundheit* und anderen Zeitungen und Fachzeitschriften (Januar **2001**) (Wissenschaftliche Studie mit 118 Krebspatienten und 475 einer Kontrollgruppe als deutscher Beitrag für eine internationale Forschungsarbeit: Verdreifachung des Uvealmelanom-Risikos.)

Blut:

„Eine dreiminütige Exposition durch Mobilfunk-Mikrowellen, wie sie beim Handytelefonieren oder an Basisstationen auftreten, reicht, um das Blutbild zu verändern. Die roten Blutkörperchen kleben danach wie magnetisch angezogen zusammen, wie in einem Geldrollenpaket. Dadurch sind sie in ihrer Funktion eingeschränkt, und der Sauerstofftransport ist vermindert. Wenn solche Blutkörperchen-Zusammenbal-

---

322 Die Blut-Hirn-Schranke ist eine Zellschicht zum lebenswichtigen Schutz des Gehirns vor schädigenden Stoffen aus dem Blutkreislauf. Sauerstoff und andere zuträgliche Nahrungsbestandteile lässt sie durch. Kohlendioxid und andere Abfallprodukte sowie Gifte und Schadstoffe wehrt sie ab. Besorgniserregend ist, dass schon niedrige Mikrowellen-Intensitäten diese Barriere angreifen. Die Forscher fanden diese Hirneffekte bei der Hälfte aller Versuchstiere bereits bei Strahlungsstärken von einigen 1000 $\mu W/m^2$. Mit dieser Intensität muss man im Umfeld bis 100 Meter um Mobilfunksender herum rechnen, bis 10 Meter in der Nähe von Handy-Telefonierern und bis 2 Meter an DECT-Telefonen. (Gepulste Wellen mit einer Strahlungsintensität von umgerechnet etwa 5000 $\mu W/m^2$ öffnen, wie wissenschaftlich belegt werden konnte, nachweisbar die Blut-Hirn-Schranke. Der deutsche Grenzwert liegt bei 9.000.000 $\mu W/m^2$. Die Strahlung eines Handys ist bei voller Leistung tausendfach höher als die Intensität, die zur Öffnung der Blut-Hirn-Schranke führt.)

lungen in Gefäßverästelungen kommen, kann das Probleme geben bis zur Verstopfung, zum Infarkt oder zur Thrombose. Wir beobachten in unserem Praxisalltag zunehmend, dass Patienten durch die Handynutzung Symptome zeigen."

Dr. med. Hans-Joachim Petersohn, Umweltmediziner aus Düsseldorf, als Resümee seiner Blutuntersuchungen mit der Dunkelfeld-Mikroskopie (**1997 und 1999**)

„Kraftwirkungen auf Zellen des menschlichen Körpers wurden unter Laborbedingungen nachgewiesen. Rote Blutkörperchen reihen sich aneinander wie auf einer Perlenschnur."

Bundesamt für Strahlenschutz BfS in einem Internet-Info (**1996**)

* * *

„In der Zeit, als es keine elektrischen Ströme gab, nicht die Luft durchschwirrt war von Elektrizität, da war es leichter, Mensch zu sein. Da war es auch nicht nötig, dass sich die Leute so anstrengten, um zum Geist zu kommen. Da gab es ringsum keine Telegrafendrähte, da gab es keine Telefonleitungen und so weiter. Der Mensch hat aber heute lauter solche Apparate vor sich und um sich. Das induziert fortwährend Strömungen in uns. Das alles macht den physischen Leib so, dass die Seele gar nicht hereinkommt. Daher ist es nötig, heute viel stärkere Kapazität aufzuwenden, um überhaupt Mensch zu sein."

Rudolf Steiner, Begründer der Anthroposophie, im Jahr 1923

323 Apropos Schweden: Elektrosensitive Personen erfahren dortzulande vollen Schutz durch das Gesetz, indem ihnen der Behindertenstatus zugesprochen wird. Will sagen: Elektrosensibilität wird in Schweden offiziell als ‚Körperbeschädigung' anerkannt und gilt als Invalidität! Prof. Dr. Olle Johansson, Professor für experimentelle Dermatologie am Karolinska-Institut, Stockholm, Schweden; weitere Auskunft über Johan Bonander, Rathaus Stockholm, johan.bonander@sot.stockholm.se, Tel.: 0046-8-508 250 00

324 Der amerikanische Wissenschaftler setzte 10.000 Hühnerembryos täglich Handystrahlung aus. Die Folge: Verkrüppelungen, Zellschäden und andere Abnormitäten verdoppelten sich.

Weitere Literaturhinweise

„Wie lange wird es dauern, bis wir der Nachwelt erklären müssen: Also ein Buch, hhmm, das war so was wie eine SMS mit mehr als 160 Zeichen.“ [325]

CREDENCE GSA
Germany Switzerland Austria

Es ist uns eine besondere Ehre und Freude, an dieser Stelle auf die in England beheimatete Forschungsorganisation Credence Publications hinzuweisen, die von dem in aller Welt bekannten und geschätzten englischen Journalisten Phillip Day ins Leben gerufen wurde und u. a. Forschungsergebnisse aus der ganzen Welt miteinander vergleicht.

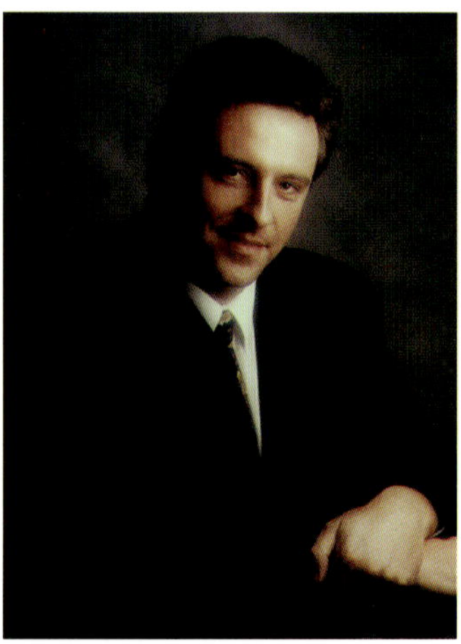

Phillip Day

Seine Arbeit als investigativer Journalist begann für Day, nachdem er auf die Kämpfe aufmerksam geworden war, die sich auf dem Gesundheitssektor und in der Politik im Hinblick auf Themen abspielen, welche der Öffentlichkeit vorsätzlich vorenthalten bzw. falsch dargestellt werden.

325 Magazin Brigitte, Redakteurin Sabine Bode in der Glosse zum Thema *„Der Terror der Technik – Muss man wirklich jeden Mist mitmachen“* (Heft 14, 26. Juni 2002)

In seinen brisanten Publikationen enthüllt er die festgefahrenen Irrtümer, denen die Wissenschaft von heute nach wie vor erlegen ist und zeigt auf, wie sich das medizinische Establishment auf schamlose Weise bereichert und astronomische Profite erzielt – auf Kosten der Gesundheit der Bevölkerung. Der Schwerpunkt seiner in zahlreichen Büchern zusammengetragenen Arbeit – die Tatsache nämlich, dass Regierungen und medizinisches Establishment Zensur betreiben und der Öffentlichkeit vorsätzlich Informationen verschweigen – bildet die Grundlage für Days Forschungstätigkeit. Diese wiederum wird in einer engagierten Aufklärungsarbeit fortgesetzt, der sich Day und sein erfahrenes Team auf der ganzen Welt verschrieben haben.

Im Zuge seiner Tätigkeit hält Day den Großteil des Jahres auf allen Kontinenten Vorträge, in denen er die festgefahrenen wissenschaftlichen Irrtümer zur Sprache bringt und ebenso auf die bislang noch wenig bekannten und bahnbrechenden Forschungsergebnisse aufmerksam macht, anhand derer Ärzte und Biochemiker nachgewiesen haben, dass die meisten Krankheiten, an denen die Weltbevölkerung heute leidet und zugrunde geht, vermieden werden können. Sinn und Zweck seiner Vorträge ist es, die Menschen direkt über diese Neuigkeiten aufzuklären – obgleich dies eigentlich Aufgabe des medizinischen Establishments und der gängigen Massenkommunikationsmedien ist. Zu deren Schande sei eingestanden, dass sie dieser Verantwortung nicht nachgekommen sind, was an den tiefsitzenden Eigeninteressen liegt, von denen diese Einrichtungen getrieben werden.

Ziel von Credence ist es, mit Einrichtungen und Organisationen zusammenzuarbeiten, welche um eine Lösung dieser lebensbedrohlichen Probleme bemüht sind und diese relevanten Informationen für jedermann zugänglich zu machen, damit sich die Öffentlichkeit ihre eigene Meinung zu diesen lebenswichtigen Themen bilden und sodann eine informierte Entscheidung treffen kann. In diesem Zusammenhang sei ebenso erwähnt, dass Phillip Day vor einigen Jahren die in Anhang 6 erwähnte Organisation *Campaign for Truth in Medicine* ins Leben gerufen hat.

Credence ist mittlerweile in 12 Ländern vertreten; zudem ist seit einigen Jahren das erste Europabüro in München (Credence GSA) tätig, das den gesamten deutschsprachigen Raum mit Phillip Days brisanter Literatur in Form von Büchern und Videos beliefert.

Wir stellen Ihnen nachfolgend drei der bislang ins Deutsche übersetzten Titel vor, die zweifelsohne zu den aussagekräftigsten Arbeiten von Phillip Day gehören.

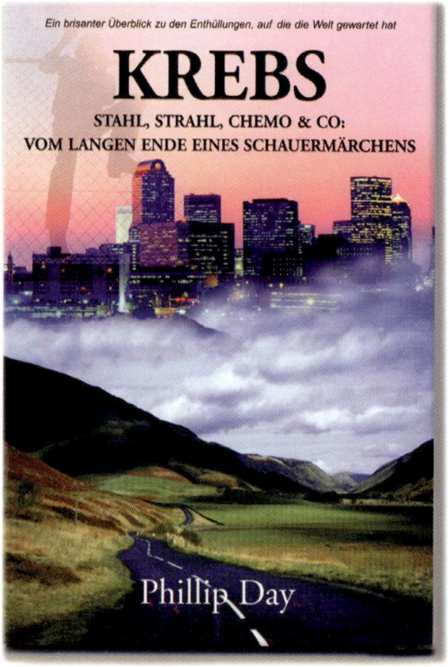

KREBS –
Stahl, Strahl, Chemo & Co.:
Vom langen Ende eines
Schauermärchens [326]
von Phillip Day
(260 Seiten) € 26,75

Dieses Buch hat sich zu einem Klassiker entwickelt. In diesem einfach gehaltenen und überwältigenden Überblick enthüllt Phillip Day die unvermindert anhaltenden medizinischen, politischen und wirtschaftlichen Skandale, die das Thema Krebs umgeben und zeigt auf, was jeder Einzelne SELBST tun kann, um auf eine Krebserkrankung einzuwirken.

Die Wissenschaft weiß seit 100 Jahren, dass es sich bei Krebs um einen Heilungsprozess handelt, der nicht abgeschlossen worden ist. Dieses

Buch zeigt auf, dass das Thema Ernährung in diesem Zusammenhang von entscheidender Wichtigkeit ist. Ebenso wird untersucht, welche Rolle der Ernährung bei einer Nahrungsergänzungs-Therapie zufällt, in welcher unter anderem das B17-Vitamin eingesetzt wird. Diese Form der Krebsbehandlung basiert auf fundierten und gründlich recherchierten biochemischen Auswertungen und wird weltweit von führenden Ärzten bei der Behandlung der unterschiedlichsten Krebsarten angewendet.

- Medizinische Experten kommen persönlich zu Wort und äußern sich zu den schlichten Fakten, die einer natürlichen Behandlung zugrunde liegen.
- Kann man dem Krebs heutzutage für ein paar Euro am Tag zuhause zu Leibe rücken?
- Wenn eine Nahrungsergänzungs-Therapie bei einer Krebserkrankung tatsächlich wirksam ist, wieso wissen dann die wenigsten Leute etwas davon?
- Warum taugen Chemo- und Bestrahlungstherapien nichts?
- Warum ist die Ernährung so wichtig?
- Hier erfahren Sie, wieso es heutzutage mehr Menschen gibt, die sich mit dem Krebsgeschäft eine goldene Nase verdienen als Menschen, die an der Krankheit zugrunde gehen.
- Lesen Sie die erstaunlichen Berichte von Betroffenen, die für sich entschieden haben, ihre Erkrankung in den Griff zu bekommen und die heute symptomfrei sind.

Ganz gleich, ob Sie sich für dieses Thema interessieren, weil Sie an Krebs erkrankt sind oder weil Sie vorbeugen und sich und Ihre Familie vor einer Krebserkrankung schützen wollen: Wir möchten Ihnen WÄRMSTENS ans Herz legen, sich zu diesem lebenswichtigen Thema zu informieren.

---

[326] Titel der spanischen Ausgabe: *Cáncer: ¿Por qué nos estamos todavía muriendo por saber la verdad?* Ab Frühjahr 2005 wird dieser Titel auch in Französisch und Italienisch vorliegen.

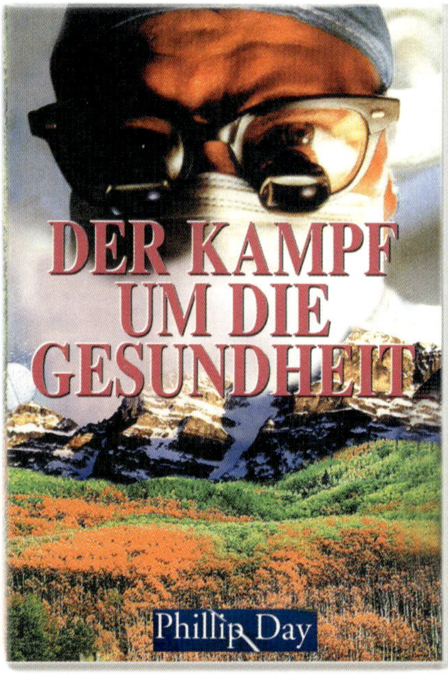

DER KAMPF UM DIE GESUNDHEIT – Das Buch
von Phillip Day
(430 Seiten) € 28,89

Dieses Buch zählt zu den bedeutendsten Beiträgen zum Thema Gesundheit im neuen Jahrtausend. Der englische Gesundheitsforscher Phillip Day enthüllt die schändlichen Skandale, die sich auf dem medizinischen Sektor sowie auf der Unternehmensebene abspielen und die Bevölkerung weltweit umbringen.

Der Autor berichtet zudem über Krebs, Herzerkrankung, Osteoporose, Diabetes und eine Vielzahl anderer Erkrankungen und zeigt auf, zu welchen großartigen und einfachen Ergebnissen die Wissenschaft diesbezüglich gelangt ist – und wie man diesen Krankheiten mit einfachen und billigen Mitteln, sprich mit Ernährung und einer modifizierten Lebensführung, vorbeugen bzw. sie im Ernstfall behandeln kann.

Es werden unter anderem folgende Themen angesprochen:

- Fakten und Hintergründe, weshalb das Gesundheitswesen der westlichen Welt heute die dritthäufigste Todesursache ausmacht;[327]
- mit welchen einfachen Maßnahmen die aktuellen ‚Topkiller' Krebs und Herzerkrankungen vermieden werden können;
- wieso Diäten nichts taugen und wie man auf einfache Weise überschüssige Pfunde verlieren und sein Gewicht dauerhaft beibehalten kann;

327 Hilfe für Medizingeschädigte bietet auch die Dr. Ingeborg Gebert-Heiß Stiftung an, die eine dem Menschen zugewandte Medizin befürwortet und Patienten, insbesondere Krebsbetroffene, begleitet; www.krebs-besiegt.de

- wieso der ZEITPUNKT der Nahrungsaufnahme fast genauso wichtig ist wie die WAHL der Nahrungsmittel;
- die Wahrheit zum Thema Impfungen;
- wie es möglich ist, dass mindestens 18 Volksstämme mühelos um die 100 Jahre oder älter werden und die Bevölkerung der Industrienationen an Krankheiten zugrunde geht, welche diesen langlebigen Naturvölkern gänzlich unbekannt sind;
- und vieles mehr…

Phillip Day: „*Die sich vor unseren Augen abspielende, völlig unnötige und vermeidbare globale medizinische Katastrophe wird von Jahr zu Jahr schlimmer. Endlich ist der Punkt gekommen, an dem sich die Weltbevölkerung dieser Situation bewusst wird und allmählich beginnt, durch aktives Handeln konkret auf bestehende Missstände einzuwirken. Daraus lässt sich unweigerlich folgern, dass der Kampf um die Gesundheit in diesem neuen Jahrhundert ausgetragen werden muss.*“

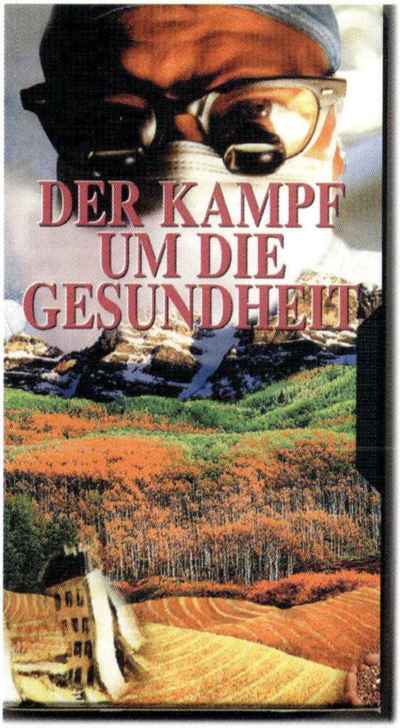

DER KAMPF UM DIE GESUNDHEIT – Das Video
Dokumentarfilm (Video VHS)
Laufzeit: 75 Minuten, Farbe, € 19,98
Jetzt auch auf DVD € 22,-

Wird die Gesundheit der Bevölkerung aufs Spiel gesetzt, weil sich jemand auf deren Kosten bereichert? Die klügsten Ärzte mit der besten Ausbildung kümmern sich um uns... so heißt es zumindest. Da fragt man sich allerdings, wie es möglich ist, dass das Gesundheitswesen der westlichen Welt heute die dritthäufigste Todesursache ausmacht.

Ein Mann hat es sich zur Aufgabe gemacht, dieser scheinbar ausweglosen Situation ein Ende zu bereiten. Der englische Journalist Phillip Day ist der Meinung, dass die Antworten auf Krebs und die anderen Plagen, von denen die Menschheit heimgesucht wird, zwar erhältlich sind, uns diese schlichten Lösungsvorschläge jedoch aufgrund wirtschaftlicher Firmeninteressen vorenthalten werden.

Phillip Day präsentiert in diesem spannenden Dokumentarfilm, welche wirkungsvollen und ungiftigen Behandlungsmethoden bei Krebs bzw. im Fall anderer degenerativer Erkrankungen zum Tragen kommen. Bekräftigt wird seine fundierte Sachkenntnis von medizinischen und wissenschaftlichen Experten.

Informieren Sie sich anhand dieses aufschlussreichen Films darüber, wie Sie sich und Ihre Familie vor schweren Krankheiten schützen und andere Menschen auf diese wertvollen Informationen aufmerksam machen können.

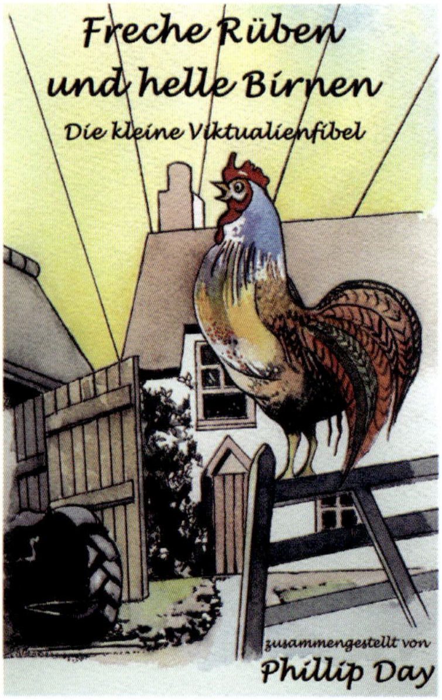

FRECHE RÜBEN UND HELLE BIRNEN –
Die kleine Viktualienfibel
von Phillip Day
(270 Seiten) € 26,75

Dieses Buch ist der ideale Rezeptbegleiter zu unseren erfolgreichen, oben genannten Titeln. In diesem ansprechenden Lebensmittelratgeber bieten wir eine Vielzahl schmackhafter und leicht zu bereitender Rezepte an, in denen (zum Zweck der Entgiftung) entweder ganz auf Fleisch und Milchprodukte verzichtet wird bzw. nur sehr geringe Mengen dieser Produkte verwendet werden. Außerdem wird auf folgende Themen eingegangen: Vorsorge, basische/saure Abbauprodukte, B17-haltige Nahrungsmittel,[328] sinnvolle Lebensmittelkombinationen, Soja, Zucker, Entgiftung, der korrekte Verzehr von Obst und Nahrungsergänzung. *Freche Rüben und helle Birnen* enthält köstliche Rezeptvorschläge, die Sie nicht umbringen werden!

Deutsche und englische Credence-Titel sind erhältlich über:
www.credence.org/german bzw. www.credence.org

Telephonisch bei Credence GSA:
Tel.: 0049-(0)89-17.09.54.83
Fax: 0049-(0)89-17.09.54.87
Email: credencegsa@aol.com

* * *

328 Unter anderem auch **bittere Aprikosenkerne**; Information bei: spiceoflife919@aol.com

ANHANG 1

WillauTronic
E-SMOG-SCHUTZ

Wir tragen entscheidend dazu bei, die Lebensqualität unserer Mitmenschen nachhaltig zu verbessern. Wir widmen uns insbesondere den Themen Gesundheit und Umwelt, wobei wir uns speziell auf den Schwerpunkt Reduktion von Umweltbelastungen im Bereich Elektrosmog und Wasserinformation konzentrieren.

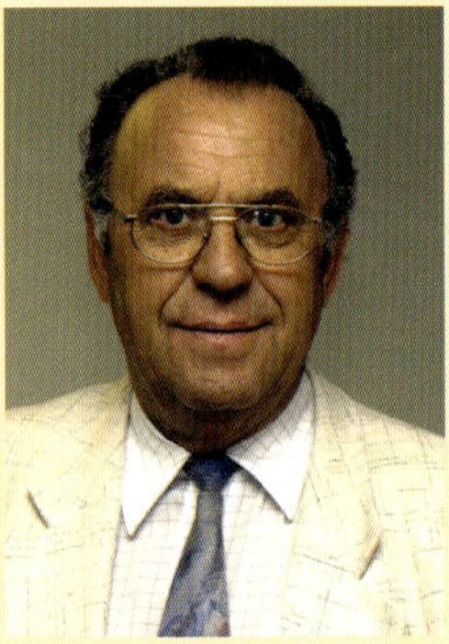

Walter Laufs, Erfinder des WillauTronic-Handychips

Ein lebender Organismus, egal ob Mensch oder Tier, ist mehr als nur die Summe seiner Bestandteile. Alle Teile eines Körpers sind energetisch miteinander vernetzt und tauschen ununterbrochen Informationen aus, die je nach Bedeutung für den Körper bearbeitet oder ausgesondert werden. Jede optische, akustische oder sensorische Wahrnehmung des Organismus führt automatisch zu einer Reaktion des Körpers.

Das bedeutet letztendlich, dass Gesundheit und Krankheit nichts anderes sein können als die Folge energetischer Abläufe in unserem Körper. Diese Aussage kann inzwischen durch die Erkenntnisse der Quantenphysik, Biophysik, Kybernetik und Informationswissenschaften eindeutig belegt werden.

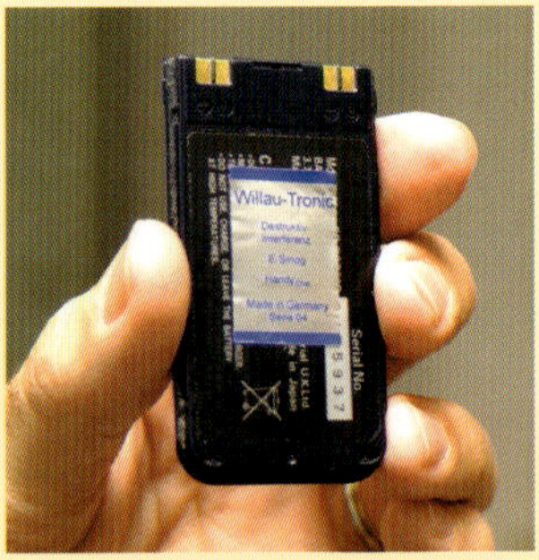

Der WillauTronic-Handychip

Die Welt ist voller Strahlung. Einige Bereiche aus dem elektromagnetischen Spektrum sind für das menschliche Leben unentbehrlich, wie das Licht oder die Wärmestrahlung. Anderen Bereichen scheint der Körper neutral gegenüberzustehen, wie z. B. Radiowellen.

Manche Strahlungen (die sogenannte Teilchenstrahlung) aus dem Weltall wiederum, wie z.B. die Neutrinos, durchsieben uns und die ganze Erde in unvorstellbaren Mengen, ohne dass wir jemals etwas davon bemerken – und ohne uns zu schaden.

Der Mensch im elektrischen Feld

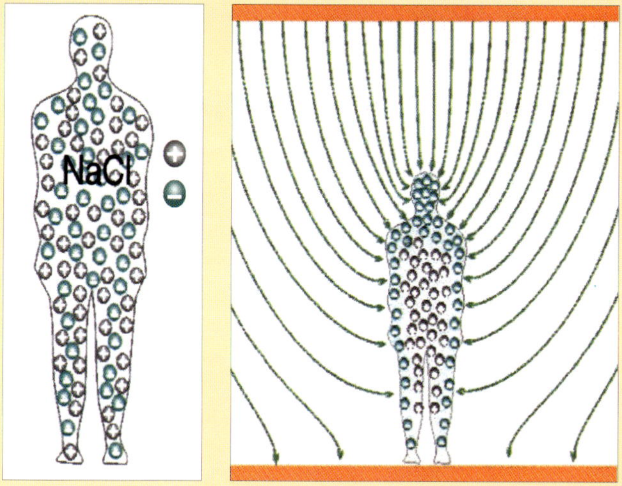

Influenz
Wird ein Körper in ein elektrisches Feld gebracht, so verschieben sich die Ladungen im Volumen.
Die Trennung der Oberflächenladungen nach ihrem Vorzeichen wird als Influenz bezeichnet. Die Flüssigkeiten im menschlichen Körper enthalten gelöste Salze, welche die Ursache für die Ionen-Leitfähigkeit sind. Es sind primär die Stoffe Natrium und Chlor enthalten.

Unsere technisierte Welt führt aber immer häufiger zu deutlichen Veränderungen der natürlichen Lebensgrundlage des Menschen. Auf die schädigenden Einflüsse wird vielfach hingewiesen, doch leider sind sich die zuständigen Wissenschaftler nicht immer über die möglichen Auswirkungen und gesundheitlichen Konsequenzen im Klaren.

Oft vollzieht sich eine wissenschaftliche Auseinandersetzung der Begleiterscheinungen unserer high tech-Zivilisation erst dann, wenn Schädigungen bereits eingetreten sind und es für vorbeugende Maßnahmen zu spät ist. So geschehen im Fall von Asbest, Holzschutzmittel, Formaldehyd, DDT und vielen anderen von der Industrie durch entsprechende Gutachten vormals als unbedenklich eingestufte Substanzen, die – so bestätigen mittlerweile zahlreiche Gutachten aktuelleren Datums – durchweg als krebserregend gelten.

Die Zeche für diese Gutachterstreiterei wurde und wird allerdings immer von den Menschen bezahlt, die sich in gutem Glauben an den Aussagen der Industrie orientieren.

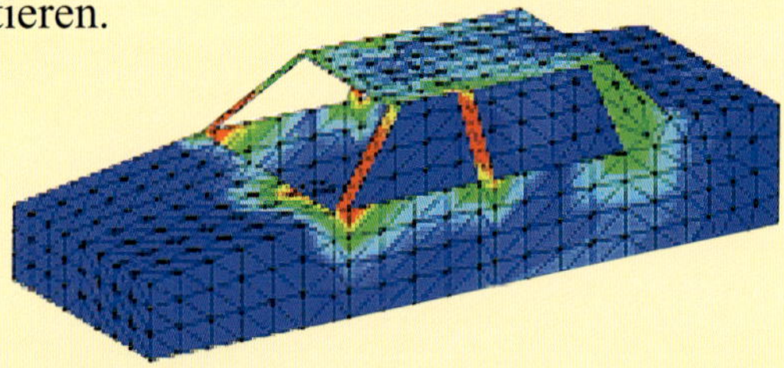

Diese Computeraufnahme der kanadischen Universität von Victoria (British Columbia) verdeutlicht die Problematik der Strahlungskonzentration im Auto während eines Telefonats mit einem Handy. [329]

Umstrittenes Thema Elektrosmog

Auch hier wird von den Verantwortlichen das Gutachter / Gegengutachterspiel inszeniert. Obwohl immer mehr Ärzte, Wissenschaftler und Bürgerinitiativen seit langem darauf drängen, dass die bedenklichen internationalen Forschungsergebnisse der Öffentlichkeit bekannt gemacht und von Verantwortlichen und Politikern ernst genommen werden, wird mit keiner Silbe auf mögliche Gefahren durch elektromagnetische Felder hingewiesen. [330]

329 http://www.rfsafe.com/content-5.html

330 Wer in Bus und Bahn telefoniert, setzt sich und andere einer erheblichen Elektrosmogbelastung aus. Wie das izgmf mit Messungen in einem städtischen Linienbus nachweisen konnte, genügen schon drei Handys, um in der Fahrgastzelle den Elektrosmog auf Werte ansteigen zu lassen, die beispielsweise bis zu 470-mal höher sind als die höchste vom TÜV in Nordrhein-Westfalen gemessene Belastung durch Mobilfunk. [...] Die Mehrbelastung im Fahrzeug gegenüber Telefonaten unter freiem Himmel ist oftmals enorm. Denn wie sich im Verlauf der Messungen herausstellte, regeln Handys beim Besteigen eines Fahrzeugs die Sendeleistung nahezu immer deutlich nach oben. Ursache dafür ist die elektromagnetische Barrierewirkung der metallischen Fahrgastzelle: Um diese Funkfeldbarriere zu überwinden, müssen Handys und Basisstationen ihre Sendeleistung anheben. [...]; http://www.pressrelations.de, Arbeitsgemeinschaft Informationszentrum gegen Mobilfunk, Tel.: 0049-(0)89-323.1575, Fax: 0049-(0)89-37.48.88.01, eMail: info@izgmf.de, http://www.izgmf.de

Die Lebensprozesse eines Organismus sind in hohem Maße mit elektrischen Vorgängen verbunden. Elektrische Vorgänge sind also natürliche Erscheinungen im menschlichen Körper. Gerade deshalb kann man sagen, dass alle äußeren, technisch erzeugten, elektrischen Vorgänge einen Einfluss auf die Lebensprozesse des Menschen haben müssen und dass Störungen dieser elektrischen Abläufe im Körper zu ernsthaften gesundheitlichen Problemen führen.

Für Jugendliche, insbesondere Kinder, ist es noch gefährlicher als für Erwachsene, diesen Strahlungen ausgesetzt zu sein, da ihr zentrales Nervensystem noch nicht voll entwickelt ist. Handy-Hersteller und Netzbetreiber stellen jedoch bis jetzt beharrlich die schädliche Wirkung der Mobilfunkstrahlung in Frage, da die vom Gesetzgeber festgelegten Grenzwerte für elektromagnetische Strahlungen nicht überschritten werden und somit nach dem derzeitigen Stand der Wissenschaft keinerlei Gesundheitsschäden zu erwarten seien. Die gleichen Argumente wurden, wie schon erwähnt, bei Asbest, Formaldehyd, DDT, Holzschutzmitteln und vielen anderen Substanzen bemüht.

Diese Haltung verleitet automatisch zu der Vermutung, dass hier wirtschaftlichen Interessen der Vorrang vor der Gesundheit eingeräumt wird. Anders als bei Asbest, Formaldehyd, DDT und Holzschutzmitteln jedoch, von denen nur verhältnismäßig wenige Menschen betroffen waren, sind im Falle von Elektrosmog fast alle Menschen mehr oder weniger betroffen – und gerade aus diesem Grund ist Aufklärung oberstes Gebot. Aufklärung bedeutet nicht, Angst und Schrecken zu verbreiten, sondern auf Gefahren aufmerksam machen und aufzeigen, wie man sich vor ihnen schützen kann.

Vielleicht währe es sinnvoll, nach den Worten eines unbekannten Philosophen zu handeln:

***„Wenn das Leben mit der Lehre im Widerspruch steht,
dann hat das Leben immer Recht.“***

Walter Laufs im Juli 2004

Firmenphilosophie:
Reduktion von Umweltbelastungen

Zur Zeit sind erhältlich:
WillauTronic Chip fürs Handy
WillauTronic Chips für das Schnurlos-Telefon

Weitere Produkte in Vorbereitung:
E-Smog-Chip – für die Wohnung
E-Smog-Chip – für das Auto
E-Smog-Chip – für das Fernsehen
E-Smog-Chip – für das Bügeleisen
E-Smog mobil – für Hotel und Arbeitsplatz

Wassertransformer inkl. Entkalker

Radiästhetische Tests zur Feststellung der Wirkungsweise des WillauTronic -Handychips

Kurzbericht über eine unabhängige Pilotstudie von Dr. Veronika M. Löhnert und Dr. David R. James

Test-Methode:
Radiästhetische Reaktions-Abstandstests in der Grifflängen-Technik: Mit Hilfe eines Messinstruments wird die Ausdehnung bzw. Größe verschiedener Energiefelder von Personen in einer bestimmten Intensität festgestellt. Das Messinstrument verfügt über eine Skala für verschiedene Grifflängen, welche wiederum verschiedenen Frequenzen entsprechen, die beim jeweiligen Test erfasst werden. Danach Erfassung der Veränderung des jeweiligen Energiefeldes der Testpersonen durch eine bestimmte Maßnahme.

In dieser Untersuchungsreihe wurden an einer kleinen Gruppe freiwilliger Testpersonen zuerst die Veränderungen der Energiefelder durch ein reguläres Handy festgestellt und danach die neuerlichen Veränderungen durch ein Handy, welches mit einem WillauTronic-Handychip versehen worden war.

Voraussetzungen für die Testpersonen:
Sitz auf einem neutralen Platz, an dem keine radiästhetischen Strahlungen mit höherer Intensität bestehen. Es wurde sorgsam darauf geachtet, dass während der gesamten Testdauer jegliche Beeinflussungen ausgeschaltet waren. Zwischen den einzelnen Tests wurde zudem beachtet und auch radiästhetisch festgestellt, dass die Energien der Testpersonen immer wieder in den ursprünglichen Ausgangszustand zurückkamen, um sich auf den gleichen Energie-Ausgangswert zu beziehen.

Messdaten (Auszug):
• **Die Vitalität des Gesamtsystems** ist ein Maß für die im Moment vorhandene Lebenskraft. Je höher der Wert, desto mehr Lebensenergie steht zur Verfügung. Dieser Wert gibt einen groben Überblick über die aktuelle Befindlichkeit und wie gut der Zugang zum eigenen Potenzial ist. Die Vitalität von Gehirn, Immunsystem, Kreislauf und Lymphsystem zeigt die Lebenskraft des jeweiligen Organs bzw. Organsystems an. Je besser diese Lebenskraft ist, desto besser funktioniert dieses Organ im Moment.

• **Effekte im physischen Körper**
Dieser Test gibt Aufschluss über die Summe an positiven Effekten im Stoffwechsel. Diese werden vor allem hervorgerufen durch Auflösen von Blockaden, eine verbesserte Organfunktion, Verbesserung des Stoffwechsels und der Kommunikation innerhalb der Zellen, bessere Auswertung von Vitaminen und Spurenelementen, u.v.m.

In diesem Zusammenhang wurde vor allem untersucht, ob bzw. inwieweit bestehende Effekte der Testpersonen – hervorgerufen durch ihre gesunde Lebensweise und durch eingenommene Nahrungsergänzungsmittel – durch Handys beeinflusst werden.

• Energiefelder des „Säurepools“ und des „Basenpools“
Bei diesem Test wurde vor allem untersucht, ob bzw. inwieweit der Säure-Basenhaushalt durch die elektromagnetische Belastung verändert wird.

• Quecksilber
Entsteht durch vorhandene Amalgamplomben und durch von der Nahrung aufgenommenes Quecksilber (vor allem durch den Verzehr von Meerestieren sowie Pflanzen aus belasteten Gewässern, mit verschiedenen Spritzmitteln belastetes Obst, Fleisch von Tieren, die mit Fischmehl von Fischen aus belasteten Gewässern gefüttert wurden, etc.). Quecksilber wirkt immer stark blockierend und (Lebens-) Energie vermindernd. In unserer Testreihe war eine der Testpersonen belastet.

Ergebnisse

- Das Messergebnis zeigt nicht nur eine bestimmte Menge an (z. B. an Quecksilber), sondern auch, wie sehr die Organe beeinträchtigt sind.
- Die Ausdehnung des Energiefeldes ist einerseits abhängig von der Energie bzw. der Substanzmenge, die getestet wird und andererseits von deren Aggressivität (bezieht sich auf den Säure-Basenhaushalt und Quecksilber).
- Die Energiefelder wurden im neutralen Zustand festgestellt.
- Danach Erfassung der Energiefelder, als die getesteten Personen ein eingeschaltetes Handy ans Ohr hielten.
- Neuerliches Herstellen des energetischen Ausgangszustandes.
- Erfassung der Energiefelder, als die Personen ein eingeschaltetes, mit einem WillauTronic -Handychip versehenes Handy ans Ohr hielten.

Die Ausgangswerte der Testpersonen wurden ermittelt. Der Mittelwert wurde jeweils als 100 % definiert. Die veränderten Energiefelder durch die beiden Handyvarianten wurden neuerlich ermittelt und in Bezug zu den Ausgangswerten gesetzt.

Einige unserer Ergebnisse werden im folgenden Diagramm dargestellt:

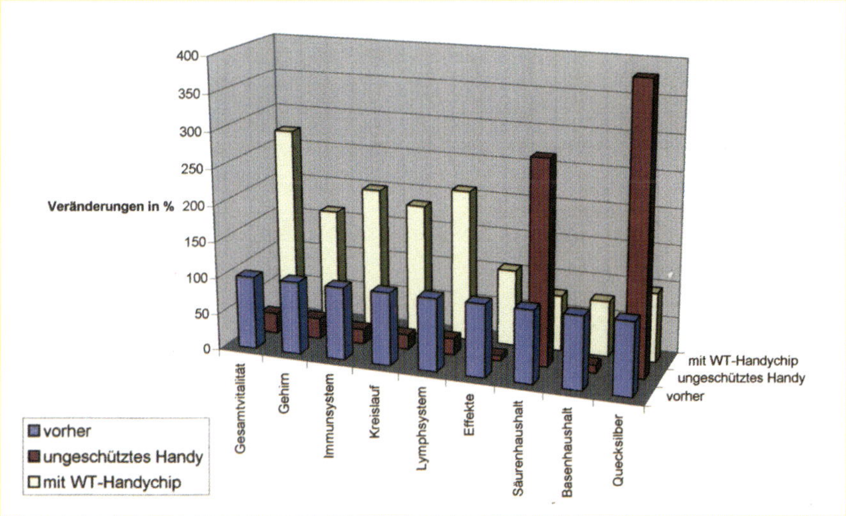

Reguläres Handy: Energie-Abfall in allen Organen und Organsystemen
Handy mit WillauTronic-Handychip: Steigerung aller Energien über den Ausgangswert hinaus.

Reguläres Handy: Energie-Steigerung des Säurepools, massiver Energie-Abfall des Basenpools.
Handy mit WillauTronic-Handychip: Diese Effekte wurden durch den WillauTronic-Handychip praktisch aufgehoben.

Reguläres Handy: Steigerung des Energiefelds von Quecksilber.
Handy mit WillauTronic-Handychip: Normalisierung des Quecksilberfeldes auf den Bereich des Ausgangswertes.

Reguläres Handy: Massives Absinken der Lebenskraft des Gesamtsystems und der Organe.
Handy mit WillauTronic-Handychip: Steigerung der Energien.

Reguläres Handy: Vorhandene Effekte im physischen Körper (z.B. durch Nahrungsergänzungsmittel, etc.) wurden durch das Handy drastisch reduziert.
Handy mit WillauTronic -Handychip: Dieselben Effekte wurden durch das Handy praktisch wieder aufgehoben.

Zusammenfassung:
Diese vorliegenden Erstergebnisse sind auf Grund der kleinen Testgruppe nicht statistisch signifikant. Es lassen sich aber trotzdem deutliche Tendenzen ablesen (siehe oben). Insgesamt haben radiästhetische Tests, wenn sie – wie die angeführte Testreihe – auf seriöser Grundlage basieren, eine hohe Aussagekraft für naturheilkundlich-orientierte Therapeuten. Es muss der guten Ordnung halber jedoch festgehalten werden, dass sie schulmedizinisch nicht anerkannt sind.

* * *

Wellness visualisieren

Der WillauTronic -Handychip wurde des weiteren durch den ETAScan, einem hochmodernen biotechnologischen und energetischen Analysesystem, anhand einer unabhängigen Versuchsreihe auf seine Wirksamkeit hin untersucht. Im Folgenden werden die Testergebnise vorgestellt.

Belastungen von Mobiltelefonen und Lösungen Unabhängige Versuchsreihe – gemessen und visualisiert mit ETAScan [331]

Der ETAScan ist ein einzigartiges Gerät, welches eine komplexe Untersuchung des menschlichen Körpers als Ganzheit ermöglicht. Die NLS (non-linear-system) ist im Stande, möglichst vollständige Informationen über den Gesundheitszustand abzugeben und die allerersten Signale von Erkrankungen onkologischer Natur zu erkennen, die mit anderen Methoden in diesem Stadium unmöglich festzustellen sind.

Dieses Diagnose- und Therapiesystem vermag es, elektromagnetisch durch einzelne Gewebe und Organe emittierte Wellen zu registrieren und zu messen. Es diagnostiziert vorhandene Erkrankungen und funktionelle Schäden, welche zu Veränderungen führen können.[332] Für das im August 2004 durchgeführte, unabhängige Testprojekt „Mobiltelefon“ wurde das System entsprechend abgeändert, um die Störungen und Belastungen mittels ETAScan visualisieren zu können. Anstatt eines Patienten wurde ein Handy gemessen und die dadurch entstehenden Belastungen verschiedener Organe bzw. Organgruppen dargestellt.

Resultat: Durch die Verwendung des WillauTronic-Handychips kann die Belastung durch Strahlung (E-Smog) sichtbar und nachweislich bis zu 80% reduziert werden.[333]

---

331 Mit diesem neuen, suparaktiven homöostatischen Kontrollprogramm ist es möglich, sämtliche Belastungen (z.B. in Form von Toxinen) bis in die kleinsten Bereiche der Zelle zu messen. Dieses Analysesystem erlaubt zudem u. a. den exakten Nachweis von Nährstoffmangel.

332 Damit ist eine wichtige Technik im Bereich der Vorsorgemedizin geschaffen worden. Der Arzt kann computergestützt die Effizienz jeder Therapie und von Medikamenten in jeglicher Form ermitteln. Die Untersuchung macht es möglich, die Therapiewirksamkeit während eines Behandlungsprozesses zu überprüfen und zu kontrollieren.

333 Cosmos-Vision Inc. & KEG, www.cosmos-vision.com und www.etascan.com, email:hs@cosmos-vision.com, Tel./Fax: 0043-1-925.8823, Karl-Meissl-Str. 4/57, A-1200 Wien, Österreich.

1. Versuch (im Gespräch): Hierfür wurde ein herkömmliches Handy mit Plastik-Gehäuse verwendet; das Handy war ungeschützt.

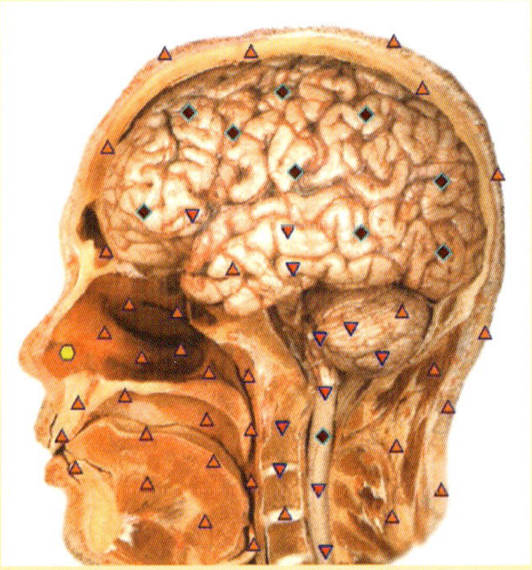

Kopf Sagittalschnitt – starke Belastung bei der Durchblutung des Gehirns

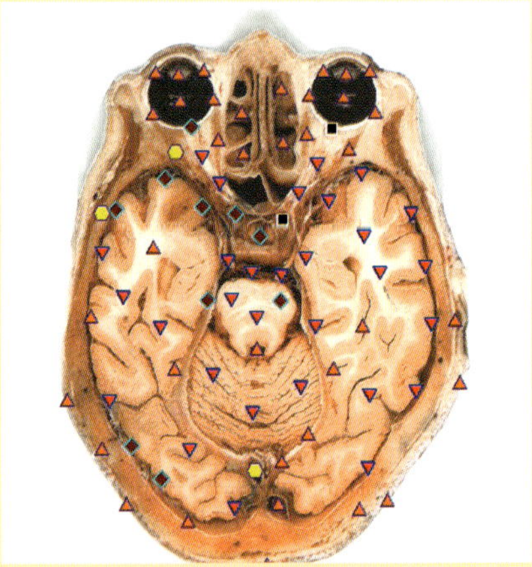

Kopf Transversalschnitt – Belastung des Gehirn-Mittelstammes

2. Versuch (im Gespräch): Dasselbe Handy, dieses Mal mit einem WillauTronic-Handychip ausgestattet.

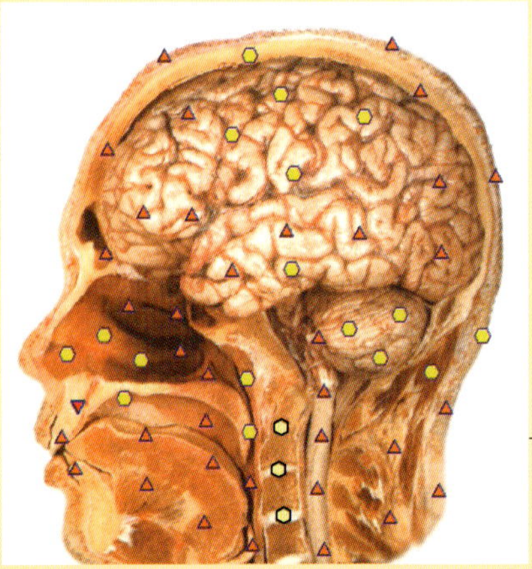

Kopf Sagittalschnitt – keine sichtbare, störende Belastung mehr

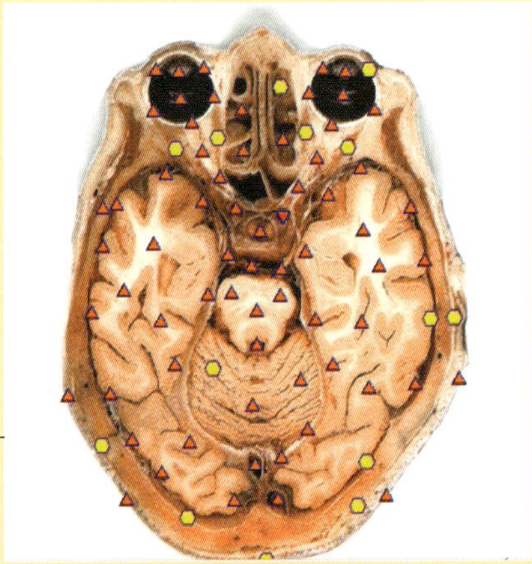

Kopf Transversalschnitt – keine sichtbare, störende Belastung mehr

Ansicht der Frequenzblockung – in Richtung Kopf werden die Frequenzspitzen geglättet:

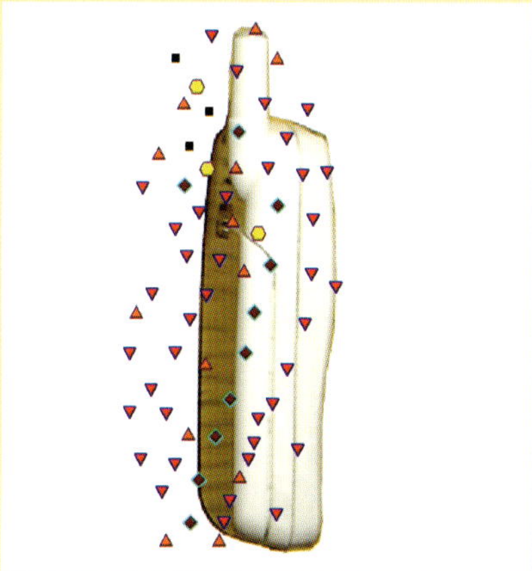

Seitenansicht (rechte Seite wäre Kopf) – ungeschütztes Handy

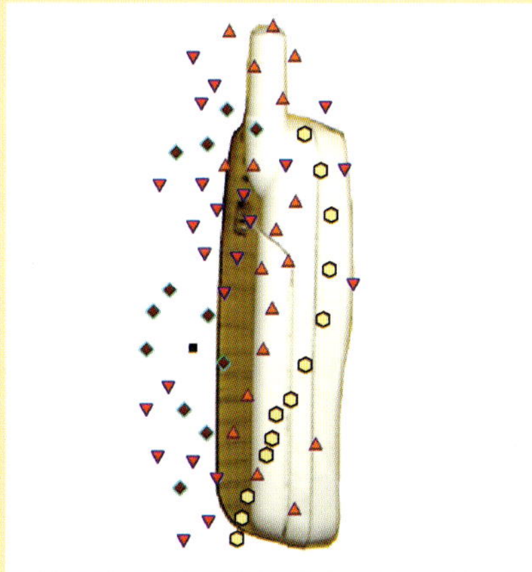

Seitenansicht (rechte Seite wäre Kopf) – mit einem WillauTronic-Handychip geschütztes Handy

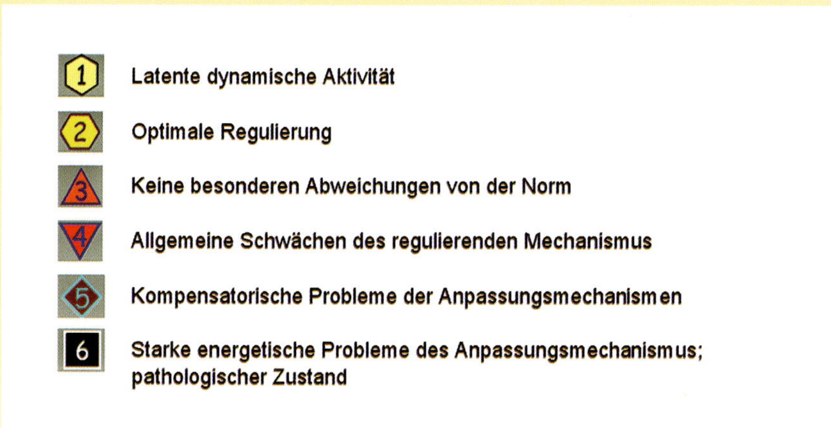

Legende

* * *

Strahlungsauswirkungen eines Handys auf den Körper

Wie bereits auf Seite 116 auszugsweise dargestellt, zeigen wir hier nochmals den von dem renommierten alternativ-medizinischen Arzt Dr. med. habil. Dr. Dr. Karl J. Probst durchgeführten Test (Dunkelfeld-Mikroskopie / Mikroanalyse des Blutes), welcher die schädlichen Auswirkungen auf den menschlichen Körper anschaulich belegt und die Notwendigkeit von Schutzvorrichtungen vor Elektrosmog (z. B. für das Handy bzw. das Schnurlos-Telefon) verdeutlicht.

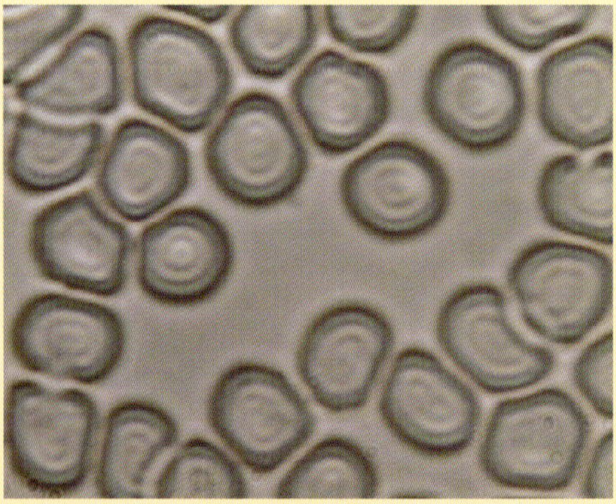

Natives Blutbild der Autorin am 28.9.2004 um 15 Uhr: Normaler Befund, d. h. die roten Blutkörperchen sind normal geformt und liegen einzeln nebeneinander.

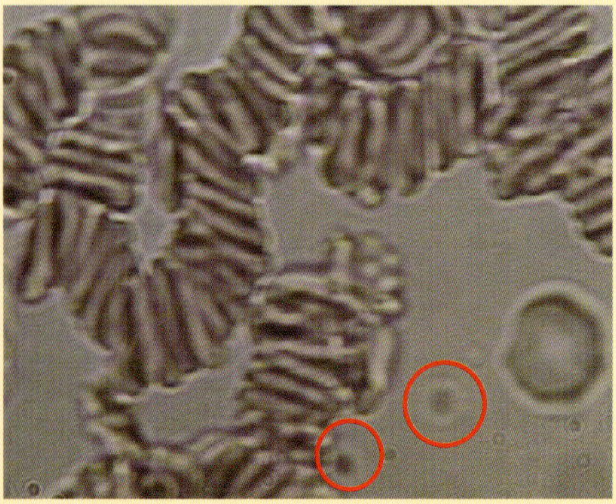

Blutbild am 28.9.2004 um 15 Uhr 15 nach einem 10-minütigen Telefonat mit einem nicht entstörten Handy: Massive Zusammenklumpung der roten Blutkörperchen (‚Geldrollenbildung'), massive Übersäuerung des Blutplasmas mit Funktionsverlust der Sauerstoff-Transportfunktion. Deutlich erkennbar sind zudem die durch die Übersäuerung auffallend aktiv gewordenen Parasiten (rot markierte Stellen). Wenn diese Zusammenballung durch kleine Gefäße hindurchfließen muss, ist die Gefahr relativ hoch, dass es zu Verstopfungen (z.B. zu Thrombose, Infarkt oder Schlaganfall) kommt.

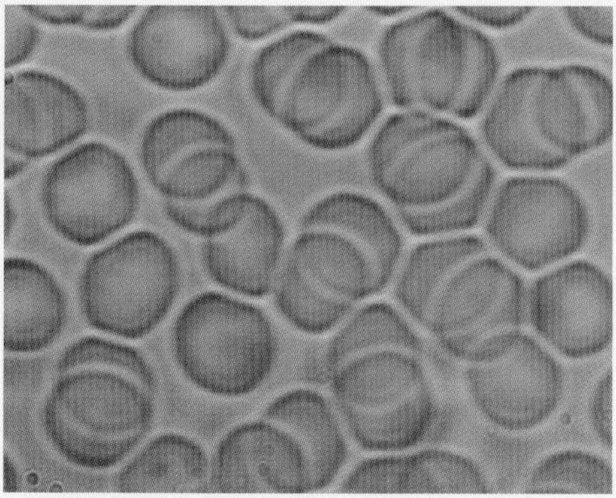

Blutbild am 28.9.2004 um 15 Uhr 45, 30 Minuten nach Beendigung des Handy-Telefonats ohne Entstörung (Abbildung 2): Rückkehr zu völlig normalen Durchblutungsverhältnissen, vergleichbar dem Ausgangsbefund in Bild 1. Besonders bemerkenswert ist die extrem schnelle Erholungszeit, denn normale biochemische Erholungsprozesse dauern oftmals Stunden bis Tage. Hier hat sich durch den Einsatz des Entstörungsgerätes innerhalb von nur 30 Minuten der Ausgangszustand wieder hergestellt.

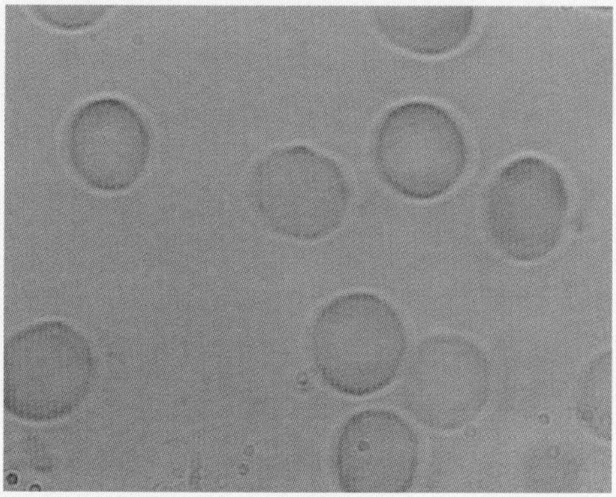

Blutbild um 17 Uhr 15 nach einem 10-minütigen Telefonat mit einem entstörten Handy: Das Blutbild ist gegenüber dem Ausgangsbefund nochmals deutlich verbessert. Die Blutkörperchen sind deutlicher begrenzt und gerundet und gut voneinander in harmonischer Komposition dargestellt.

Dieser Befund ist ein deutlicher Beweis für die erstmals von Dr. Wilhelm Reich im Jahre 1950 beobachtete Gesetzmäßigkeit, dass durch entstörende Maßnahmen die negative Energie in positive Energie umgepolt wird. Das heißt: Je mehr schädliche Energie unsere Umwelt verschmutzt, umso mehr positive Energie kann mit einem hochwertigen Entstörungsgerät generiert werden.

* * *

Bambuswald in Saga, Kyoto *(Photo auf der folgenden Seite)*
Die Bambuswälder im japanischen Rakusei, Kyoto sowie in Sagano sind berühmt und faszinierend. Im Frühling beginnen die Bambussprossen zu wachsen. Mit Beendigung dieser Jahreszeit verfärben sich die Blätter gelb und fallen zu Boden. Die Schönheit der Bambuswälder ist vor allem in den Monaten vor der Regenzeit wahrzunehmen, in denen die Pflanzen frisch grünen und sich mit Energie buchstäblich vollsaugen.

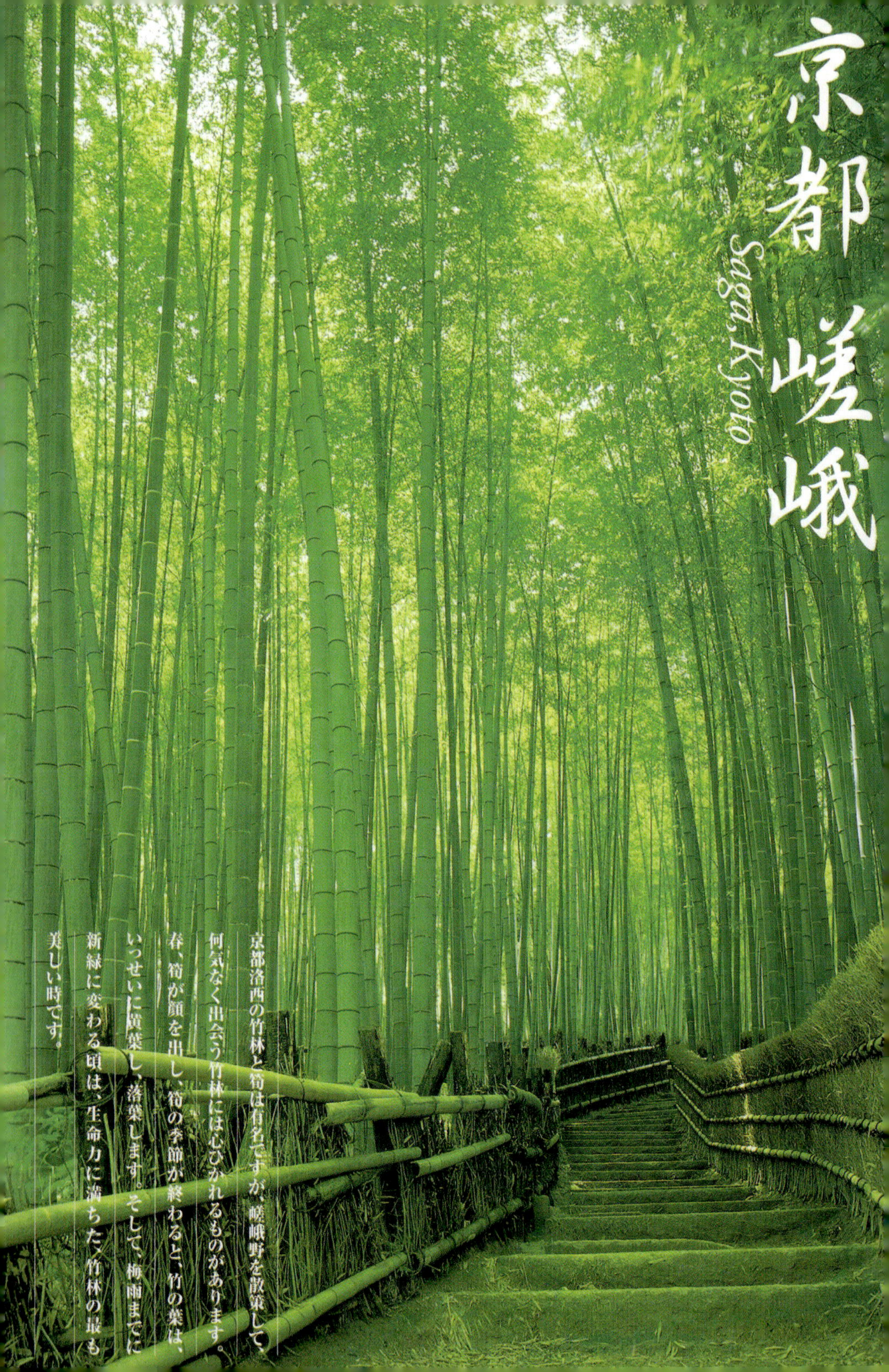
京都嵯峨
Saga, Kyoto
京都洛西の竹林と筍は有名ですが、嵯峨野を散策して、
何気なく出会う竹林には心ひかれるものがあります。
春、筍が顔を出し、筍の季節が終わると、竹の葉は、
いっせいに黄葉し、落葉します。そして、梅雨までに
新緑に変わる頃は、生命力に満ちた、竹林の最も
美しい時です。

ANHANG 2
Segiun

Die Sonne schenkt uns als Urenergie die Lichtkraft, auch unter dem physikalischen Begriff Lichtquanten oder Biophotonen bekannt. Ohne diese Lichtquanten ist kein Leben möglich – keine Vegetation, welche uns Nahrung und Sauerstoff schenkt. Die „Licht-Nahrung“ unserer Zellen liefern die mit Lichtquanten ausgestatteten Elektronen als Boten der Sonne, die bekanntlich negativ geladen (Negativ-Ionen) sind.

Gesundheit, Vitalität, Freude und Harmonie sind Ziele bzw. oftmals leider nur noch Wunschträume einer zusehends degenerierenden Menschheit. Die Ursachen dieses verstärkt fortschreitenden Verfalls sind unschwer auszumachen:

- Industriell verarbeitete, im wahrsten Sinne des Wortes tote (da lichtarme) Nahrung, welche unseren Körper mehr vergiftet als nährt;
- Enorme Umweltbelastungen, wie z.B. Elektrosmog, welche den Tiefschlaf wesentlich beeinträchtigen und somit die natürliche Regeneration verhindern sowie verschmutzte Luft und verunreinigtes Wasser;
- Emotionaler und körperlicher Stress, der uns nicht mehr zur Ruhe kommen lässt und im Extremfall Burnout und Depressionen auslöst.

Alle diese Faktoren führen zu einer Verschlackung und Übersäuerung des Körpers sowie zu einem Lichtmangel in unseren Zellen – was sämtlichen Zivilisationskrankheiten wiederum als perfekter Nährboden gereicht.

Eine Möglichkeit, dem Körper zu mehr Vitalität zu verhelfen, besteht in der Zufuhr von Biophotonen, die er gut verarbeiten kann. Diese sind zum Beispiel in naturbelassenen Lebensmitteln und reinem Quellwasser vorhanden. Auch ausreichende Bewegung in einer intakten Natur hilft uns, Biophotonen über die Atmung und die Haut aufzunehmen.

Biophotonen oder Lichtquanten sind mit einer negativen Ladung – mit Elektronen – gekoppelt. Sie werden von den Pflanzen über ihren grünen Farbstoff, dem Chlorophyll, aufgenommen und für deren Stoffwechsel benötigt. Dieser Stoffwechsel wird Photosynthese genannt. Dabei erzeugt die Pflanze aus Kohlendioxid (CO_2) und Wasser (H_2O) mit Hilfe von Licht Sauerstoff (der an die Umgebung abgegeben wird) und Kohlenhydrate (als eigene Nahrung). Überschüssige Lichtquanten werden zusammen mit den freien Elektronen, die in diesem Zusammenhang auch oft als „Negativ-Ionen" bezeichnet werden, im Chlorophyll gespeichert. Je mehr Licht eine Pflanze aufgenommen hat, desto mehr Biophotonen und freie Elektronen enthält sie.

In Europa gibt es seit kurzem eine wunderbare und einfache Möglichkeit, zusätzlich Biophotonen zu „tanken": Das SEGIUN Vitalpflaster, welches naturrein ist und zu 97% aus hochwertigem und lange Jahre gelagerten Bambus besteht, enthält einen enorm hohen Anteil an Biophotonen und freien Elektronen, welche hervorragend vom Körper aufgenommen werden können.

新氣運 SEGIUN

Der Bambus

Der Bambus ist die bislang bekannteste und stärkste Energie- und Lichtpflanze. Die phantastische Geschichte dieses Grases beginnt mit einer vier-jährigen Keimzeit, der sich eine sehr langsame Wachstumsphase anschließt. Buchstäblich von einem Tag auf den anderen jedoch entfaltet er geradezu explosionsartig seine ganze Kraft und wächst täglich bis zu 160 cm. Dieses Wunder der Natur wird bis zu 50 m hoch, blüht einmal und stirbt dann ab.

Bambus ist stark energetisierend und entgiftend. So ist er z. B. in der Lage, verseuchten Boden in kurzer Zeit von Giftstoffen zu befreien und ihn somit wieder nutzbar zu machen. Bambus ist die einzige Pflanze,

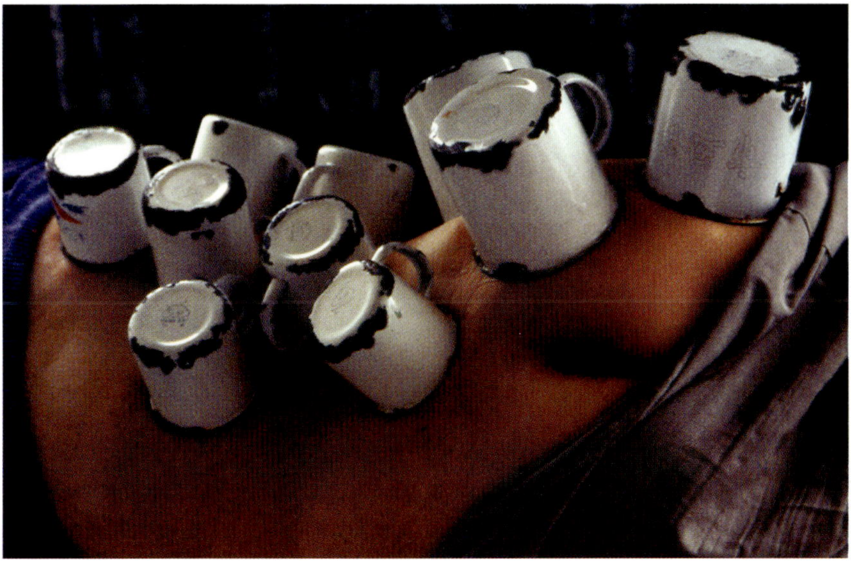

©copyright markus schäfer www.lightpainter.de

In Asien herrscht ein grundlegend anderes Verständis um Energie bzw. um die energetischen Abläufe *im Körper als in der westlichen Welt.*[334] *Das herkömmliche Schröpfen wird in Asien als unterstützende Therapie angewendet: Saugnäpfe – auf dem Photo altgediente Metallbecher – sollen durch den erzeugten Unterdruck eine bessere Durchblutung und eine Auflösung der, GI-Stockungen' im darunterliegenden Gewebe sowie Linderung von Schmerzen, Ausgleich von Yin und Yang, etc. bewirken.*[335]

334 So besagt z. B. die TCM, dass der Schmerz eine GI-Blockade ist, die aufgelöst werden kann.

335 Die östliche Heilkunst denkt mehr energetisch, die westliche eher materiell. Als Yin werden u. a. eingestuft: Erde, Mond, Nacht, Wasser, Dunkelheit, Kälte, Ruhe, Weiblichkeit, Passivität und Abnahme; als Yang werden u. a. eingestuft: Himmel, Sonne, Tag, Feuer, Hitze, Anregung, Männlichkeit, Aktivität, Bewegung und Zunahme. Für die Zwecke der Heilkunde werden sämtliche Körperbereiche und Organe, alle physiologischen und pathologischen Vorgänge sowie therapeutische Maßnahmen in die Yin- und Yang-Gruppen eingeordnet. Krankheiten, die sich durch Schwäche, Langsamkeit, Kälte und Zurückhaltung auszeichnen, sind Yin; Leiden, die sich in Stärke, Hitze und Übertreibung manifestieren, sind Yang. Die asiatische Kunst des Heilens – und des Lebens – besteht darin, diese Gegenspieler in einer dynamischen Balance zu halten. Geraten Yin und Yang auf extreme Weise oder für längere Zeit aus dem Gleichgewicht, hält der Mangel-Aspekt dem Übermaß-Aspekt nicht länger stand und springt womöglich ins Gegenteil um. GI ist stets in Bewegung. Stockungen im Spiel von ruhigem, kalten Yin und aktivem, heißen Yang bedeuten Leiden. Im Mittelpunkt dieser Vorgänge steht ein komplexes Ringsystem von Leitbahnen oder Meridianen, das den Körper zusätzlich zu den Blutbahnen durchzieht und die Organe miteinander verbindet; GEO Nr. 6, Juni 2001, Dr. Hania Luczak; Prof. Michael Stohrer, TCM Universität Schanghai und Dozent an der Universität Ulm

welche die Atombomben von Hiroshima und Nagasaki überlebte: Kurze Zeit nach den verheerenden Explosionen, welche die gesamte Vegetation vernichtet hatten, begannen die verkohlten Stämme wieder auszutreiben.

Bambus verfügt über einen besonderen Enzymkomplex, der selbst Temperaturen von über 250° C zu widerstehen vermag (die Hitzeverträglichkeit regulärer Enzyme beträgt maximal 65°C). Sein hoher Kieselsäuregehalt von bis zu 77 % gibt ihm die Stabilität, Struktur und Festigkeit, die ihn so einzigartig machen. Das ‚Wunderrohr' ist hart wie Stein, zäh wie Stahl und doch so leicht wie eine Feder.

In der gesamten asiatischen Kultur spielt der Bambus eine bedeutende Rolle; bislang sind an die 1300 gängige Anwendungsmöglichkeiten im Alltag bekannt.

Segiun – das Bambus-Vitalpflaster

Der in Japan berühmte und allerorts verehrte Biologe, Forscher und Bambusexperte Shunsuke Nakamura hat die in jeder Hinsicht ungewöhnlichen Eigenschaften des Bambus studiert und nach jahrelanger Forschungsarbeit der Welt die unglaubliche Kraft dieser außergewöhnlichen Pflanze in Form von Vitalpflastern nutzbar gemacht.

Nakamura hatte erkannt, dass es den Menschen an Licht- und Lebenskraft mangelt, die Körper verschlackt und mit körperfremden Stoffen belastet sind und die Energie-/Meridiansysteme Blockaden aufweisen – und dass der Bambus von Natur aus alle Stoffe in sich trägt, um auf diese Problematiken korrigierend einzuwirken.

Der japanischer Hersteller Nakamura Ltd. hat ein spezielles, patentiertes Verfahren zur Gewinnung von pulverisiertem Bambusessig entwickelt. Dieses Verfahren wurde in hohem Maß vervollkommnet, so

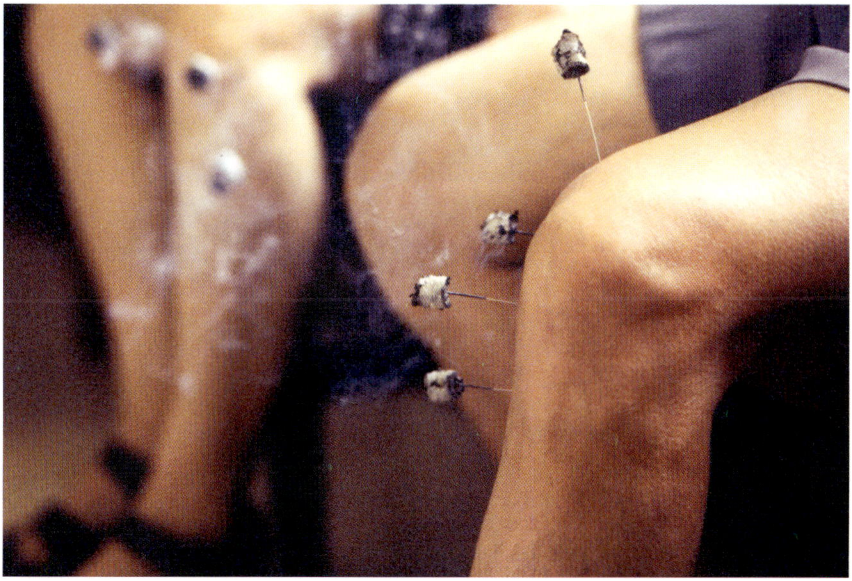

©copyright markus schäfer www.lightpainter.de

Beseitigung der GI-Blockaden und Anregung der körpereigenen Heilkräfte
Als Moxibustion[336] *bezeichnet man das Stimulieren eines Akupunkturpunktes durch Erwärmung mit Moxakraut. Hierfür wird getrockneter Beifuss verwendet, der, wenn er glimmt, eine milde, angenehme Wärme ausstrahlt. Über die Wärmezufuhr soll ein regulierender Einfluss auf die inneren Organe und das Energiesystem erreicht sowie die ‚Vitalessenz' GI oder QI in den Meridianen angeregt werden.*

dass der Bambusessig infolgedessen eine phänomenal starke Lichtkraft und einen auffallend hohen Gehalt an freien Elektronen (Biophotonen und Negativ-Ionen) aufweist. Dieser kraftvolle Bambusessig wird in den SEGIUN Vitalpflastern verarbeitet.

Verschiedene unabhängige Untersuchungen, wie die Weißlicht-Radionik von Walter Ruggli in der Schweiz, unterschiedlichste Messungen von Negativ-Ionen in Vitalpflastern sowie die umfangreiche unabhängige radiästhetische Studie von Dr. med. Veronika M. Löhnert aus Österreich bestätigen die einzigartige Lichtqualität und Vitalität dieses herausragenden, ja geradezu einmaligen Produkts.

336 Die Moxibustion wird in der Traditionellen Chinesischen Medizin (TCM) angewendet.

Es folgen einige zusammengefasste Ergebnisse:

Weißlichtradionik [337]

Diese Testmethode gibt Aufschluss über den Biophotonen-Gehalt der jeweils untersuchten Proben. Alle Werte, die über 50% liegen, sind dem Körper besonders förderlich. In dieser Austestung erreichte das SEGIUN Vitalpflaster die enorm hohe Lichtkraft von 91%!

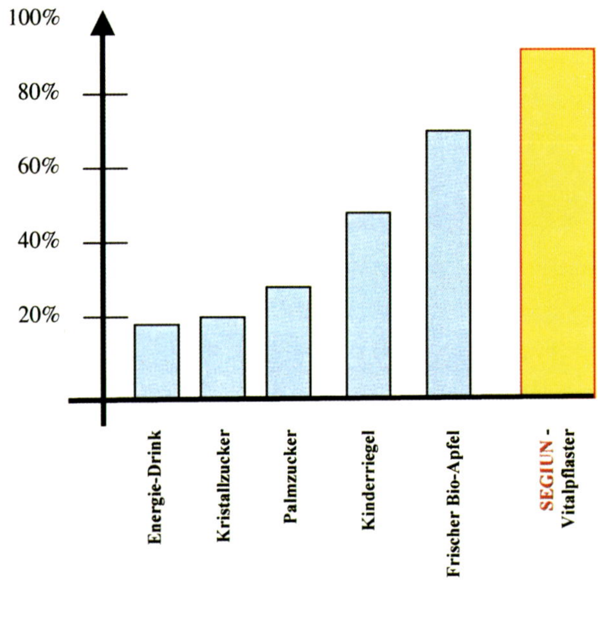

Meridiane als Lichtleiter

Russische Wissenschaftler haben in den achtziger Jahren nachgewiesen, dass die Meridiane des Körpers als Lichtleiter funktionieren. Wenn ein Lichtstrahl auf verschiedene Partien der menschlichen Körperoberfläche gerichtet wurde, so erschien ein winziger Lichtfleck an einer entfernten, unbeleuchteten Stelle auf demselben Meridian; eine solche

[337] Institut für Weißlichtradionik Walter Ruggli, Killwangen, Schweiz

Weiterleitung des Lichts fand jedoch nur bei Beleuchtung von Akupunkturpunkten statt. Wenn der Lichtstrahl auch nur drei bis vier Millimeter neben den Akupunkturpunkt traf, verschwand das Signal auf dem Photodetektor sofort. Die Fortpflanzung des Lichtes hängt auch von der Frequenz ab: Am besten wird weißes Licht geleitet. Die Meridiane sind also eine Art „Lichtleitsystem“, welche ähnlich funktionieren wie ein Glasfaserkabel.

„Negativ-Ionen“ – die Lichtnahrung der Zellen

Durch Umwelteinflüsse werden immer wieder Moleküle, die im Stoffwechsel eine wichtige Rolle spielen, unnatürlich gespalten. Sie bleiben mit einem ungepaarten Elektron zurück und werden „Freie Radikale“ genannt. Diese sind sehr aggressiv, weil sie sich sofort mit dem nächst besten neutralen Molekül verbinden, um wieder vollständig zu werden. Dadurch wird dieses Molekül zum Freien Radikal und es entsteht eine endlose Kettenreaktion. Wenn Freie Radikale die Moleküle der Zellwände, des Zellkernes und der DNS angreifen, sind die Folgen besonders drastisch: Nährstoffe können einerseits nicht mehr in die Zelle gelangen und andererseits werden die Codes der DNS für das optimale Funktionieren der Zelle verändert. Es kommt dadurch zur Zellalterung oder sogar zum Zelltod.[338]

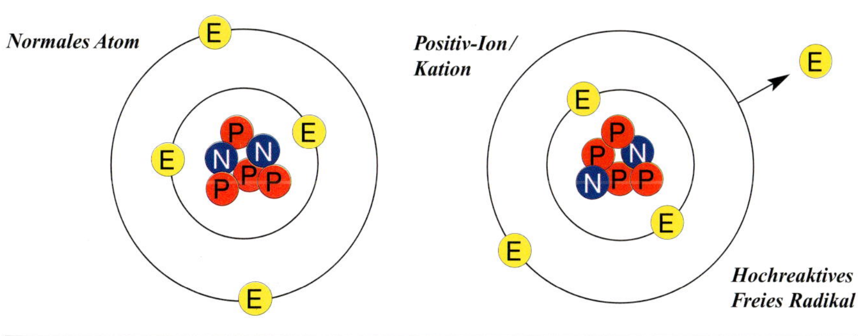

338 Ein Beispiel: Die Strahlung während eines Transatlantikfluges produziert im Körper Freie Radikale, die einer Menge von 200 Zigaretten entspricht. Im gleichen Atemzug... ein Zug von einer Zigarette produziert eine Menge von 10^{14} Freien Radikalen im Körper.

Die Kettenreaktion durch Freie Radikale kann durch einen Überschuss an zur Verfügung stehenden freien Elektronen gestoppt werden. Moleküle, welche freie Elektronen speichern, werden in diesem Zusammenhang auch als „Negativ-Ionen“ (Radikalfänger) bezeichnet. Sie stellen den Überschuss an Elektronen zur Verfügung und stoppen die Kettenreaktion der Freien Radikale. Dadurch verhindern sie die oben beschriebenen schädlichen Vorgänge in der Zelle und gelten als ein wichtiger aktiver Zellschutz.

Negativ-Ion/Anion

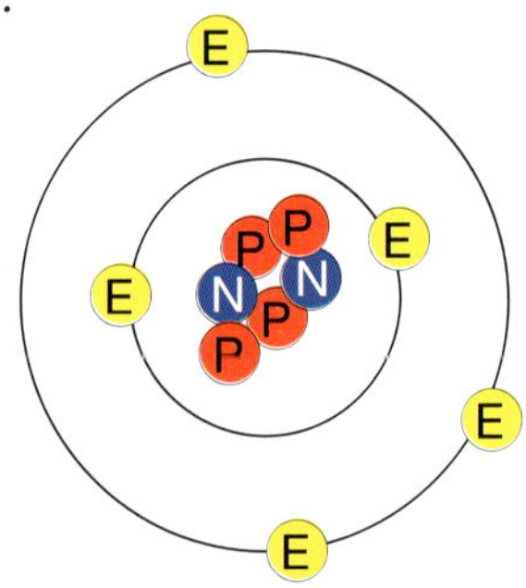

500'000 „Negativ-Ionen“ binden Freie Radikale

Die „Negativ-Ionen“-Konzentration in unserem Körper und der Umwelt ist von grundlegender Bedeutung für das Wohlbefinden und die Gesundheit des Menschen. Je ungesünder die Lebensweise und das Umfeld eines Menschen ist, desto mehr Freie Radikale bilden sich in seinen Zellen und desto weniger schützende „Negativ-Ionen“ stehen ihm zur Verfügung.

Industriell bedingte Umweltbelastungen von Luft, Wasser und Nahrung verschieben das Verhältnis zusätzlich immer mehr zu Ungunsten des Menschen. Elektrotechnische Prozesse lassen zusätzlich elektrisch positiv geladene Ionen entstehen, welche über die Atemluft in den Körper aufgenommen werden und stark belastend wirken.

Biologisch wirksame „Negativ-Ionen“ können wir hauptsächlich über lebendige Nahrung, über hochwertige Nahrungs-Ergänzungsmittel und über die Luft aufnehmen; ionisierte Atemluft finden wir in nennenswerter Konzentration aber nur im Hochgebirge und am Meer.

Eine neue und faszinierende Möglichkeit ist die Zufuhr von „Negativ-Ionen“ durch die Auflage von Segiun Vitalpflastern. Diese Möglichkeit hat in Asien – insbesondere in Japan – eine lange Tradition. Die Bevölkerung Japans verwendet Vitalpflaster als ganz normale Gesundheits-Prophylaxe im Alltag.

Eine unabhängige japanische Studie, die im März 2004 veröffentlicht wurde [339], untersuchte 20 verschiedene Vitalpflaster auf ihren Gehalt an „Negativ-/Positiv-Ionen“. Es zeigte sich, dass die Vitalpflaster aus der Produktion der Firma Nakamura einen Anteil von 500’000 „Negativ-Ionen“ bei Null „Positiv-Ionen“ aufwiesen. Die nächsten Vitalpflaster-Anbieter fallen mit einem Anteil von 150’000 „Negativ-Ionen“ bereits stark ab. Dieses Ergebnis ist dennoch recht passabel, denn es gibt Hersteller, deren Produkte einen Anteil von 500’000 „Positiv-Ionen“ mit sage und schreibe Null „Negativ-Ionen“ aufweisen!

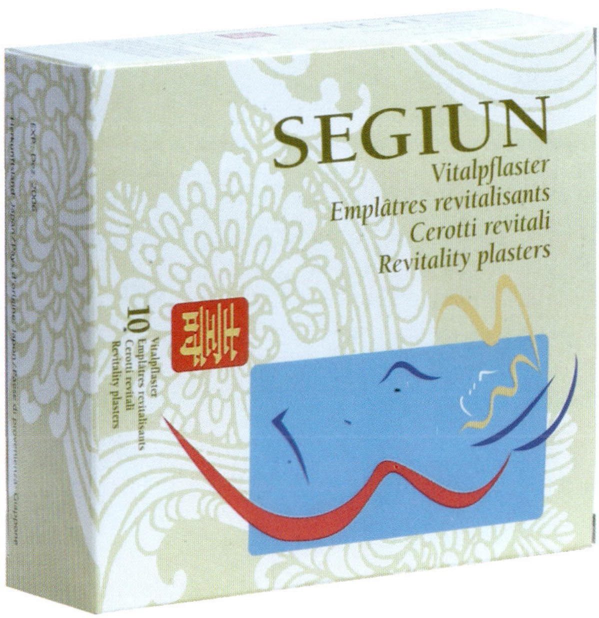

339 Labor Sugirabo, Japan

Unabhängige radiästhetische Studie von Dr. med. Veronika Löhnert [340]

10 Nächte lang verwendeten die Probanden je 2 SEGIUN-Vitalpflaster mittig auf den Fußsohlen. Zu Beginn und Ende des Testzeitraumes wurden 20 verschiedene Feldmessungen als radiästhetische Körpertests durchgeführt. In allen Messungen zeigte das Vitalpflaster überragende Ergebnisse. Einige dieser Austestungen stellen wir an dieser Stelle vor:

Vitalität-Lebenskraft von inneren Organen und dem Lymph-System

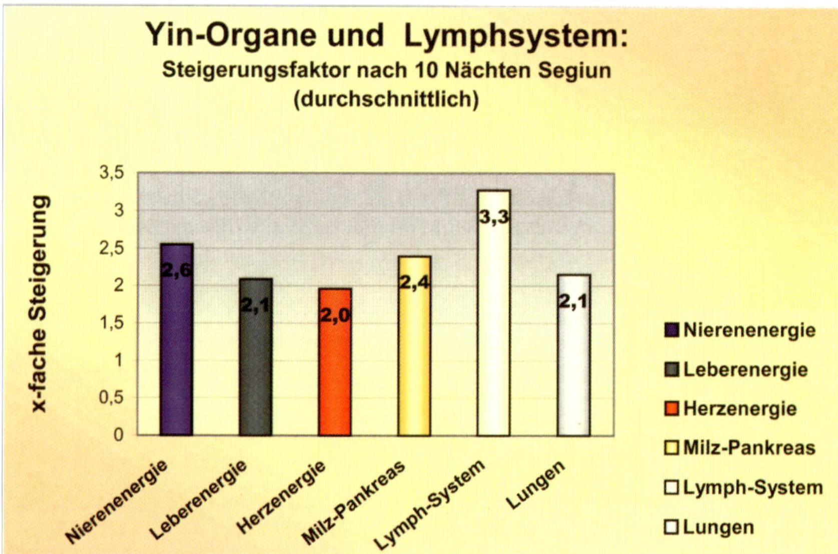

[340] Dr. Veronika M. Löhnert, Fachärztin für Orthopädie & Allgemeinmedizin, Spezialistin für Komplementäre Test- und Therapie-Methoden; Ärztliche Leiterin von Phoenix Tachyon: Erstes Österreichisches Tachyon- & Bambus-Power-Zentrum sowie von Cosmos Vision: Zentrum für energetische Datenerfassung; e-mail: phoenix.tachyon@tachyon.at

Alle getesteten Organe sowie das Lymphsystem zeigen eine deutliche Verbesserung der Lebenskraft. Organe mit gesteigerter Vitalität haben mehr Leistungspotential, sind gesünder, erhöhen die Selbstheilungskräfte und die körpereigene Abwehr. Ein gut funktionierendes Lymphsystem beugt einer Verschlackung vor und spielt zudem bei der Vorbeugung gegen den Alterungsprozess eine wesentliche Rolle.

Säure-/Basenhaushalt

Radiästhetische Tests des Säure-Basen-Haushaltes erfassen die Energie der derzeit aktiven Säuren und Basen im Stoffwechsel. Säuren entstehen als Endprodukte im Stoffwechsel; zudem durch industriell gefertigte Nahrung und Kosmetika, Medikamente, verschmutzte Luft und Elektrosmog, sowie Entzündungen, Stress u.v.m. Die so genannten Schlacken sind praktisch immer neutralisierte abgelagerte Säuren. Ein Überschuss an Säuren, die der Körper nicht neutralisieren kann, bewirken ein Herauslösen von Mineralien aus den Stützgeweben, also den Knochen, Bändern und Sehnen, aber auch aus der Wand der Blutgefäße sowie aus dem Bindegewebe der Haut. Die Entmineralisierung des Körpers durch Säuren begünstigt u. a. entscheidend den Alterungsprozess.

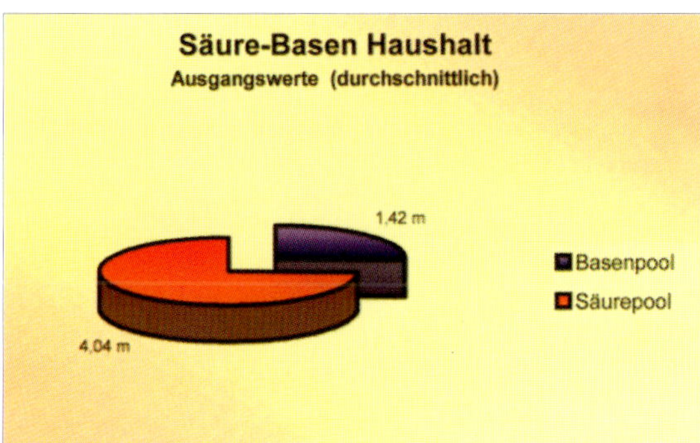

© Dr. Veronika M. Löhnert
Basen sind im Blut und Zell- und Gewebswasser in Form des Basenpuffers vorhanden. Ihre Aufgabe ist es, überschüssige Säuren im Gewebe und innerhalb der Zellen zu neutralisieren. Eine Disharmonie des Säure-Basen-Haushaltes ist der ideale Nährboden für praktisch jede Erkrankung!

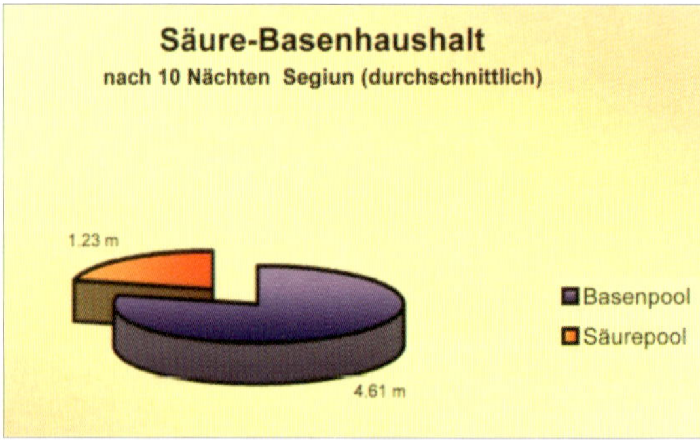

© Dr. Veronika M. Löhnert
Man sieht hier, dass das Übermaß an Säure nicht nur ausgeglichen wurde, sondern dass auch die für die Gesundheitserhaltung so wichtigen Basen enorm gestärkt wurden.

Schad- und Giftstoffe im Körper

Je verschlackter der Körper, um so schlechter fließt die Energie und desto größer ist die Gefahr, zu erkranken bzw. zu altern.

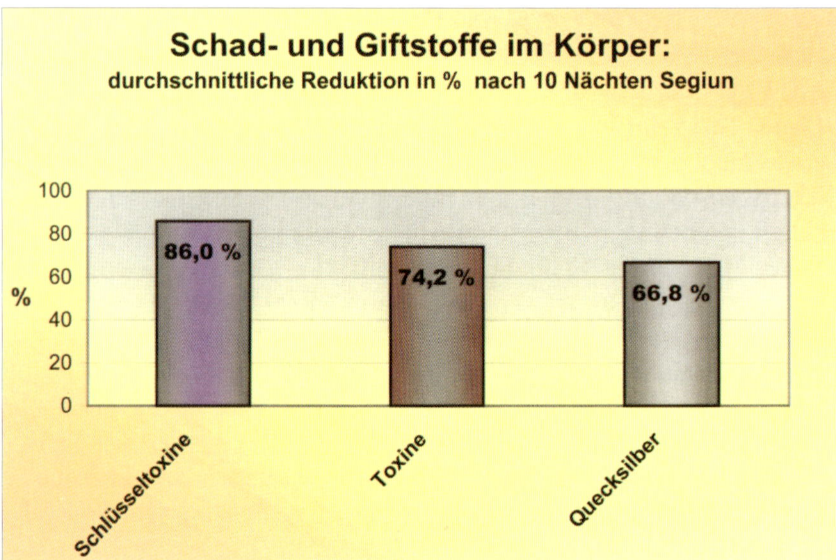

Toxine: *Schädlich wirkende Substanzen im Körper.* *© Dr. Veronika M. Löhnert*
Schlüsseltoxine: *Besonders schädliche Substanzen. Sie blockieren Schlüsselfunktionen im Stoffwechsel, lagern sich vor allem in Nervensystem und Fettgewebe ein und können nur schwer wieder ausgeschieden werden. Als Schlüsseltoxine zählen unter anderem Herbizide, Pestizide, Lösungsmittel, Schwermetalle, etc.* ***Quecksilber:*** *Dieses Metall kann schwerwiegende Störungen im Energiesystem und im Zellstoffwechsel bewirken.*

Die prozentualen Reduktionen der verschiedenen, toxisch wirksamen Substanzen sind beträchtlich. Die angestiegene Lebenskraft bewirkte bei den Testpersonen eine massive Entgiftung bzw. Entschlackung.

Bemerkenswert ist nicht nur die Reduktion des Quecksilbergehalts, sondern auch der Schlüsseltoxine um durchschnittlich 86 %. Wie bereits erwähnt, wirken sich diese besonders negativ auf den Körper aus und lassen sich trotz der verschiedensten Ausleitungs- und Entschlakkungsmethoden nur besonders schwer wieder beseitigen. [341]

* * *

Energetische Vergleichsmessungen mit dem SEGIUN Vitalplaster

Ermittelt mit ETAScan - dem biologisch-energetischen Prüfsystem [342]

Das einzigartige ETAScan-Gerät testet den Gesundheitszustand des gesamten Körpers und vermag zudem aufzuzeigen, ob und welche Medikamente, Nahrungs(ergänzungs)mittel und Umweltfaktoren der Testperson nützen oder schaden. Es macht „Abweichungen“ vom Zustand des Gesunden sichtbar, lange bevor das freie Auge, Röntgenapparate, Ultraschall, Blutbilder etc. irgendetwas erkennen können.

---

[341] Verantwortlich für die Zusammenstellung dieser Informationen: Antoinette Ettlin, Schweiz; Quellennachweis: Marco Bischof, Biophotonen, Das Licht in unseren Zellen; Sanum Post 50/00; Institut für Weißlicht-Radionik, Walter Ruggli, Killwangen, Schweiz; Natürlich 6/04; Dr. V. Löhnert, Wien, Österreich

[342] Cosmos-Vision Inc. & KEG, www.cosmos-vision.com und www.etascan.com, email: hs@cosmos-vision.com, Tel./Fax: 0043-1-925.8823, Karl-Meissl-Str. 4/57, A-1200 Wien, Österreich.

Das Gerät erkennt feine Unterschiede in den Schwingungsmustern aller Organe, die am Kopf gebündelt werden. Es dringt in den feinstofflichen Bereich vor und öffnet der Medizin bislang unbekannte Möglichkeiten. ETAScan testet nicht nur das, was ist, sondern auch, wie Umweltfaktoren (Nahrung, Nahrungsergänzungsmittel, Elektro-Smog, etc.) auf den Körper wirken und zeigt auf, welche Mittel und Maßnahmen am besten greifen.[343]

Die Technologie von ETAScan beruht auf langjährigen Forschungen des amerikanischen und russischen Weltraumprogramms, an dem sich die besten Schwingungstechnologen der Welt beteiligten. Geräte und Software wurden in Österreich weiterentwickelt und zur Marktreife geführt.

Das Gerät ist nicht nur absolut unschädlich (amtlicher Nachweis), es ist auch einfach und kostengünstig in der Anwendung. Zielpublikum sind Ärzte, Kliniken, medizinische und technische Forschungseinrichtungen, Heilpraktiker und Apotheken. Die Anwendungen sind vielfältig und können beinahe beliebig ausgebaut werden.

ETAScan leitet eine Revolution in Medizin, Gesundheitsvorsorge und Marketing ein. Es vereinfacht die Analyse und kann die Wirkung aller einzusetzenden Mittel personenspezifisch und alle Organe im Detail überprüfen. ETAScan kann den Prozess der Medikamentierung und Heilung steuern und überwachen. Menschen werden nicht mehr das kaufen, was ihnen die Werbung verspricht, sondern nur mehr das, was ihnen nachweisbar nützt.[344]

Anhand der nachfolgenden Auswertungen zum Segiun Vitalpflaster ist dessen hohe Wirksamkeit besonders gut erkennbar.

343 Das ETAScan-Gerät weist z. B. auch nach, inwieweit ein Chip die schädliche gepulste Strahlung eines Handys neutralisiert; siehe S. 266

344 Von Raimund Dietz

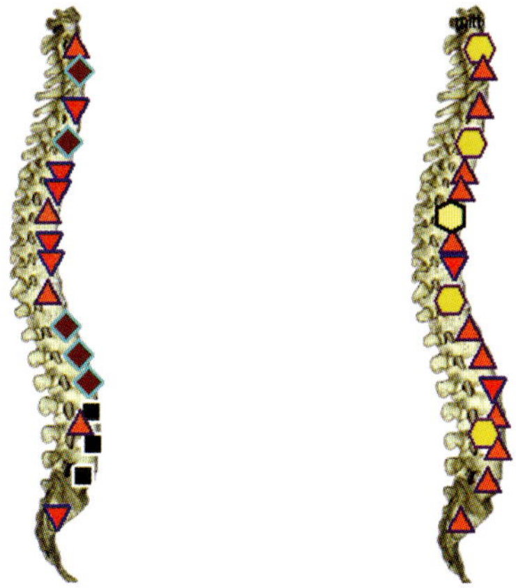

Wirbelsäule

Patient, weiblich, 41 Jahre, vier Wochen nach Infarkt. Durch das lange Liegen ist die Wirbelsäule energetisch auffallend stark abweichend von der Norm. Nach Auflegen des Segiun Vitalpflasters auf der Fußmitte ist eine 74%ige Verbesserung der Reaktionen zu beobachten.

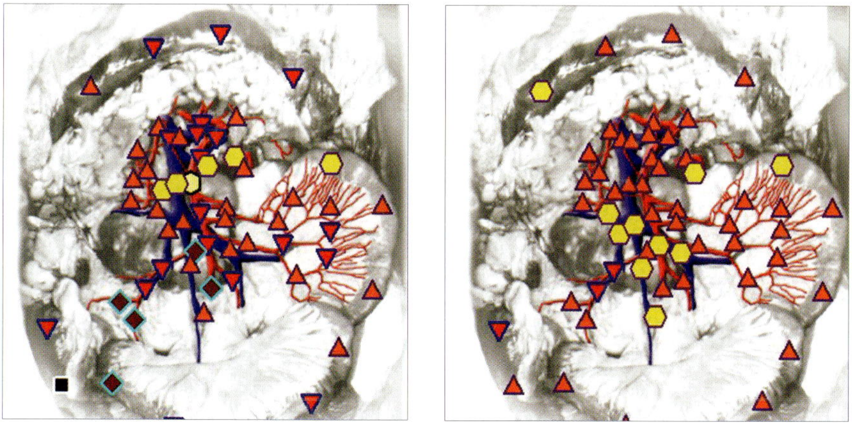

Bauchhöhle

Patient, weiblich, 41 Jahre, vier Wochen nach Infarkt aufgrund Arterien- und Venenverengung (Gefäße, Bauchhöhle und Darm). Energetisch auffallend stark abweichend von der Norm. Nach Auflegen des Segiun Vitalpflasters auf der Fußmitte ist eine 40%ige Verbesserung der Reaktionen zu beobachten.

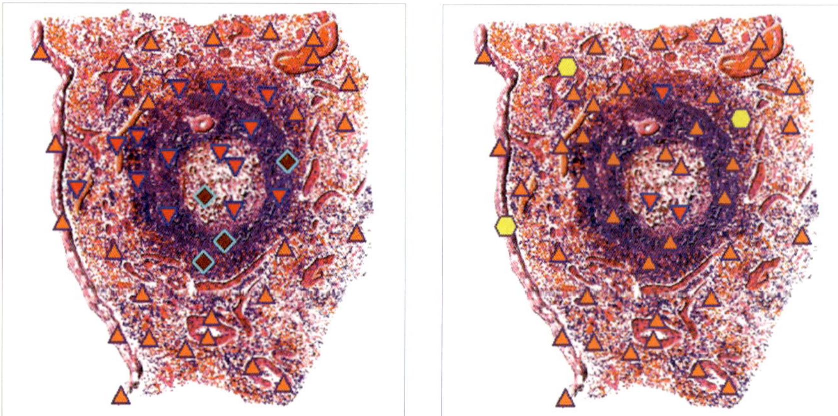

Milz
Patient, weiblich, 41 Jahre, vier Wochen nach Infarkt. Milz energetisch auffallend stark abweichend von der Norm. Nach Auflegen des Segiun Vitalpflasters auf der Fußmitte ist eine 40%ige Verbesserung der Reaktionen zu beobachten.

Legende

1 Latente dynamische Aktivität

2 Optimale Regulierung

3 Keine besonderen Abweichungen von der Norm

4 Allgemeine Schwächen des regulierenden Mechanismus

5 Kompensatorische Probleme der Anpassungsmechanismen

6 Starke energetische Probleme des Anpassungsmechanismus; pathologischer Zustand

Die im Zusammenhang mit dem als Wellness- und Kosmetikprodukt Segiun hier erwähnten unabhängigen Studien und Berichte sind keinesfalls als Heilaussagen fehlzuinterpretieren und geben nicht die Meinung der Firma Segiun Est. wieder.

* * *

Schadstoffausleitung

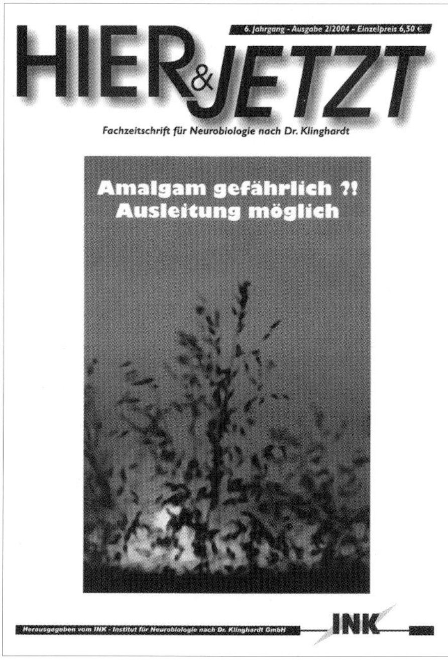

In seinem Artikel *Die Anwendung von Vitalpflastern* in der Zeitschrift *Hier&Jetzt* (Ausgabe 2/2004, S. 11-12), die vom INK – Institut für Neurobiologie nach Dr. Klinghardt GmbH herausgegeben wird (siehe auch S. 184), äußert sich der renommierte Toxikologe Dr. Klinghardt folgendermaßen:

„Pflaster, Umschläge und Zugsalben wurden in der Medizin schon seit Tausenden von Jahren eingesetzt. [...] Seit etwa fünf Jahren verwende ich in meiner Praxis immer häufiger die aus dem asiatischen Raum stammenden Fußpflaster, die seit 2 Jahren unter dem Namen Vitalpflaster in Deutschland auf den Markt gekommen sind. Es gibt verschiedene Produkte, die verschiedene Inhaltsstoffe haben und verschiedene Qualitäten. Die ***Segiun Vitalpflaster*** *verwenden getrockneten und jahrelang fermentierten Bambusextrakt. [...] Wir haben beobachtet, dass es bei den japanischen Bambuspflastern die wenigsten Nebenwirkungen gibt. [...]*

Die Pflaster haben drei grundsätzlich unterschiedliche Wirkungen:

1. *Zugpflaster Wirkung: Die Substanzen im Pflaster ziehen über die Haut Substanzen sowohl aus der Lymphe als auch aus den oberflächlichen Blutgefäßen und aus dem Gewebe. [...]*

2. *Die Pflaster geben Substanzen ab an die Lymphe, Blutgefäße und an das Gewebe.*

3. *Die Pflaster haben einen rein energetischen Effekt: Sie beeinflussen das darunterliegende Gewebe auf physikalische Art und Weise über das Aufschwingen von Heilfrequenzen. [...]*

Die Wirkung der Fußpflaster ist für mich immer noch erstaunlich. Die einzige Nebenwirkung, die ich bisher gesehen habe, ist die Irritation der Haut an der Stelle, wo das Pflaster aufgeklebt war. [...]“

* * *

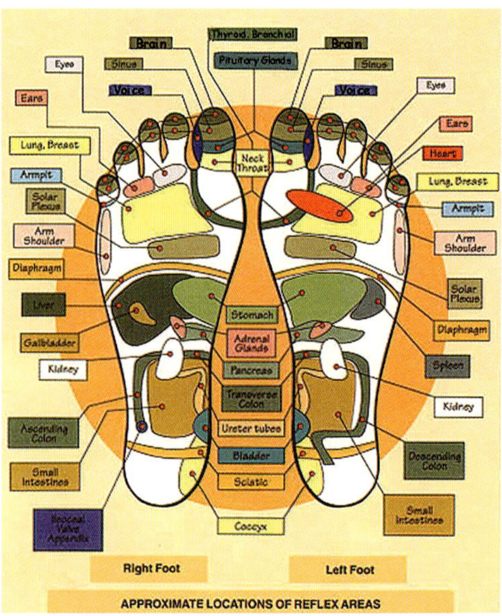

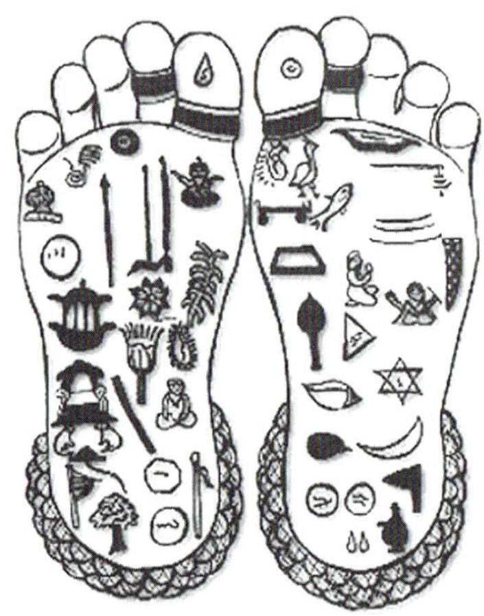

Die Fußsohle (Abbildung links) stellt einen kompletten Spiegel mit allen Reflexpunkten des gesamten Körpers dar. Auch in Indien hat man schon seit alters her Kenntnisse um die Reflexzonenpunkte, wie diese Zeichnung des Fußes der hinduistischen Gottheit Vishnu erkennen lässt: (Die Abbildung rechts wurde freundlicher Weise von der Reflexology Association of Australia zur Verfügung gestellt; www.reflexologyinstitute.com/reflex_chart.html)

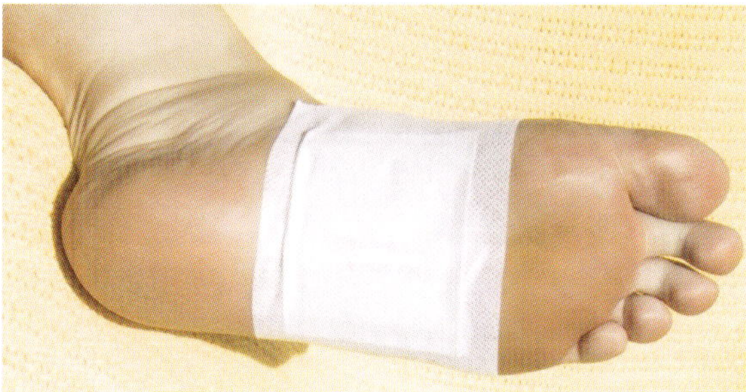

SEGIUN Vitalpflaster bauen die Lebenskraft auf, harmonisieren den Säure-Basen-Haushalt und unterstützen die Entgiftungsfunktionen des Körpers. Die vorbeugende Anwendung dient der Pflege der inneren Organe und Zellen.

Anwendung des SEGIUN Vitalpflasters

Die Hauptanwendung des Vitalpflasters erfolgt über die Reflexzonenpunkte der Fußsohle: Hier sind alle wichtigen Organe erreichbar. Die Lichtkraft verbunden mit den freien Elektronen wird über unser größtes Organ, die Haut, aufgenommen und in die entsprechenden Energiebahnen des Körpers in die Zellen geleitet. Das Pflaster wird über Nacht auf beide Fußsohlen aufgeklebt. Als ‚Einstieg' empfiehlt sich eine ‚Kur' von 15 Tagen; danach ist es ratsam, eine ein- bis zweimalige Anwendung pro Woche (oder öfter) vorzunehmen. Weitere Anwendungsmöglichkeiten und Informationen erhalten Sie bei einem SEGIUN-Fachberater.

Das SEGIUN Vitalpflaster ist als Kosmetik- und Wellness-Produkt eingetragen und hat keinerlei Nebenwirkungen. Daher ist die Anwendung für Kinder und Schwangere vollkommen unbedenklich.

Das SEGIUN Vitalpflaster ist ein reines Energie-/Vitalprodukt und schenkt dem Körper das, was für dessen Gesundheit sowie für eine optimale Leistungs- und Funktionstüchtigkeit unerlässlich ist: Licht.[345]

* * *

[345] Aufschlussreiche Informationen zum Thema Network-Marketing können unter dem Link der Industrie- und Handelskammer zu Berlin (IHK) eingesehen werden: Direktvertrieb – Eine Chance zur Selbständigkeit; http://www.berlin.ihk24.de/BIHK24/BIHK24/servicemarken/branchen/handel/starthilfe_branchen/Merkblatt_zum_Thema_Direktvertrieb.jsp

ANHANG 3

Hersteller qualitativ hochwertiger Nahrungsergänzungsprodukte, Körperpflege-, Haushalts- und Kosmetikartikel ohne Schad- und Giftstoffe

Wer nach eingehender Lektüre des vorliegenden Buches den Wunsch verspürt, sein Leben zum Besseren zu verändern und gefährliche Substanzen in Form von Zahnpasta, Mundwasser, Haarshampoos, Seife, Schaumbad, Kosmetikartikel und Haushaltsprodukte ein für alle Mal aus seinem Leben und Umfeld zu verbannen, dem sei der amerikanische Hersteller Neways empfohlen.

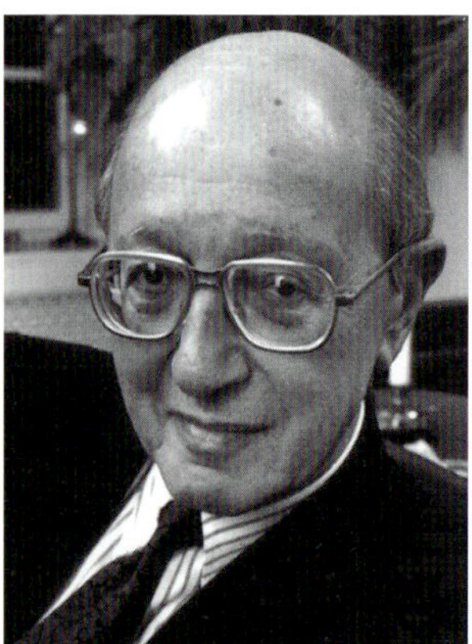

Gern lassen wir an dieser Stelle eine Autorität zum Thema Krebsursachen und Krebsprävention zu Wort kommen, nämlich keinen geringeren als Dr. Samuel Epstein, dem 1988 der Right Livelihood Award (auch bekannt als der Alternative Nobelpreis) verliehen wurde.

Dr. Samuel Epstein setzt sich unermüdlich dafür ein, dass die Öffentlichkeit über die durch Umweltschadstoffe verursachten Gefahren aufgeklärt wird. In seinem Buch The Politics of Cancer (Revisited) enthüllt er spektakuläre Informationen dazu, in welch unerhörtem Ausmaß die Industrie Missbrauch betreibt.

Dr. Epstein hat den Großteil seines Lebens der Forschung von Krebsursachen und deren Bekämpfung gewidmet. Er ist Professor für Occupational and Environmental Medicine [etwa: Arbeits- und Umweltmedizin] an der School of Public Health, Universität Illinois Medical Center in Chicago und Vorsitzender der Cancer Prevention Coalition [etwa: Bündnis Krebsvorsorge].[346]

Als Autor der Veröffentlichungen *The Politics of Cancer und The Breast Cancer Prevention Program* spricht er sich deutlich für die Benutzung von Kosmetika und anderen Produkten aus, die keine der vermutlich krebsauslösenden Substanzen enthalten. Aufgrund seiner angestellten Recherchen, Forschungsergebnisse und Empfehlungen hat er einem Unternehmen das Seal of Safety, das Sicherheitssiegel der Cancer Prevention Coalition verliehen. Dieses Unternehmen, Neways International, zeichnet als Hersteller und Vertreiber seiner eigenen Körperpflegeprodukte ohne jegliche schädigende Bestandteile verantwortlich. Dr. Epstein äußert sich voller Enthusiasmus über den bahnbrechenden Beitrag, den Neways auf diesem Gebiet geleistet hat: *„Neways hat Pionierarbeit geleistet. Als erstes Unternehmen hat es erreicht, die Verbraucher mit Kosmetik- und Toilettenartikeln zu beliefern, die sowohl frei von krebserregenden Substanzen als auch von schädigenden Bestandteilen und Schadstoffen sind. Ich gratuliere dem Unternehmen von ganzem Herzen zu seinen Errungenschaften."* [347]

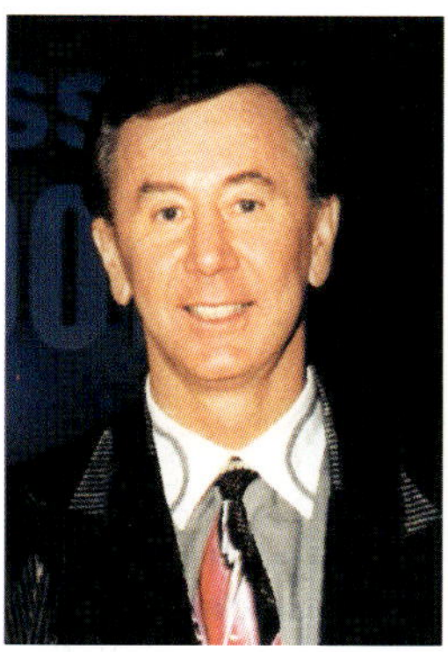

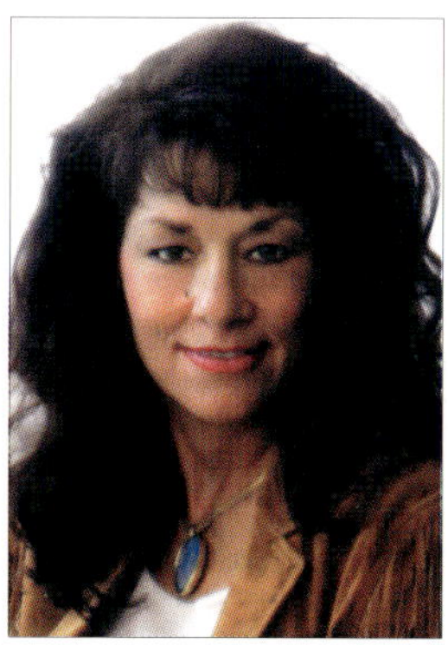

Tom und Dee Mower – Die Gründer des weltweit erfolgreichen Unternehmens Neways

Der Präsident von Neways Tom Mower legt Ausrichtung und Philosophie seines Unternehmens dar: *„Neways hat es sich zur Aufgabe gemacht, den Menschen dabei behilflich zu sein, ihren Körper zu entgiften. Das Wissen um die chemischen Bestandteile Ihrer Pflegeprodukte als auch um deren Auswirkungen auf den Körper ermöglicht es Ihnen, zu verstehen, wie toxische Übeltäter den Körper verunreinigen können. Experten haben festgestellt, dass*

346 www.preventcancer.com

347 Day, P., *Krebs...*, S. 118-119

Bestandteile wie Natriumdodecylsulfat (Sodium Lauryl Sulfate/SLS), Diethanolamin (DEA), Thriethanolamin (TEA), Propylenglycol, Fluorid und Alkohol bekannte oder mögliche Krebserreger und in ganz gewöhnlichen Körperpflegeprodukten enthalten sind.

Neways stellt Shampoos ohne Natriumdodecylsulfat her. Unsere Cremes und Lotionen enthalten kein Propylenglycol, unser Schaumbad kein DEA oder TEA, unsere Zahnpasta kein Sacharin oder Fluorid und unser Mundwasser keinen Alkohol. Wir stellen Produkte her, die weder krebserregende Substanzen noch Schad- oder Giftstoffe enthalten und die dem Verbraucher auf diese Weise mehr als nur saubere Haut oder frischen Atem geben; unsere Produkte sind sicher, man kann sie unbesorgt und mit bestem Gewissen anwenden bzw. einnehmen und ihnen vertrauen."

Also lautet der Schlachtruf: Gehen Sie Ihre Wohnung durch und werfen Sie all diese Chemikalien zum Fenster hinaus. Setzen Sie sich mit einem/r Neways-Fachberater/in in Verbindung und bestellen Sie über ihn/sie stattdessen diese ungiftigen, unschädlichen Produkte, als da wären Zahnpasta, Kosmetikartikel, Reinigungsmittel, Nagellacke, Sprays und Deodorant – am besten gleich das komplette Badezimmer-Erneuerungspaket.[348]

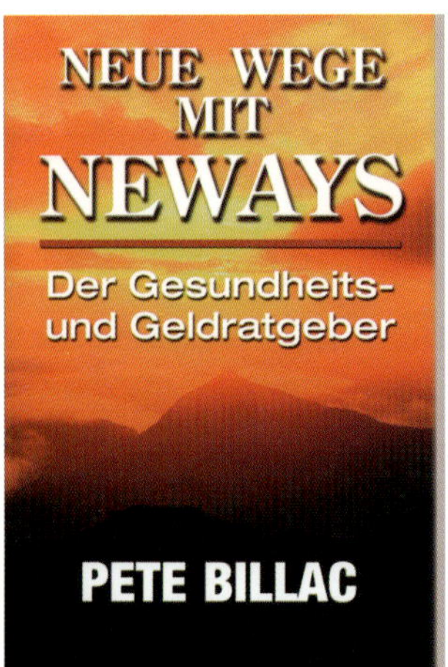

In diesem Zusammenhang weisen wir gern auf das Buch *Neue Wege mit Neways* von Pete Billac hin:

Neue Wege mit NEWAYS –
Der Gesundheits- und Geldratgeber
von Pete Billac (96 Seiten) € 14.44

[348] ibid

Der amerikanische Erfolgsautor Pete Billac stellt in diesem ansprechenden und leicht verständlichen Buch den weltweit überaus erfolgreichen Hersteller NEWAYS vor und macht dem Leser mit einfachen Worten verständlich, weshalb kraftvolle Nahrungsergänzungspräparate und ungefährliche Körperpflege- und Kosmetikprodukte heutzutage unbedingt notwendig sind. Im dritten Teil äußert sich der Autor fachkundig zum Thema Direct Marketing (MLM) und belegt auf anschauliche Weise, dass es sich bei dieser Art des Produktvertriebs keineswegs um ein ‚illegales Schneeballsystem' handelt. Das ideale Handbuch für alle NEWAYS-Interessenten und MLM-Einsteiger.

Kein Grund, sauer zu sein …

Zu den vielen sogenannten Zivilisationskrankheiten – allen voran Krebs, Herzerkrankungen und Diabetes – zählt die Übersäuerung. Fast 90 % der Bevölkerung in den westlichen Ländern ist total verschlackt. Als ‚Schlacken' bezeichnet man einen Stau von sauren, giftigen Stoffwechselprodukten im Organismus.

Stress, Alkohol, Fleisch, Milchprodukte, Zucker, Kaffee, Tee, Nikotin, Fastfood, Fisch, Fertiggerichte, kohlensäurehaltige Getränke, wenig Schlaf, Bewegungsmangel, gängige Körperpflegeprodukte, Kosmetika, Ärger und Depressionen überfluten den Körper mit Säuren. Als Folge dieser ungesunden Ernährung bzw. Körperhygiene werden wir alt und krank.

Bei einer Übersäuerung bildet der Körper mehr Säuren als er verkraften kann. Da die Ausscheidungsfunktionen mit der aggressiven Säureflut überlastet sind, werden diese (mittels der sich im Körper befindlichen Mineralien) neutralisiert und als schwer lösliche Salze im Fett- und Bindegewebe (Po, Oberschenkel sowie organische Bereiche, etc.) abgelagert.

Zudem verursachen giftige Abfallstoffe eine Vielzahl von Erkrankungen, wie zum Beispiel Rheuma und Arteriosklerose. Bei jedem Stoffwechselvorgang entstehen Säuren, die normalerweise mit basisch wirkenden Mineralien sofort neutralisiert und ausgeschieden werden. Da wir mit unserer Ernährung viel zu wenig basisch wirkende Mineralien aufnehmen, werden diese lebenswichtigen Substanzen aus körpereigenen Depots gelöst, wie aus dem Bindegewebe, dem Haarboden, den Zähnen und den Knochen. Folgen dieser Entmineralisierung können zum Beispiel Haarausfall, Zahnschäden oder Osteoporose (Knochenschwund) sein. Durch unsere Ernährung führen wir jedoch eine Unmenge weiterer Säuren zu. Auch die meisten Medikamente sind sauer oder werden sauer verstoffwechselt.

Bei Menschen, die in Industrieländern leben, werden zur notwendigen Neutralisierung der Säurefluten täglich etwa 60 mg Mineralien aus den Knochen gelöst. In 10 Jahren sind das 250 g, das entspricht dem Mineralstoffgehalt eines ganzen Beinknochens. Mit der Nahrung werden jedoch viel zu wenig Mineralstoffe aufgenommen. Die Einnahme spezieller Mineralienpräparate ist aufgrund der angeführten Punkte unerlässlich. Nur so können Säuren neutralisiert werden, ohne dass dabei die körpereigenen Reserven weiter aufgezehrt werden.

Vor allem beim Abnehmen ist eine Mineralienzufuhr besonders wichtig. Übergewicht ist immer ein deutliches Zeichen von Übersäuerung. In den aufgequollenen Fettzellen lagern Unmengen von Säuren und Giftstoffen. Wenn man mittels Nahrungsmittelreduktion diese Depots aufbricht, gelangen nicht nur das Fett, sondern auch diese Giftstoffe ins Blut. Sind jetzt nicht mehr genügend Mineralstoffe für die Neutralisierung vorhanden, kann es während einer Diät zu Säurekrisen kommen (Übelkeit, Kopfschmerzen, Schwindel, Herz-Kreislaufprobleme, Heißhungerattacken, Verdauungsstörungen, Muskel- und Gelenkschmerzen), die allesamt anzeigen, dass die Kapazität der Ausscheidungsorgane überlastet ist und nun zu viele Giftstoffe im Organismus kreisen.

Um auf gesunde Weise überschüssige Pfunde zu verlieren, muss man dem Körper helfen, die angesammelten Giftstoffe schonend zu lösen und schnell auszuscheiden. Alle säurebildenden Lebensmittel sollten weitgehend gemieden werden. Zusätzliche Mineral- und Vitalstoffgaben helfen beim Neutralisieren der Säuren, entgiften den Körper und füllen die leeren Depots wieder auf. Zudem brauchen die Nieren reichlich stilles und gefiltertes Wasser (2 - 3 Liter täglich), um die gelösten Salze gut ausschwemmen zu können.

Durch zusätzliche Bewegung wird nicht nur der Fett- und Schlackenabbau beschleunigt, sondern auch die Ausscheidung der Gifte über Haut und Atmung. Die reiche Sauerstoffzufuhr beim Sport an frischer Luft wirkt außerdem basenbildend. Grundsätzlich gilt: Achten Sie darauf, dass sich Ihre Ernährung zu 80 % aus basischen und zu 20 % aus säurebildenden Nahrungsmitteln zusammensetzt.

Zudem sind zu verwenden: Schadstofffreie Körperpflege- und Kosmetikprodukte und Mineralstoffpräparate. Ausreichender Schlaf, regelmäßiger, moderater Sport sowie Ausgeglichenheit, Ruhe, Harmonie, Zufriedenheit und eine positive Lebenshaltung haben ebenfalls basische Auswirkungen auf den Organismus.

* * *

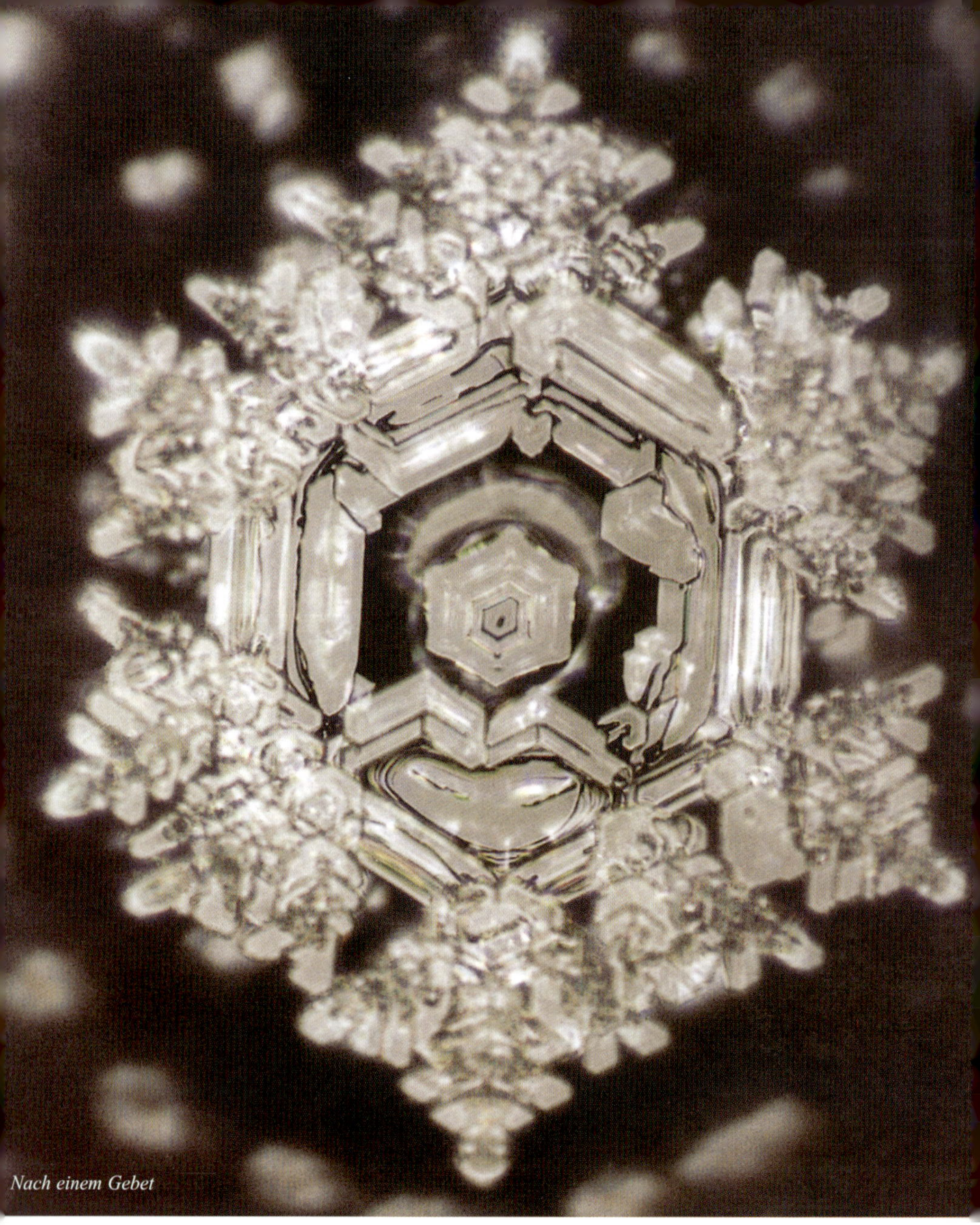

Worte sind die Schwingungen der Natur.
Daraus folgt, dass schöne Worte eine schöne Natur schaffen.
Hässliche Worte schaffen eine hässliche Natur.
Dies ist die Wurzel des Universums.

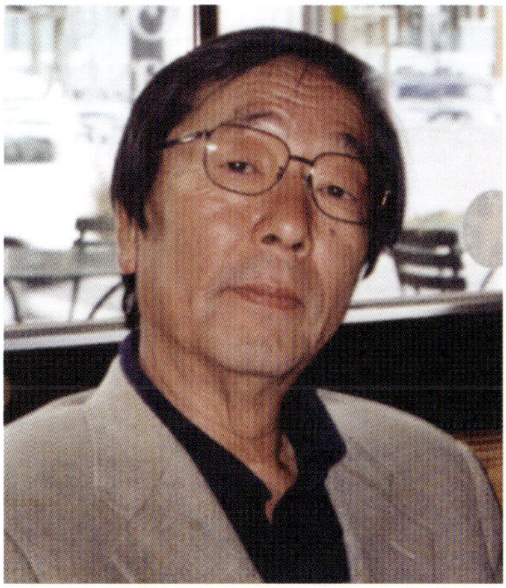

Dr. Masaru Emoto

ANHANG 4

Dr. Masaru Emoto
Die Botschaft des Wassers[349]

Die nachfolgenden Bilder sind durch eine Photographiermethode entstanden, welche Dr. Masaru Emoto, geb. 1943 in Yokohama, Japan, in seiner langjährigen Forschungsarbeit entdeckt hat und seither stetig weiterentwickelt. Seit 1994 erforscht Masaru Emoto das Wesen des Wassers durch eine von ihm entwickelte Photographiertechnik, die seit der Herausgabe seines ersten entsprechenden Buches „Messages from Water"[350] weltweit für Aufsehen und Faszination sorgt.

Er erforschte verschiedene Aspekte des Wassers, z. B. Wasser im menschlichen Körper, Wasser in Flüssen, Seen, Gletschern, Quellen sowie auch Leitungswasser. Die Methode ist folgende: Wasserproben werden in Petrischalen aufgetropft und danach eingefroren.

Die gefrorenen Tropfen werden in einem Kühlraum unter das Mikroskop gelegt und zeigen im Auftauprozess bei ca. -5° Celsius kristalline Formen, die als kleine Kristalle geboren werden, wachsen, dabei spezifische Formen annehmen und dann wieder vergehen.

[349] Bücher, Vortragsdaten und weitere Informationen erhalten Sie bei: Giorgio Benedetti, Elodia GmbH, CH-8320 Fehraltorf, Schweiz, Tel.: 0041-1-955.1357, E-Mail: elodia@elodia.ch, www.elodia.ch
[350] *Botschaften des Wassers*, HADO Kyoikusha Co., Ltd., Japan; www.hado.net

Diese Wasserkristalle werden nur sichtbar, wenn genau definierte Bedingungen eingehalten werden. Es brauchte ca. 3 Monate des Forschens und Probierens, bis Masaru Emoto mit seinen Helfern die Aufnahme des ersten Wasserkristallbildes gelang.

Das faszinierende ist nun, dass das Wasser seine Kristallform verändert, je nach Information, die es vor dem Gefrieren empfangen hat.

Anbei einige Beispiele:

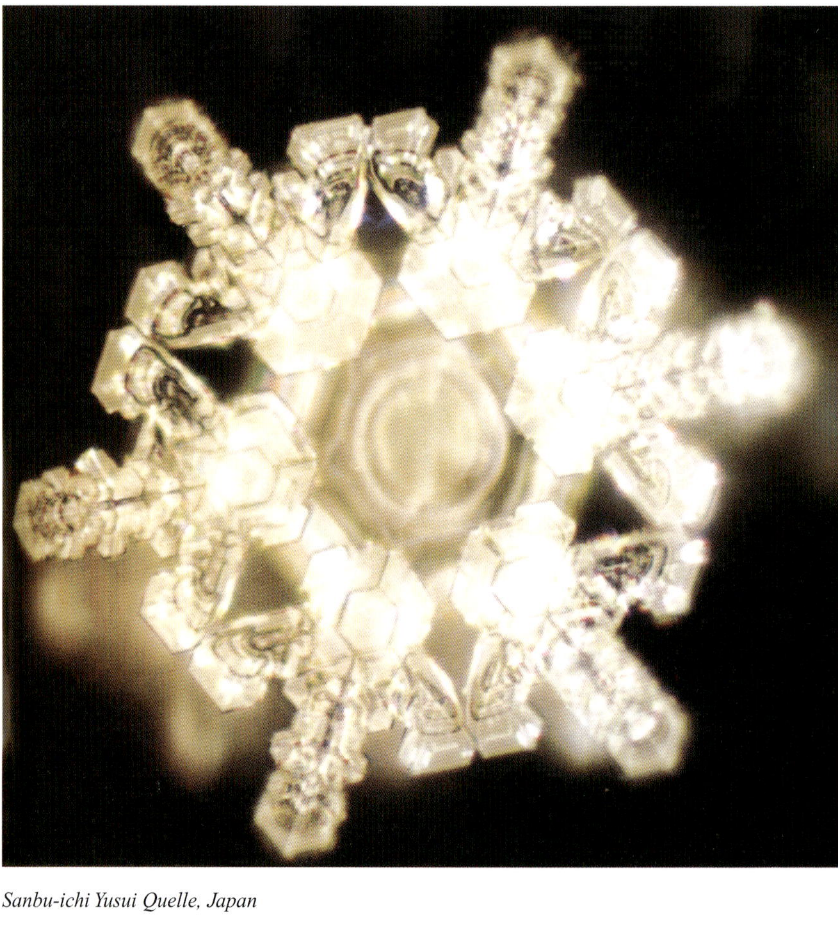

Sanbu-ichi Yusui Quelle, Japan

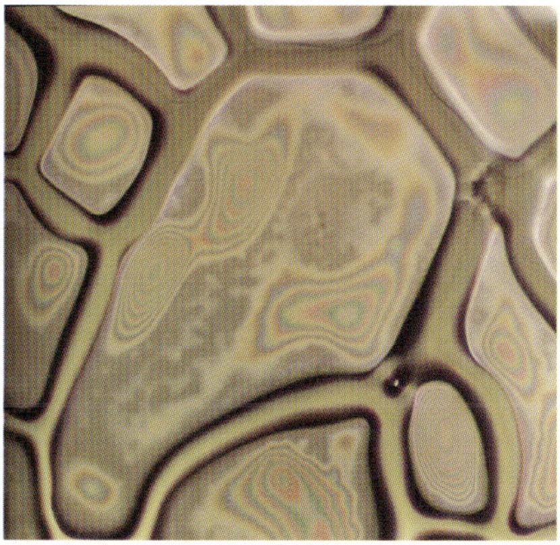

Fluss Sumida, Tokio, Japan

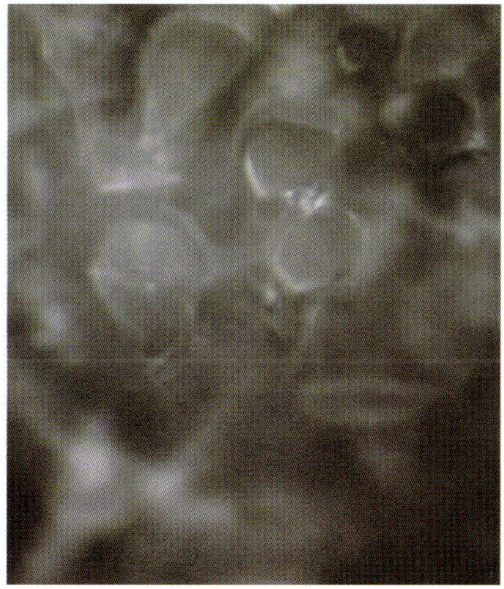

Leitungswasser, Paris

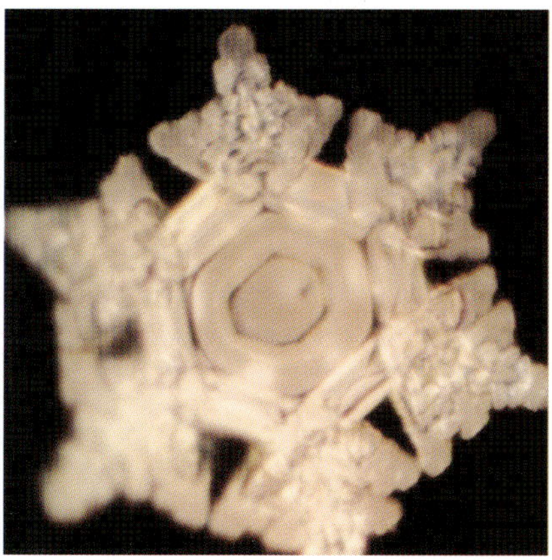

Eis aus der Antarktis, das schätzungsweise an die 370.000 Jahre alt ist.

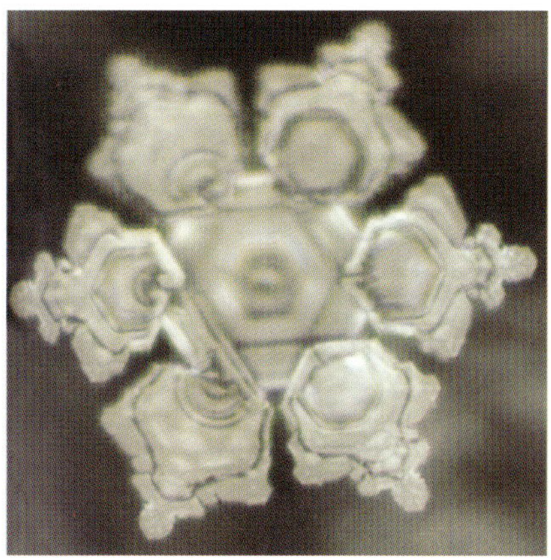

Leitungswasser, Buenos Aires

In welchem dieser Gewässer würden Sie gern baden…
und wie ist es mit trinken ?

Masaru Emoto und sein Team haben in verschiedenen Experimenten fotografisch festgehalten und somit nachgewiesen, dass Wasser, welches frei in der Natur fließen und in seinen Fließformen strömen kann, immer verschiedene, aber durchwegs schöne Kristallbilder ergibt. Sobald der Mensch das Wasser durch Müll irgendwelcher Art, durch Chemikalien oder auch nur schon durch negative Gedanken und Gefühle stört, tendiert es dazu, die Kristallform zu verlieren und kann im schlechtesten Fall Formen zeigen, die an Geschwüre erinnern. In anderen Experimenten konnte gezeigt werden, dass Wasser auch auf Musik, Bilder und Worte mit verschieden schönen oder hässlichen Formen antwortet.

Beispiele mit Elektrosmog

Destilliertes Wasser wurde in zwei gleiche Fläschchen abgefüllt. Das eine Fläschchen wurde nicht „behandelt". Auf das andere Fläschchen wurde in Computerschrift die Worte „Liebe und Dankbarkeit" aufgeklebt. Die so vorbereiteten Testwasser wurden nun vor den Computer bzw. in einen Mikrowellenofen gestellt und an ein Handy gebunden. Staunen Sie über die folgenden Bilder:

Das Wasser wird vier Stunden lang den elektromagnetischen Strahlen eines Computers ausgesetzt.

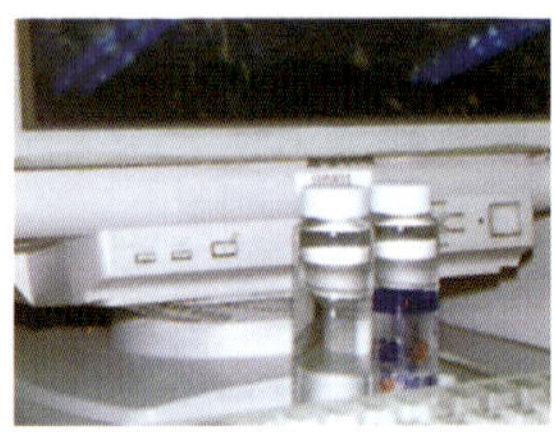

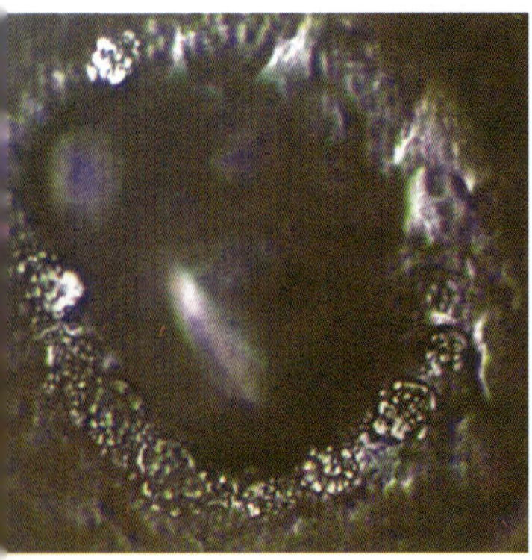

Bild oben:
Distilliertes Wasser ohne Beschriftung, welches elektromagnetischer Strahlung ausgesetzt worden war.

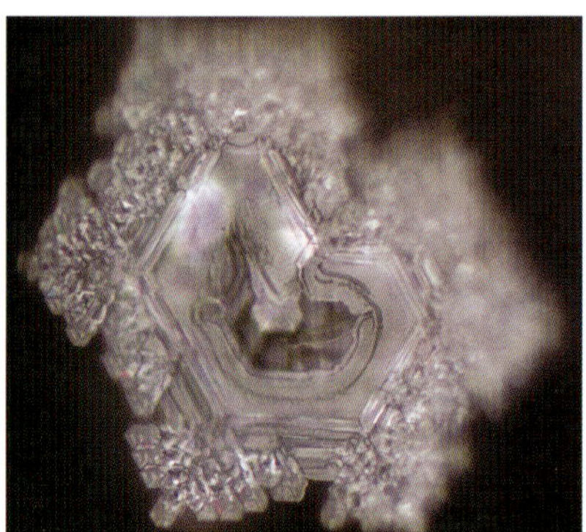

Distilliertes Wasser mit „Liebe und Dankbarkeit" beschriftet, zur gleichen Zeit und gleich lang dem Computer-Elektrosmog ausgesetzt.

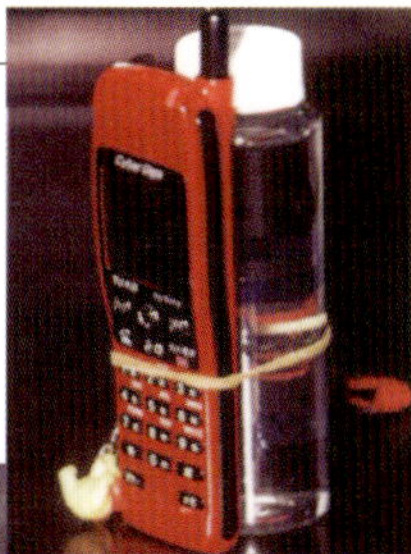

Das Wasser wird der elektromagnetischen Strahlung eines Handys ausgesetzt. Es wurden hierfür zehn Anrufe zu jeweils einer Minute gemacht, ohne, dass dabei gesprochen wurde.

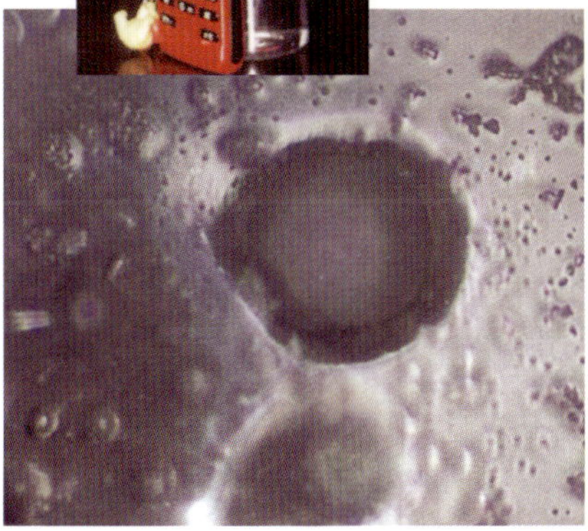

Distilliertes Wasser ohne Beschriftung, welches elektromagnetischer Strahlung ausgesetzt worden war.

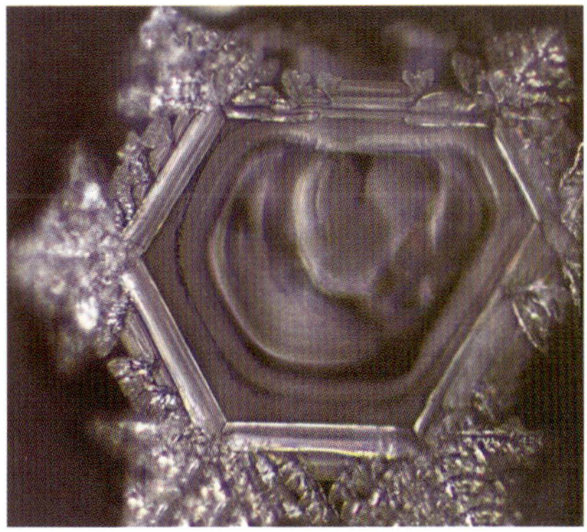

Distilliertes Wasser mit „Liebe und Dankbarkeit“ beschriftet, zur gleichen Zeit und gleich lang der elektromagnetischen Strahlung ausgesetzt.

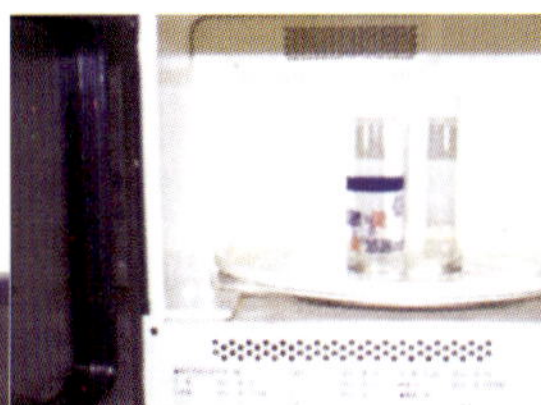

Wasser und Mikrowelle ...

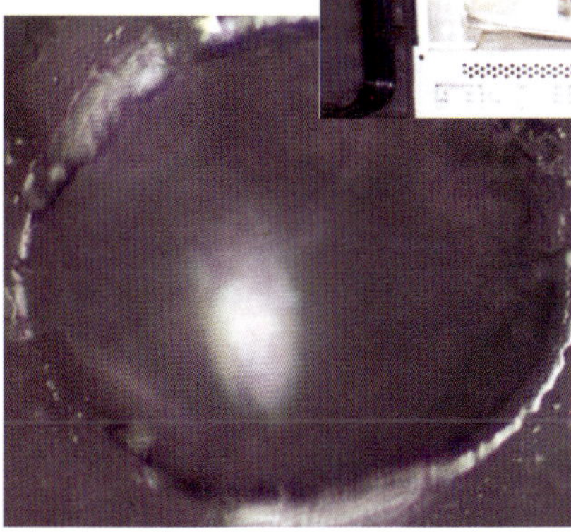

Unbeschriftetes Wasser nach 15 Sekunden im Mikrowellenofen

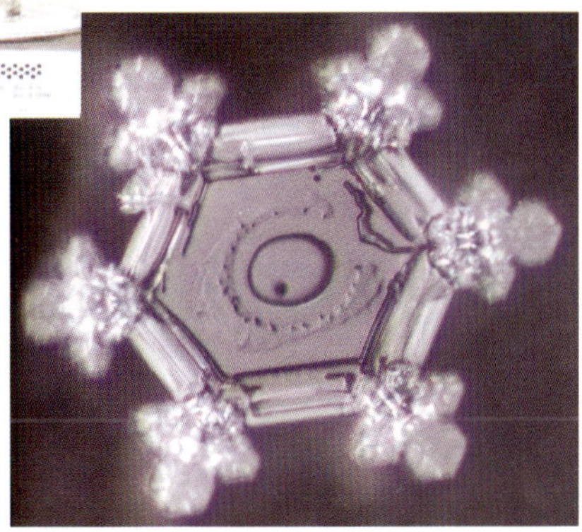

Mit „Liebe und Dankbarkeit“ beschriftetes Wasser, nach 15 Sek. im Mikrowellenofen

Diese Bilder bedürfen keines weiteren Kommentars.
Öffnen wir uns ihrer Botschaft ...

Seit April 2004 gibt es in Liechtenstein erstmalig in Europa das **Hado Life Europe Wasserlabor** von Dr. Masaru Emoto (Autor von „Messages from Water“/„Botschaften des Wassers“), in dem die seit über zehn Jahren in Japan erforschten Techniken angewandt werden.[351] Basierend auf den Erkenntnissen von Dr. Emoto werden hier die formgebenden Bildekräfte des Wassers durch Eiskristallbilder untersucht und veranschaulicht.

* * *

Gian-Luigi Pol[352], ein begeisterter Hobby-Wasserforscher, welcher sich für die Wasserkristall-Arbeit von Masaru Emoto in Italien einsetzt, hat – inspiriert durch die Arbeiten von Dr. Emoto, Viktor Schauberger, Dr. Batmanghelidij und anderen – einen einfachen, kleinen und sehr effizienten Wasserverwirbler entwickelt und patentieren lassen. Der zylinderförmige Verwirbler heisst DEVAJAL, was aus dem Sanskrit kommt und soviel wie „göttliches Wasser“ bedeutetet.

Das Wassertrinken ist unverzichtbar, um gesund und vital zu bleiben. Viele Menschen spüren instinktiv die oftmals schlechte Qualität des Wassers und trinken daher zu wenig und ungern; eine chronische Wasserunterversorgung, welche ihrerseits zahlreiche Auswirkungen auf die Gesundheit hat, ist die zwangsläufige Folge. Das Wasser, ob Leitungswasser oder Mineralwasser, ist zwar als Trinkwasser deklariert, aber oftmals mit Chlor behandelt oder bestrahlt und daher totes Wasser: Energielos, ohne Naturinformationen und ohne Geschmack. Dies können wir aus radiästhetischen Messungen und Wasserkristallphotographien deutlich erkennen. Das Trinkwasser muss also erneut belebt, sprich energetisiert werden.

[351] Kontakt: **Dipl.-Ing. MSc Rasmus Gaupp-Berghausen**, Essanestraße 164, 9492 Eschen/Liechtenstein, Tel.: 00423-373.0220, Fax: 00423-373.0222, E-Mail: office@hado-life-europe.com, www.hado-life-europe.com

[352] **Gian-Luigi Pol**, Tel.: 0039-049-65.18.08, E-Mail: info@ergoshop.it, www.ergoshop.it

Spiralbewegungen in der Natur

Die Natur erschafft, entwickelt und reinigt durch spiralförmige Bewegungen. Wir finden die Spirale im Universum, wo immer Bewegung oder Wachstum herrscht: In den Spiralen der Galaxien, in unserem Planetensystem, im natürlichen Fluss des Wassers, im Blut und im Lymphsystem. Viktor Schauberger erforschte und ergründete als Erster die sich nach unten verjüngende Spiralbewegungen des Wassers und definierte sie als Implosionskraft. Sie steht als Synonym für Konzentration / Abkühlung / Yin-Energie, welche das Leben in sich birgt.

Schauberger stellte die Hypothese auf, dass die Implosion eine Energie der Leere, ein schwarzes Loch erschafft, welches über das Potential verfügt, die Moleküle des Wassers zu restrukturieren und wieder in ihre natürliche Ordnung zu bringen. Durch die Implosionskraft werden unharmonische Informationen im Wasser gelöscht und die Fähigkeit des Wassers gestärkt, mit natürlichen Informationen und Bewegungen aus dem Kosmos in Resonanz zu treten.

Dr. Masaru Emoto zeigt mit seinen wunderschönen Kristallbildern, wie sogar bereits schon geschriebene Worte die Wasserkristalle beeinflussen können. Der Wasserverwirbler DevaJal ® nutzt diese natürliche Fähigkeit des Wassers und gibt dem Anwender somit eine einfache und kostengünstige Möglichkeit der Wasserenergetisierung für den täglichen Gebrauch.

Das DevaJal®

Das DevaJal® ist ein Rohrstück mit zwei Gewinden und einem Loch in der Mitte. Beim Umfüllen des Wassers von einer Flasche in die andere entsteht ein natürlicher Wirbel, welcher das Wasser energetisiert. Zusätzlich wurden – gemäß den Forschungsarbeiten von Dr. Masaru Emoto – dem DevaJal ® die Worte „Liebe und Dankbarkeit“ in verschiedenen Sprachen aufgedruckt und somit dem Wasser zusätzlich gute Informationen mitgegeben.

Die Resultate

A – Menschen, die das mit dem DevaJal® verwirbelte Wasser getrunken haben, konnten eine Verbesserung im Geschmack feststellen; das Wasser schmeckte süßer, leichter und frischer. Viele gaben an, ein Gefühl von innerem Frieden zu empfinden.

B – In allen bisher von verschiedenen Personen durchgeführten radiästhetischen Messungen (Pendel und Bovisskala) hat das Leitungswasser (als auch Mineralwasser aus der Flasche), welches mit dem DevaJal ® dynamisiert wurde, eine Schwingungserhöhung erfahren. Bei Wasser mit Ausgangswerten von 3000 - 5000 Boviseinheiten erhöhte sich die Energie auf 30'000 - 35'000 Boviseinheiten.

Probieren Sie auch selber aus, wie das Wasser sich verändert, wenn Sie eigene Worte auf das DevaJal® aufkleben, wie z.B. „Mut, Sicherheit, Frieden, Freude" etc.

Trinken Sie einige Wochen lang das verwirbelte und informierte Wasser und teilen Sie Ihre Erfahrungen mit uns; das ist eine Forschungsarbeit des Herzens, welche nie endet und ein immer feineres Gespür und vertiefte Erkenntnisse mit sich bringt!

* * *

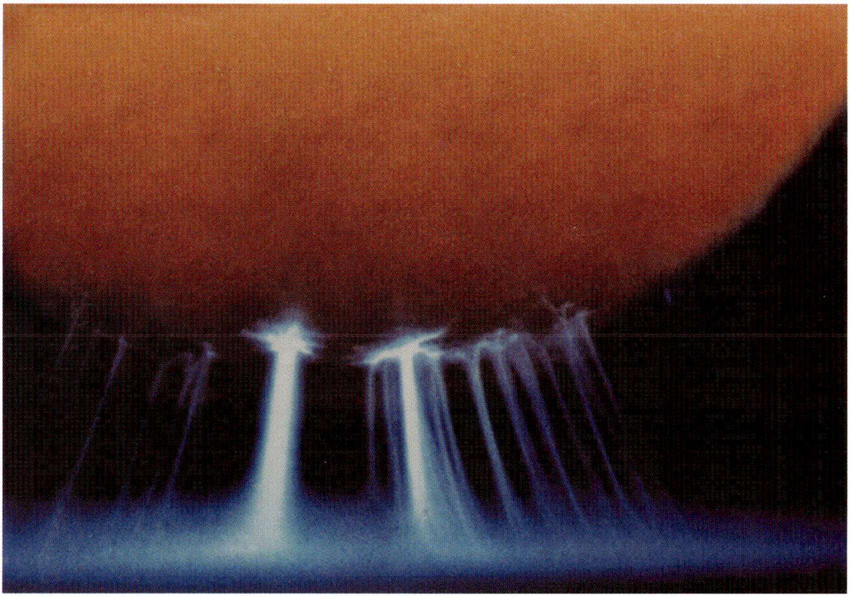

ANHANG 5

Energie und Information – Der Kirlian-Effekt und die GDV-Methode[353]

Biofeld-Untersuchungen und Energie-Analyse

1. Energie und Information

In einem früheren Kapitel (Kapitel 12, Das Licht am Ende des Tunnels) wurde schon betont, dass „Biosysteme, einschließlich des Menschen, für elektromagnetische Schwingungen bestimmter Frequenzen und für Kombinationsschwingungen bei geringen Leistungsdichten kumulativ empfindlich sind“. Das bedeutet, dass Energie einen Einfluss auf unser Biosystem ausübt. Diese Erkenntnis ist in ihrer weitreichenden Bedeutung relativ modern, da man früher hauptsächlich Wärme und Licht

[353] GDV International GmbH, **Dr. Roberto A. A. Boschi** und **Lisbeth Dornbierer**, Tel.: 0041-(0)1-937.4637, Fax: 0041-(0)1-937.4638, Generalvertretung für die GDV-Methode für Deutschland, Österreich und Schweiz, gdvinternational@hispeed.ch, www.gdvinternational.ch

unter dem Begriff „Energie“ verstand. Der Informationsinhalt einer elektromagnetischen Strahlung, der mit der Energie gekoppelt ist (und wir sind überall von dieser Strahlung eingehüllt und durch sie massiv durchdrungen), wurde zunächst noch nicht einmal gemessen und erst recht nicht sichtbar gemacht. Heute erscheinen zwei neue Medizingebiete immer stärker: Die Energie- und die Informationsmedizin.

Dic GDV-Photographic ist das idcalc Mcssinstrumcnt für dicsc zwci neuen Gebiete. Sie ist die wissenschaftliche Anwendung des Kirlian-Effekts und der modernste und einfachste Weg, um das Biofeld eines Menschen (d.h. seine Energieverteilung) sichtbar zu machen. Dabei geht es in der Tat hauptsächlich um Energie und Information. Als Einführung finden wir hier zum besseren Verständnis ein paar (bio-) physikalische Grundbegriffe, die durchgehend benötigen werden.

Rein schulphysikalisch gesehen ist Energie eine Größe, die zur Beschreibung physikalischer Systeme und Prozesse verwendet wird. Die verschiedensten Energieformen begleiten uns täglich: Elektrische, chemische, thermische Energie, Gravitations- und Kernenergie, und vor allem elektromagnetische Energie. Strahlung kann sich in unbeschreiblichen Mengen bewegen, z.B. strahlt die Sonne in weniger als 30 Minuten mehr Energie auf die Erde, als die ganze Menschheit in einem ganzen Jahr verbraucht (2003 lag dieser Verbrauch bei etwa 100.000 TWh).[354]

Energie wandelt sich von einer Form zur anderen und kann dadurch ihre Wechselwirkung mit dem Umfeld verändern, z.B. kann elektrische Energie in Licht und Wärme umgewandelt werden. Der Begriff Energie steht in der Alltagssprache sowohl für körperliche als auch für geistige Kraft bzw. Vitalität. Sie kann auch Lebensenergie genannt werden, eine weitere Form von Energie. Hinter jeder Energie steht ein Feld (elektrisches, magnetisches, usw.) und hinter der Lebensenergie eines

[354] TWh bedeutet Tera-Watt/Stunde; Tera = 1012 (eine Milliarde von Milliarden)

Menschen steht das menschliche Energiefeld, das unsere Vitalität widerspiegelt. Das menschliche Energiefeld ist ein biologisches Energiefeld (das Biofeld oder Energie-Körper) eines menschlichen Wesens. Die GDV-Photographie, die wissenschaftliche Weiterentwicklung der Kirlian-Photographie, nimmt unser Biofeld auf und stellt es in einer uns visuell zugänglichen und interpretierbaren Form dar.

Die für unsere Zwecke relevante Strahlung schwingt und verbreitet sich im Vakuum als Welle (z.B. sichtbares, IR- und UV-Licht, Radio- und Mikrowellen, Radioaktivität, usw.). Jede Welle besitzt eine Frequenz und eine Amplitude als Hauptcharakteristiken. Wellen pflanzen sich unter normalen Bedingungen (d.h. ausgenommen in den Randgebieten der Relativitätstheorie) geradlinig fort. Trifft aber eine Welle auf ein Hindernis (z.B. auf eine Zelle unseres Körpers), wird sie entweder absorbiert, abgelenkt (z.B. reflektiert) oder hindurchgelassen. In den ersten zwei Fällen reden wir von Interferenz.

Wellen sind Träger von Energie und Energie ist Träger von Information

Sich fortpflanzende Wellen sind Träger von Energie und Energie ist Träger von Information, was allerdings auch für Materie gilt. Dies ist der springende Punkt der modernen Physik und die Grundlage der modernen Wissenschaftsbranchen Energie- und Informationsmedizin.

Der Begriff Information ist heute ein ähnlich grundlegender Begriff, wie die Begriffe Energie und Materie als Basis jeder Naturwissenschaft geworden sind. Die Abbildung rechts verdeutlicht diese Situation. Information ist etwas anderes als Energie oder Materie:

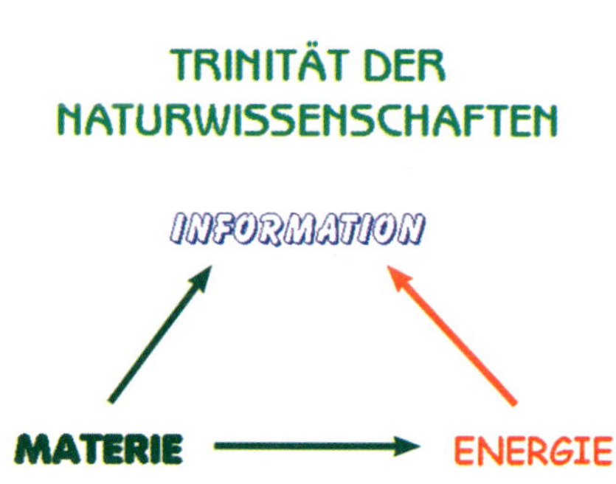

Sie ist eine Eigenschaft von Energie oder Materie. In jeder Art von Struktur bzw. Muster von Materie oder Energie steckt Information. Man kann sich als Beispiel vorstellen, wie viele verschiedene Figuren man mit derselben Anzahl Zündhölzer bilden kann! Dabei bleiben die Materie und die Energie konstant, nur die Geometrie ändert sich, und diese Geometrie ist in diesem Fall genau die Information und/oder eine Ebene davon. Wichtig ist auch zu bemerken, dass dieselbe Information auf völlig verschiedenen Informationsträgern transportiert oder gespeichert werden kann.

Information ist Mitteilung; Auskunft; Belehrung (lat. in-formare), Aufklärung. Die Information einer sich fortpflanzenden Welle bewirkt beim oben erwähnten „Hindernis" eine Reaktion in Form einer Veränderung, zunächst auf der Informationsebene, dann auf der Energieebene und schlussendlich auf der Materienebene. Eine Informationsquelle beeinflusst den Empfänger mit Hilfe eines übermittelten Signals und löst bei ihm den Übergang von einem Zustand zu einem anderen aus. Dieses Thema wird später als Schwerpunkt aufgenommen. Das zentrale Dogma der Informationstheorie lautet: Information ohne Informationsträger gibt es nicht.

Eine wesentliche Eigenschaft der Information ist Folgende: Wenn jemand Materie oder Energie (z.B. Geld) weitergibt, dann hat er nachher die entsprechende Menge an Materie oder Energie weniger. Gibt er aber Information weiter, dann hat er sie nachher immer noch. Man kann Information beliebig vervielfältigen, ohne weitere Information aufnehmen zu müssen. Dies ist der Mehrwert der Information und die wesentliche Eigenschaft des schon lange angebrochenen Informationszeitalters. Zu bemerken ist auch, dass jede Störung zunächst eine Information ist, auch wenn dies die meisten Menschen nicht gern so sehen möchten.

Die Information wirkt! Sie kann nützlich (z.B. in einer Therapie oder in einer Elektrosmog-Schutzvorrichtung) aber auch schädlich (z.B.

Computerviren oder Elektrosmog) sein: Es gibt sogar spezielle Informationssequenzen, welche extreme Resonanzen hervorrufen, die zerstörerischen Charakter aufweisen, z.B. ein Musikton, der eine Fensterscheibe zerbricht, oder eine Soldatengruppe, die auf einer Brücke im Gleichschritt marschiert, bis die Brücke buchstäblich zerbricht. Unsere Wirklichkeit ist nicht nur das, was wir darunter verstehen (z. B. ist der Mond auch da, wenn niemand hinschaut?). Die Realität geht weit über unsere Vorstellung hinaus. Alles Sichtbare und durch die Sinne Wahrnehmbare ist wie die Pilze, die über der Bodenlinie als getrennt erscheinen, aber unter der Bodenfläche durch das gemeinsame Myzel (die Gesamtheit aller Hyphen eines Pilzes) verbunden sind und in diesem Substrat eine Einheit bilden. Pilze sind nur dessen sichtbare Fruchtkörper. Der eigentliche Pilz ist jedoch das feine, fadenförmige, meist unsichtbare Geflecht im Boden oder im Holz eines Baumes. Was wir also direkt erkennen, ist nur die Spitze des Eisberges. Auch diese Erkenntnis bildet ein wichtiges Element der Energie- und Informationsmedizin.

2. Der Kirlian-Effekt und die GDV-Methode

Die GDV-Photographie ist die wissenschaftliche Anwendung des Kirlian-Effekts; sie ist der modernste und einfachste Weg, um das Biofeld eines Menschen (d.h. seine Energieverteilung) sichtbar zu machen. Semjon und Valentina Kirlian entdeckten im Jahre 1939 den nach ihnen benannten Effekt während der Reparatur eines technischen Gerätes. Herr Kirlian setzte sich über viele Jahre hinweg mit dem Effekt auseinander und nach unzähligen Versuchen und Beweisen wurde ihm 1963 das Patent erteilt.

Sichtbarmachung der Gas-Entladung

GDV bedeutet: **G**as **D**ischarge **V**isualisation, d.h. Sichtbarmachung der Gas-Entladung. Die „GDV-Kamera von Dr. Korotkov“ ist das erste

Gerät in der Welt, das die Energieverteilung biologischer Gegenstände misst und sichtbar macht.[355] Unter dem Einfluss von starken elektrischen Hochfrequenzfeldern entstehen um Objekte unterschiedlichster Art Gasentladungen (echte winzige Funken, s. Abb. 2), eine Lumineszenz, welche Wissenschaftler als „Korona" bezeichnen.[356] Dieser sogenannte „Kirlian-Effekt" (bei dem es sich eher um ein Bündel von Lichtbahnen als um eine Korona handelt) ist seit über zwei Jahrhunderten bekannt. Die GDV-Kamera hat in Russland die staatliche Zulassung als „Medizinisches Instrument" und wurde in der EU kürzlich als „Wissenschaftliches Instrument" registriert. Die Forschung mit dem GDV-Gerät wird gegenwärtig weltweit an zahlreichen Universitäten und Forschungsinstituten ausgeweitet, vor allem auf den Gebieten Energiemedizin, Wettkampftraining, Umwelteinflüsse, Biophysik und Parapsychologie.

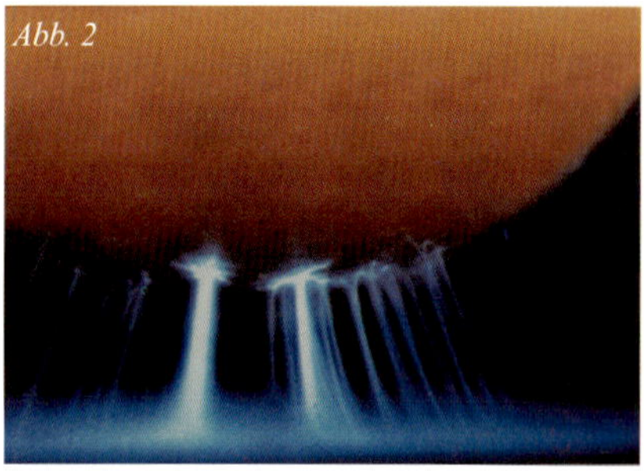
Abb. 2

Bei der heutigen GDV-Technologie wird durch ein besonderes System von Elektroden ein Spannungsimpuls um den zu messenden Gegenstand erzeugt, welcher das Objekt (z.B. einen Finger) zu einer schlagartigen Emission von Elektronen anregt sowie zur Abstrahlung von Lichtquanten im sichtbaren und ultravioletten Bereich. Sie setzen Lawinen von Elektronen in Gang, die entlang bestimmter Bahnen die isolierende und geerdete Scheibenoberfläche erreichen (s. Abb. 2). Die räumliche Verteilung dieser Entladungswege wird von einer eingebauten CCD-Videokamera aufgezeichnet, ausgewertet und durch einen angeschlossenen Computer verarbeitet (s. Abb. 3). In Abb. 5 werden

355 Ausführliche Beschreibung in: **Korotkov, K. G.**, *Human Energy Field*, SPIFMO, St. Petersburg, Russland

356 Wie auf Abb. 2 klar ersichtlich ist, geht es viel mehr um Bündel von echten Lichtbahnen als um eine Korona. Dieses Lichtbild wurde bisher auf einer Photoplatte aufgenommen. Wenn diese Objekte biologischer Art sind, reden wir von Bioelektrographie.

als Beispiel zwei noch unverarbeitete (in Graustufen) Beo-Gramme (GDV-Bilder von einzelnen Fingern) vom Kleinfinger zweier Personen wiedergegeben. Das linke Beogramm zeigt einen eher ausbalancierten, gesunden Zustand der zugeordneten Organe/Systeme und das Rechte einen weitgehend belasteten Zustand. Die Farben (hellblau bis gelb) sind keine echten, sondern computergenerierte Farben, die eine deutlichere Darstellung einer lokalen Intensitätsverteilung der Entladung ermöglichen.

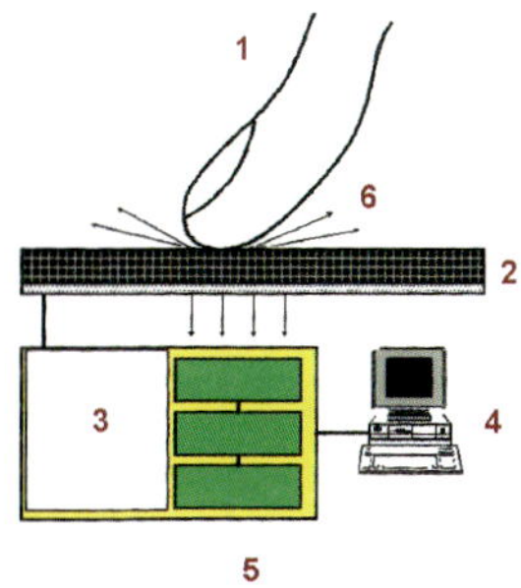

Abb. 3

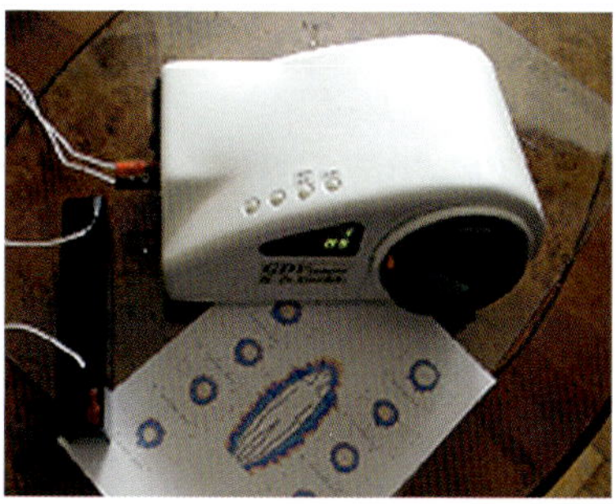

Eine GDV-Kamera

Um eine vollständige Energie-Analyse durchzuführen, können die Handflächen beider Hände oder die Zehenpolster von beiden Füßen gemessen werden. Aber Prof. Korotkov hat gezeigt, dass die Fingerbeeren der rechten und linken Hand in den meisten Fällen die wesentliche Information liefern. Es gibt sehr viele Akupunktur-Meridiane, die in den Fingerspitzen enden. Die rechte Hand trägt „yang", die männliche Energie, und die linke Hand trägt „yin", die weibliche Energie. Somit sind diese 10 Finger-Aufnahmen (von jedem Finger eine) bestens geeignet, um ein vollständiges Bild der Energieverteilung des ganzen Körpers darzustellen. Die Lumineszenz um die 10 Finger wird so gemessen und anhand der durch die Chinesische Medizin bekannten Entsprechungen in Sektoren aufge-

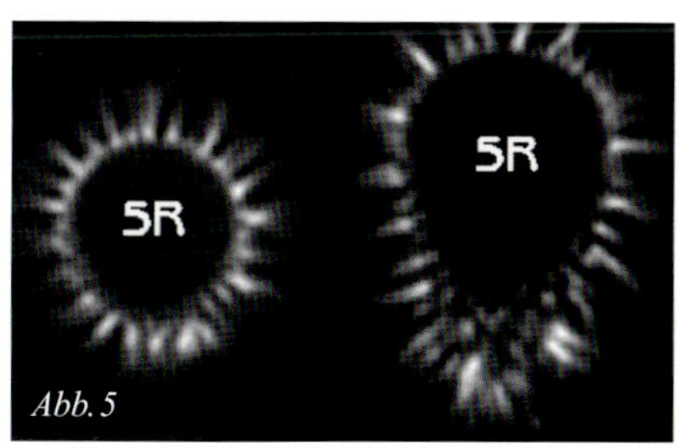

Abb. 5

teilt (s. Abb. 6). Anschließend werden sie dem dazugehörenden System bzw. Organ aufgeschlüsselt und in die entsprechende Körperzone der Grafik abgebildet (s. z. B. Abb. 7 rechts). Das resultierende Bild veranschaulicht das Biofeld eines Menschen. Jedes physische Organ, jede Körperfunktion und jeder geistige Zustand hat eine spezifische Auswirkung auf das menschliche Biofeld.

Abb. 6

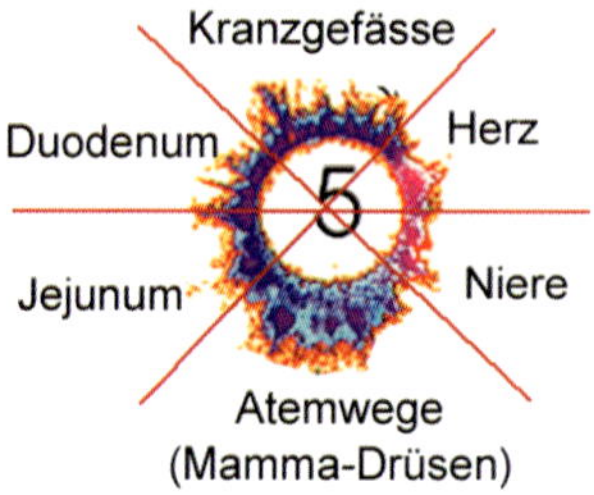

Abb. 7, Bio-Feld: Therapie-Auswirkung

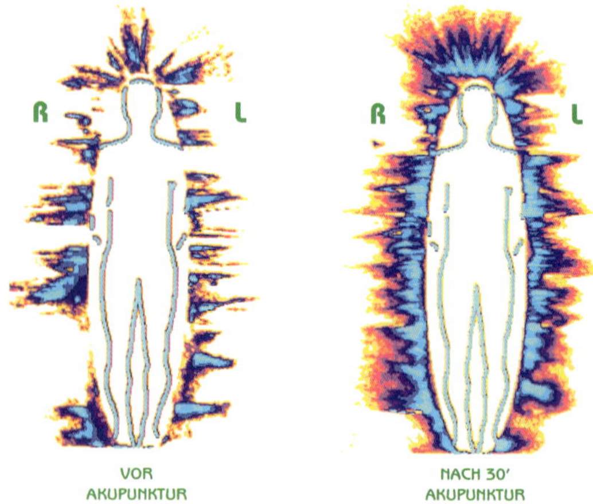

Energieverteilung

Das „GDV-Biofeld“ ist ein Modell für die Energieverteilung um den menschlichen Körper. Das (Lebens-) Energiefeld eines gesunden, aktiven Menschen ist dicht, gleichmäßig und zeigt im Bild weiche Farbübergänge von blau über orange zu gelb (s. wieder Abb. 7). Heterogene Flächen, „Löcher“ und Ausbrüche sind die Anzeichen von (Lebens-) Energie-Unregelmäßigkeit. Sie deuten (wertfrei!) auf geistige, funktionale oder organische Unregelmäßigkeiten hin. Es können auch hier Unausgeglichenheiten und Blockaden gezeigt werden.

Es ist also möglich, sowohl die Gesundheit als auch den psycho-emotionalen Zustand einer Person zu erforschen, sei es in einem gegebenen Augenblick oder entlang einer zeitlichen Entwicklung. So können z.B. die Auswirkung von Medikamenten, von Gedanken und von physischem Training nachgeforscht werden. Als Beispiel sehen wir in Abb. 7

links das Biofeld einer erschöpften und ziemlich deprimierten Person, und rechts das Biofeld der gleichen Person nach einer halbstündigen Akupunktur-Sitzung. Der Unterschied ist mehr als deutlich: Das Biofeld hat sich fast vollständig regeneriert, seine rechts-links-Symmetrie hat sich wesentlich erhöht und die Energie hat wieder angefangen zu fließen, die Ausbalancierung hat stattgefunden!

Anhand der Einteilung der 10 Finger-Beogramme in einzelne Sektoren, welche den Kenntnissen der Chinesischen Medizin entsprechen, ist es möglich, ein Sektoren-Analyse-System aufzustellen, das durch Früherkennung eine wirksame und schonende Vorbeugung ermöglicht. Zur Klarheit wird dieses System in Abb. 8 wiedergeben. Diese und weitere Informationen können auch in Form einer Tabelle oder eines GDV-Diagramms dargestellt werden (Abb. 9, folgende Seite). Dabei bedeutet der mittlere Ring normale Energie, der innere Ring Energiedefizit, und der äußere Ring Energieüberschuss.

Abb. 8

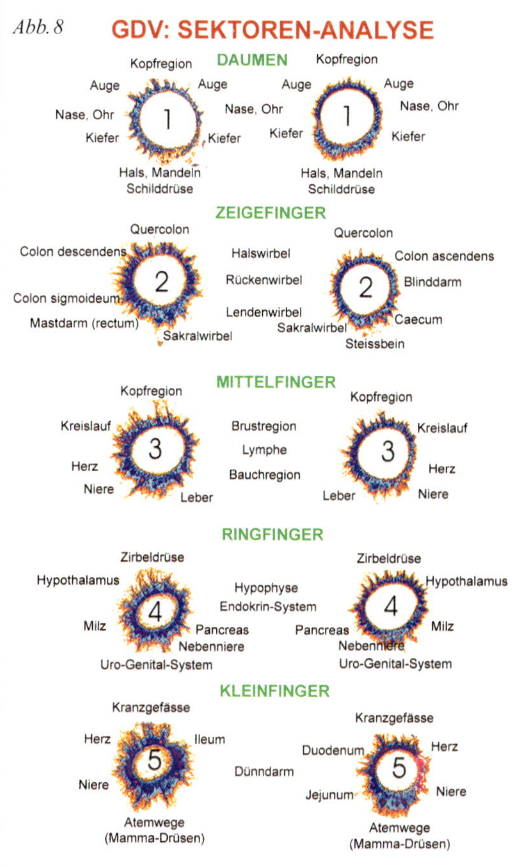

Mit dem berechneten Belastungsindex (Stressindex) werden die Ergebnisse beim Messen

Abb. 9

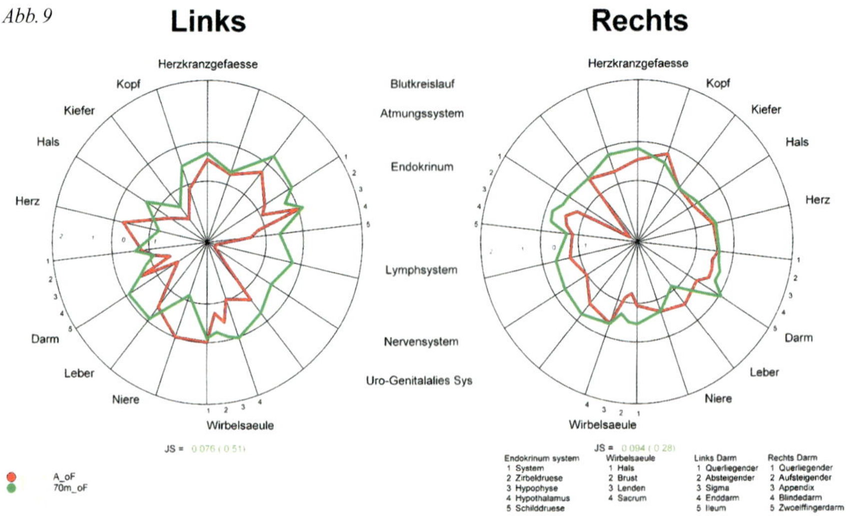

von Fingern mit und ohne Hilfe eines besonderen Filters verglichen. Dieser Index zeigt das Verhältnis zwischen dem „physischen“ und dem „geistigen“ Bereich einer Person, oder mit anderen Worten zwischen dem Sympaticus und dem Parasympaticus. Die GDV-Methode ist weltweit die einzige, objektive und nicht-invasive Stress-Messung.

3. Strahlung und Gesundheit

Gesundheit sollte (und „ist“ in der Tat) eine selbstverständliche Eigenschaft eines jeden Menschen sein. Sie ist aber heute ein zentrales Problem unserer Gesellschaft geworden, angefangen bei Risikofaktoren bis hin zu den Krankenkassen. Die Wirkung von ökologischen und psycho-emotionalen Faktoren auf die Gesundheit (inkl. Stress) ist von sehr feiner Natur und darum ist dieses Gebiet bislang wissenschaftlich so gut wie kaum erforscht worden.

Im Normalzustand und ohne äußere und innere Einwirkungen ist unser Körper harmonisch und ausbalanciert. In diesem Zustand fühlt man sich gesund, entspannt und rundum wohl. Gerät diese Balance durch negative Einflüsse ins Ungleichgewicht, reagiert der Körper mittels verschiedener Steuermechanismen, um den ursprünglichen Zustand wieder herzustellen. Die Selbstregulierungs-Befehle werden vom Gehirn und den vegetativen Zentren gesteuert und über Hormone, Nervenbahnen und weitere Informationswege an die gefährdeten Zellen und Organe weitergeleitet. Dies entspricht der Philosophie der Traditionellen Chinesischen Medizin (TCM), welche alle Organismen (inkl. den Staat) als ein selbstregulierendes Kommunikations- und Transportsystem betrachtet. Die Chinesische Medizin ist keine Schmerz- oder Symptom-Medizin, weil man zu solchen Zuständen gar nicht gelangen „dürfte“: Präventionsmaßnahmen müssten viel früher eingeleitet werden!

Jedem inneren Organ werden eine Reihe von Akupunkturpunkten an der Körperoberfläche zugeordnet, die durch eine Linie verbunden sind. Diese Verbindungslinien, die mit einem bestimmten Organ in Zusammenhang stehen, sind winzige Bahnen und heißen Meridiane. Man kann sich dazu ein Netzwerk vorstellen, welches das Körperinnere mit der Außenwelt verbindet. Auf jeder Körperhälfte gibt es 12 Hauptmeridiane. Meridiane sind nichts anderes als Energiebahnen, die nicht physisch nachweisbar sind. Aus diesem Grund hat die westliche Schulmedizin die Akupunktur lange als Aberglauben abgetan. Die Funktion der Meridiane ist die ständige Versorgung der Organe und der Gewebe mit Lebensenergie (Chi), vergleichbar mit dem Blutkreislauf, der alle Körperbereiche mit Sauerstoff und Nährstoffen versorgt. Körperliche Gesundheit und emotionale Stabilität sind so lange gewährleistet, wie genügend Lebensenergie in den entsprechenden Bereichen vorhanden ist und auch fließt.[357]

[357] Nach diesen Prinzipien sind auch die GDV-Methode und die Deutung des Biofelds ausgerichtet.

Fülle und Leere

Solange genügend Lebensenergie fließt, bestehen physische sowie psychische Gesundheit des Menschen. Die TCM erkennt das erste Stadium von Krankheit in einem länger andauernden Mangel von Energie, Symptome treten oft erst viel später auf (s. auch Abb. 11). Krankheit und Schmerz werden auf Störungen im Fluss des Chi zurückgeführt. Blockaden im Energiefluss der Meridiane führen zu den polaren Gegensätzen von Fülle und Leere. Im Bereich der Leere, des Energiemangels, entsteht das Gefühl des Nicht-Befriedigt-Seins. Wenn die Energie nur spärlich fließt, wird der Mensch schnell müde und anfällig. In diesem Fall ist mindestens ein Organ schwach oder nicht voll funktionsfähig. Die Energiefülle ist ein Überschuss an Chi-Energie. Ein Leere- oder Füllezustand entwickelt sich erst mit der Zeit zu einer Beeinträchtigung der körperlichen Beweglichkeit bzw. der Organ- und Systemaktivitäten. Im durch die GDV-Technologie aufgenommenen Biofeld ist in der Regel deutlich zu erkennen, wo sich diese Leere- und Fülle-Zonen befinden. In Abb. 7 erscheint dieses Phänomen ganz deutlich: Im Bild links erkennt man, dass die Energie auf der linken Seite (Darstellung wie in der Medizin üblich: links ist rechts und rechts ist links) sehr spärlich fließt und dass auf der rechten Seite drei Blockaden zu erkennen sind (im Atmungssystem, im Urogenital-System und unten im lymphatischen System). Durch Aktivierung einiger Akupunkturpunkte während einer halben Stunde werden die (Lebens-)Energie und der Energiefluss fast vollständig regeneriert, auch wenn das Energiebild nach der Behandlung noch nicht optimal ist.

Zur natürlichen, über Jahrtausende verhältnismäßig stabilen Strahlung auf unserer Planetenoberfläche wurden in den vergangenen Jahrzehnten beinahe exponentiell wachsende Mengen von künstlich erzeugten Wellen eingesetzt, die als Transportmittel für Radio- und Fernsehprogramme, kabelloses Internet, drahtlose Telefongespräche und andere Funkdienste dienen. All diese künstlichen, elektromagnetischen Felder

Abb. 10

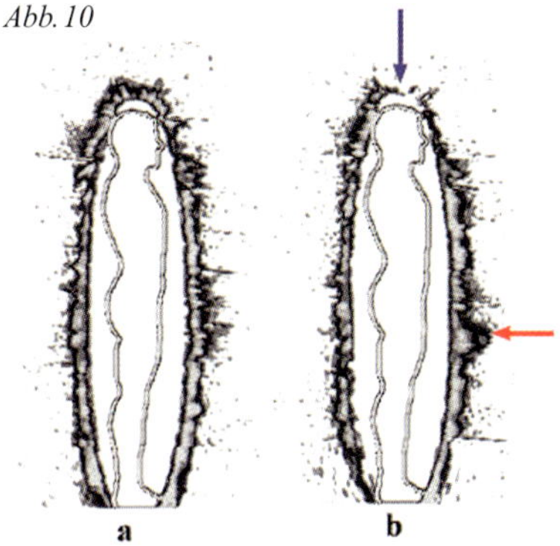

interferieren störend mit den sehr fein abgestimmten, elektrischen Strömen unserer Meridiane: Sie bilden auf die Länge einen ausgeprägten Risikofaktor für unsere Gesundheit. Diese Interferenzen sind für das Gleichgewicht in unserem Lebensenergiefluss nicht unbedenklich und bilden auf der energetischen Ebene einen Pre-Krankheit-Zustand. (s. auch Abb. 11). Ein besonderer Fall von Risiko ist, wie auch im Titel dieses Buches unmissverständlich behauptet wird, die regelmäßige Benutzung von Handys. In Abb.10 finden wir das Resultat einer Studie von Marina Shaduri, eine Biologin aus Georgien, die auch mit der GDV-Technologie intensiv forscht. Nach einem „normalen" Handy-Gespräch verschiebt sich die sonst relativ gleichmäßig verteilte Energie eines Probanden vom Kopf zu den Geschlechtsorganen (Wen wundert das? Ein Zeichen der Zeit!). Die Veränderung des Biofelds vor dem Gespräch und danach zeigt, dass im Kopf (blauer Pfeil) eine echte Energieglatze entsteht; dafür wird eine Blockade bei den Geschlechtsorganen erzeugt (roter Pfeil). Die zunehmende Unfruchtbarkeit in der „zivilisierten Welt" während der letzten Jahre findet hier eine wahrscheinliche Ursache (Mikrowellen, Radarwellen, etc.). Die Energieglatze weist auch darauf hin, dass das Immunsystem durch intensive Handy-Benutzung stark geschwächt wird und folglich die Tore den Risiken einer unvorteilhaft veränderten Umwelt weit öffnet. Man kann ruhig behaupten, dass dadurch mit der Zeit eine Immunschwäche entsteht (wir alle wissen, was das Wort AIDS bedeutet ...).

Erkrankungsprozesse

Wie funktioniert ein Erkrankungsprozess in diesem feineren Verständnis von Gesundheit? Dies wird anhand von Abb. 11 visualisiert. Die

Abb. 11

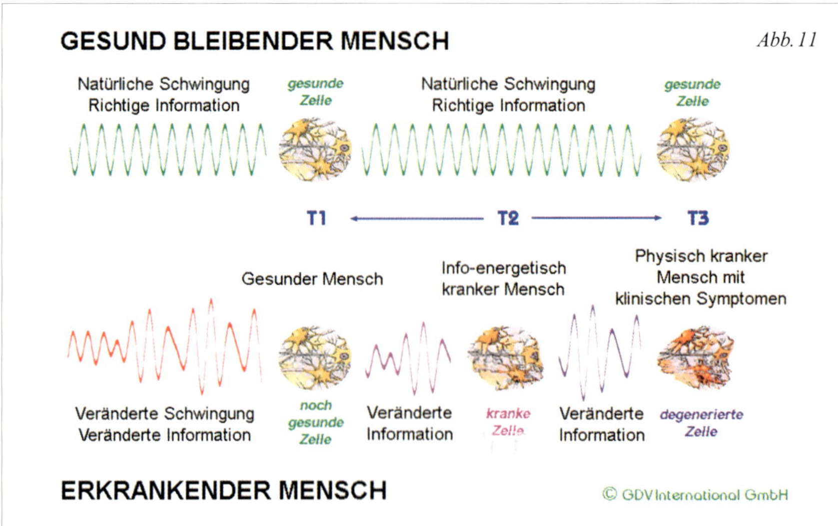

obere Hälfte zeigt den Entwicklungsprozess eines gesund bleibenden Menschen (ohne Störstrahlung) und die untere Hälfte zeigt den fortlaufenden Erkrankungsprozess eines Menschen, der einer äußeren Störungsstrahlung exponiert wird. Alles was eine Ladung in sich trägt (d.h. absolut alles!) und sich unregelmäßig bewegt (d.h. praktisch alles und immer!), erzeugt ein Feld um sich und produziert so eine Strahlung.

Strahlung, wie alles andere auf diesem Planeten, besitzt zwei polare Eigenschaften: Eine Quantität (durch alle unsere Wissenschaften bestens bekannt) und eine Qualität (noch nicht gut messbar, darum bisher fast immer vernachlässigt). Nur die Quantität ohne die Qualität zu berücksichtigen, würde in einem Atmungsprozess ausschließlich der Einatmungsphase entsprechen, ohne auszuatmen. Oder in der Nahrung würde dies einer Nahrung ausschließlich aus Dosen (nur Kalorien, ohne Information) entsprechen, ohne einmal Früchte direkt von einem Baum zu genießen, o.ä. Mehr Verständnis für diese Thematik führt rasch zu einem Boom auf dem Gebiet der Bio-Nahrungsmittel! „Ja, und?" werden viele fragen. Kommen wir kurz zurück zur Abb. 1, die heilige Trinität der Naturwissenschaften, denn dort liegt der Schlüssel.

Die farbigen Pfeile haben dort eine ganz genaue Bedeutung: Mit ihrer Richtung deuten sie darauf hin, wer was trägt. Materie trägt Energie (z.B. eine Batterie), aber Materie trägt auch Information (z.B. eine Computer-Festplatte). Und auch Energie trägt Information (wie die Popp'schen Biophotonen) und dies ist der springende Punkt: D.h. eine Energie, die sich bewegt (also Strahlung, Wellen usw.), transportiert Information.

Was ist der Unterschied zwischen der schwachen Strahlung eines herkömmlichen Kernreaktors (oder eines Mikrowellenofens) und der gleichen intensiven Strahlung einer radioaktiven Thermalquelle (oder der natürlichen Mikrowellen-Strahlung der Atmosphäre), wie z.B. in Bad Ragaz in der Schweiz? Die Reaktor-Strahlung macht mit der Zeit krank (Petkau-Effekt! [358]) und die Thermalquellen-Strahlung heilt. Nur ein unbedeutender Unterschied! Wenn man diese zwei Strahlungen nur quantitativ misst, was bisher immer der Fall gewesen ist, sind diese beiden Strahlungen absolut identisch! Der kleine Unterschied liegt in der transportierten Qualität der Information, nicht in der Quantität der transportierenden Energie, die konstant bleibt.

Der Erkrankungsprozess (Abb. 11) geht über 3 Phasen, die durch die blauen Zeitangaben in der Bildmitte unterschieden werden. Phase 1 (Vorstadium, durch T1 bezeichnet) ist der Anfangszustand, in welchem noch volle Gesundheit herrscht (vielleicht auch dank einer unermüdlichen Arbeit des Körper-Abwehrsystems): Die Zellen sind noch ganz gesund und funktionieren wie von der Natur vorgesehen und der Mensch ist dementsprechend gesund. Mit diesen gesunden Zellen interferieren nun alle unsichtbaren Wellen, die sich in unserer Atmosphäre frei fortpflanzen. Alle diese Wellen sind auf einer Seite Energie und tragen auf der anderen Seite Information mit sich.

[358] Nach dem Petkau-Effekt erfährt ein Lebewesen, das einer schwachen Radioaktivität über einen längeren Zeitraum ausgesetzt wird, eine höhere Schädigung als wenn die Radioaktivität verstärkt und der Zeitraum entsprechend verkleinert wird. Demzufolge kann eine niedrige, aber lang andauernde Strahlendosis weit schädlicher sein als eine kurzzeitige hohe Dosis.

Natürliche Wellen in unserer Atmosphäre sind „normal“, angemessen und erfüllen ihre von der Natur vorgesehene Funktion. Zusätzlich tragen sie die richtige Information, die über den Interferenzprozess an andere Zellen weitergegeben wird. Das elektromagnetische Feld der Erde, das bis Mitte des letzten Jahrhunderts ein statisches Feld war, ist inzwischen durch den technischen Fortschritt stark verändert worden, besonders in den letzten drei Jahrzehnten. Wir leben in einem unphysiologischen Wechselfeld, das in den letzten Jahren zusätzlich mit digital gepulsten Frequenzen belastet wurde. Unter natürlichen Bedingungen, das ist aber passé, verhält sich dann jede Zelle auch nach dem Naturplan und sendet korrekt verarbeitete, richtige Information weiter, wie in der Phase 2 der oberen Hälfte von Abb.11 gezeigt. Die Zellen (also der Mensch) bleiben gesund und es sind keine Symptome vorhanden.

Die bisherige Sinuslinie der elektromagnetischen Wellen (Radio, TV, Eisenbahn usw.) war harmlos. Heute haben wir aber den extrem steilen Anstieg (veränderte Welle) der gepulsten Strahlung (Mobilfunk und gepulste Schnurlostelefonie, d.h. DECT): Sie sind problematisch und bilden eine echte Gefahr. Interferiert nun eine veränderte (nicht mehr natürliche) Welle mit der gesunden Zelle, funktioniert die Phase 2 ganz anders (Frühstadium, untere Hälfte der Abb.11). Diese veränderte Schwingung trägt nun eine veränderte Information mit sich und gibt sie der Zelle weiter. Die getroffene Zelle erwartet aber eine natürliche Information und kann nur mit ihr richtig funktionieren. Es ist ähnlich wie wenn man ein laufendes Computerprogramm mit dem Input eines anderen Programms füttern würde: Das aktive Programm funktioniert nicht oder seine Funktion wird beeinträchtigt. Wir alle wissen, was geschieht, wenn ein Virus unseren Computer befällt: Entweder funktioniert der Computer überhaupt nicht mehr (Tod!) oder er funktioniert nicht mehr richtig. Genau so ist es auch mit unseren Zellen! Die noch gesunde Zelle gibt dann veränderte (falsche) Information an andere Zellen weiter. Wenn eine Zelle über längere Zeit mit falscher Information gefüttert wird, fängt sie an, nicht mehr plangemäß zu funktionieren, reproduziert sich falsch, usw. Der Mensch ist in dieser 2. Phase physisch noch gesund (die Regenerationskraft unseres Körpers ist unglaublich stark, vor allem wenn unser Immunsystem nicht geschwächt ist!), seine Zellen sind aber schon „krank". Der Mensch ist nur auf der info-energetischen Ebene schon krank, nicht klinisch (es sind möglicherweise noch keine Symptome vorhanden), sondern ganzheitlich gesehen. Eine Symptomatik ist in dieser Phase relativ selten vorhanden, eventuell gibt es leichtere vegetative Beschwerden. Später treten meist schon Symptome auf, die jedoch klinisch nicht unbedingt relevant sind. Wenn dieser Zustand noch länger andauert, sieht die Phase 3 (Vollstadium) ganz anders aus. Wenn die Zelle ständig mit falscher Information gefüttert wird, degeneriert sie (dieser Prozess kann sich über Jahre ausdehnen) und endlich machen sich „überraschend" auch klinische Symptome bemerkbar. Man ist dann auch physisch krank und geht zu spät zum Arzt.

4. Energie- und Informationsmedizin

Die oben beschriebenen Prozesse lassen sich dank der GDV-Technologie in der Praxis erkennen und sie kann in den Dienst der Prävention gestellt werden. In Abb.12 wurde ein spezieller Aspekt der Sektoranalyse nach Korotkov untersucht und dargestellt. Hier werden die Beogramme des linken (5L) und des rechten (5R) Kleinfingers einer 59-jährigen Dame abgebildet und um jedes Beogramm ist die Gradeinteilung aufgezeichnet. Wenn man den Beogramm-Umfang entlang einer geraden Linie entrollt, bekommt man die unteren Bilder. Diese untere Darstellung erleichtert die Lokalisierung der

Abb. 12: Verdacht auf Mamma-Karzinom

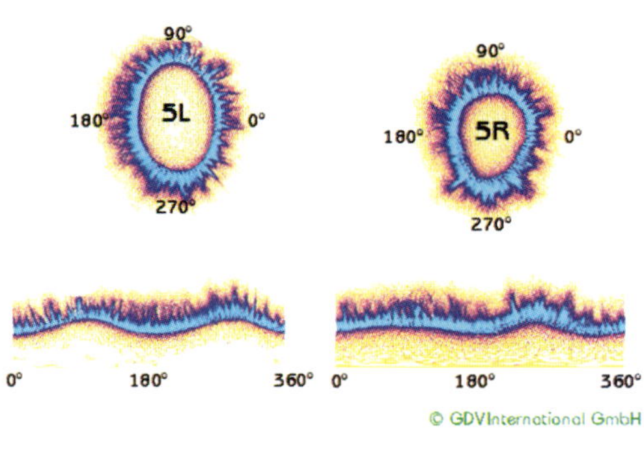

lokalen Lumineszenz-Intensitäten. Die Sektorenanalysen sind selten sehr spektakulär, ausgenommen wenn es sich um veränderte Bewusstseinszustände handelt, z.B. bei Geistheilungsprozessen. In Abb. 8 erkennen wir rechts oben und unten im Sektor um die 270° (230° bis 310°) vom 5R die typischen Protuberanzen,[359] die auf ein potentielles Karzinom hinweisen. Im gleichen Sektor vom 5L sind auch ähnliche Protuberanzen vorhanden, wenn auch weniger deutlich. Dieser Sektor entspricht im physischen Körper den Mamma-Drüsen. Herz und Kranzgefäße (s. Abb. 6) scheinen auch recht belastet zu sein, wie auch Duodenum und Ileum.

Abb. 13: Verdacht auf Mamma-Karzinom

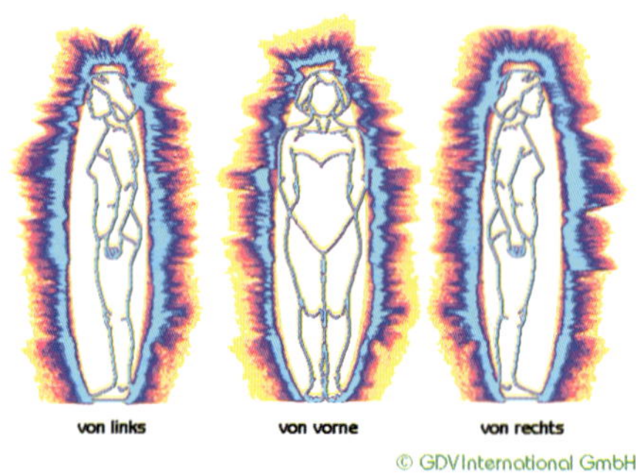

Protuberanzen und hohe Fraktalität zeigen oft Beogramme von Menschen, deren Abwehrmechanismen (Immunsystem) auf Hochtouren laufen und fast überfordert sind. Falls das Immunsystem nicht zu stark geschwächt ist, können die Störungen noch aufgefangen werden; falls dies nicht der Fall ist, kommt es leider zu einer Tendenz zu Tumoren. Wenn die Thematik vom Patienten noch nicht wahrgenommen worden ist, empfehlen sich dringend mindestens eine ärztliche Routine-Untersuchung und präventive Maßnahmen. In diesem spezifischen Fall ergab sich aus dem Gespräch folgende Situation: Die Dame hat ein beidseitiges Mamma-Karzinom (schwerer rechts), leidet sehr oft an starker Migräne (man beachte die energetisch eher chaotische Kopfregion in Abb 13 links und Mitte) und benützt regelmäßig einen Mikrowellenofen, zusätzlich zu ihrem Handy! Die Einwirkung von starken (wie im Mikrowellenofen) oder kontinuierlichen (wie bei den Mobilfunkanlagen) Mikrowellen auf unsere Gesundheit ist sehr unvorteilhaft, wie schon früher in diesem Buch beschrieben.

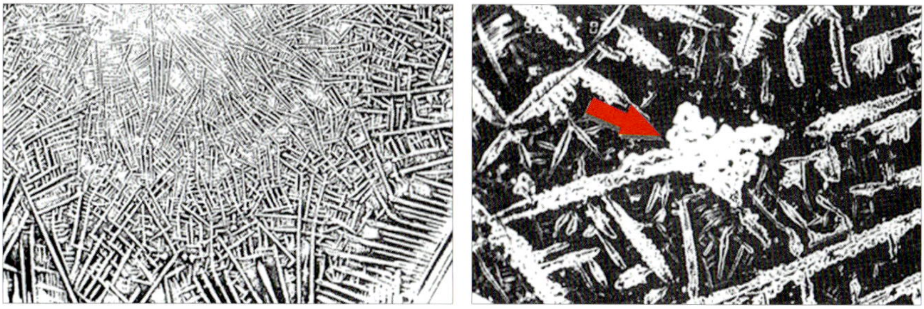

Abb. 14: Mikrowellen-Auswirkung auf das Blut links: Die Kristallisation von gesundem Blut

Die Kristallisation von Mikrowllen-bestrahltem Blut zeigt einen krebsartigen Zustand

Alarmierend sind auch die Resultate, die Chr. Wodtke (USA) durch Kirlian-Photographie aus Nahrungsmitteln und Pflanzen gewann, die nur wenige Sekunden einem Mikrowellenherd ausgesetzt wurden: Die Energiemuster (und folglich auch die beinhaltete Information!) erscheinen total chaotisiert. Regelmäßige Einnahme von durch Mikrowellen bestrahlter Nahrung beschädigt auf die Dauer den Darm und das Herz (s. Abb. 12). Mikrowellen wirken auf unser Blut degenerierend, wie z.B. die in Abb. 14 dargestellte Studie deutlich zeigt. Aus dem Inhalt eines Fachgesprächs zwischen Wissenschaftlern[360] kann man eindeutig herleiten, dass sich die Ursachen der Infarkt-Massenzunahme allein aus der Medizin her nicht finden können. Viele Faktoren weisen darauf hin, dass nicht die Luftverschmutzung sondern Mikrowellen Auslöser für Herzinfarkte sind. Durch die künstlichen, aufmodulierten Mikrowellen können überall in den Organen, Organellen, Geweben und Zellen die zum Leben notwendigen anatomischen Strukturen, physiologischen Chemismen und biologischen Schwingungen zerstört, aufgelöst und aus dem Rhythmus gebracht werden. Mit der katastrophalen Folge: Die Stoffwechsel- und Wachstumsfunktionen werden durch solche mikrophysikalischen, mikroelektrischen Desorganisationsprozesse von der harmonischen Funktion in ein nicht mehr funktionierendes Chaos getrieben. Wenn diese Mikrowellen mit ganz bestimmten Frequenzen eindringen, öffnen sie das Schloss der Zell-

[359] Lat. protuberare „hervorschwellen"; (Anat.) natürlicher Vorsprung (an Organen, Knochen, etc.)
[360] ISBN 3-431-03345-8, S.145-149

membranen wie das eines Panzerschrankes und lösen eine Stoffwechselstörung im Herzmuskel aus, die zu schweren Schäden, auch sogar zum Herztod führen kann.

Im Normalzustand existiert im Gehirn, wie schon oft in diesem Buch betont, eine natürliche Schranke, die es von allfälligen Blutverschmutzungen rein hält. Beim GSM-Handy werden schon nach zwei Minuten Betrieb die Permeabilitätseigenschaften (Durchlässigkeitseigenschaften) der Blut-Hirn-Schranke, dieser sonst hochselektiv semipermeablen Zellschicht, verändert; z.B. wird ihre Durchlässigkeit erhöht und es können somit Toxine, Viren, usw. fast ungehindert ins Gehirn gelangen und irreversible Prozesse auslösen. Kein Wunder, dass die vorher erwähnte Dame so oft Migräne bekommt!

Wissenschaftler des Ecolog-Instituts in Hannover fanden auch zahlreiche Hinweise auf Wirkungen der Felder des Mobilfunks auf das Hormon- und Immunsystem. Der eher chaotische Zustand der Energie in der Kopfregion der Dame, wo das Endokrinum im Biofeld abgelesen wird, weist deutlich auf eine Störung des Immunsystems hin, d.h. der Schutz vor Tumoren ist eingeschränkt. Als Hinweis wurde im Tierexperiment eine deutliche Verminderung der Konzentration von Melatonin im Blut festgestellt, und Melatonin spielt eine zentrale Rolle in der Steuerung des Hormonsystems und im biologischen Tages-Nacht-Rhythmus; zusätzlich hemmt Melatonin die Entwicklung bestimmter Tumore. Die gepulsten Felder wirken wie eine unabsichtliche Gen-Manipulation. Gentechniklabors verwenden in der Tat gepulste Mikrowellen, um gezielt Genmanipulation durchzuführen. Die Elektro-Smog-Felder sind bereits weitgehend flächendeckend und werden konsequent ausgebaut. Es ist leider nicht möglich, sich ihnen zu entziehen. Korrekte klinische Versuche im üblichen Sinn sind auch nicht möglich, da es unter diesen Umständen gar nicht möglich ist, eine Kontrollgruppe aufzustellen. Energetisch und informationsmäßig gesehen besitzt jeder Mensch ein eigenes, ganz spezifisches Informations-Muster, bei welchem statistische Methoden keine Anwendung mehr finden können, weil die Gefahr, zu falschen Schlussfolgerungen zu gelangen, viel zu groß ist.

Brücke zwischen Information und Medizin

Zusammenfassend gehören zum Gebiet der Energiemedizin [361] die energetischen Vorgänge, die direkt im physischen Körper beobachtbar und nachvollziehbar sind, das elektromagnetische Feld inbegriffen. Die Informationsmedizin geht noch darüber hinaus. Wo liegt nun die Brücke zwischen Information und Medizin? Aktuelle Forschung zeigt, dass die Botschaft (Information) auch ohne Einsatz biochemischer Mittel einen aus dem Gleichgewicht geratenen Organismus wieder ausbalanciert. Information ist nicht materieller sondern eher geistiger Natur und benötigt für ihre Übermittlung entsprechende Träger, wie Gedanken, Gefühle, Emotionen, Symbole, geometrische Formen (die Kraft der Form, wie die „heilige Geometrie", Zahlen, Strichcodes, usw. Dr. Deepak Chopra [362] behauptet mit Recht, dass das Denken Gehirnchemie erzeugt und dass innere Bilder, Vorstellungen, Glaubenssätze und Überzeugungen das Immunsystem modifizieren. An dieser Stelle sind ebenfalls Studien über den Placebo-Effekt zu erwähnen, der unter bestimmten Bedingungen eine 70%ige Wirkung zeigt.

Lebendige Organismen sind vor allem als Systeme zu betrachten, die nicht nur durch die biochemische Zusammenarbeit von Molekülen, Zellen, Geweben, Organen und Organsystemen, sondern v.a. durch die (kohärente) Information der Zusammenarbeit zwischen ihnen gesteuert werden. Jedes Individuum und jedes lebende Wesen ist einzigartig, be-

361 Energiemedizin hat in Russland unter dem Namen „Bioenergetische Medizin" eine längere Tradition als in der westlichen Welt, wo sie sich erst in den 80er Jahre zeigte. Sie verwendet Energiefelder und Wellen, sei es elektromagnetische Felder oder Schallwellen (und Musik) oder mechanische Schwingungen usw., in der Diagnose und in der Therapie. Die oben kurz beschriebene TCM mit ihrem System von Energiewegen und Energiebewegungen, von gegenseitigen energetischen Abhängigkeiten, Einflussmöglichkeiten, usw. stellt den wichtigsten Teil dieses medizinischen Grundgerüstes dar. Hier erkennt der Arzt, dass er nicht am letzten Glied einer Beziehungskette, sondern besser an vorgeschalteten wichtigen Schaltstellen therapeutisch ansetzen sollte.

362 Siehe auch: http://www.intouchmag.com/chopra.html

sitzt seine Individualität und eine eigene lokalisierte Information und ein eigenes lokalisiertes Feld, welches mit den jeweiligen Feldern aller anderen Individuen verbunden ist und in Wechselwirkung tritt. Alle Organismen sind von ihrer Natur her Erscheinungen eines einheitlichen holographischen Feldes. Sie sind miteinander nicht nur äußerlich in Kontakt, sondern bilden vielmehr verbundene Einheiten. Alles was in der Welt passiert, wie Ervin Laszlo[363] schreibt, ist in diesem holographischen, universellen Feld gespeichert und kann dort abgelesen werden. Dieses Feld kann man sich etwa wie das Internet vorstellen (in der Tat wurde das Internet nach diesem Modell konzipiert und es funktioniert!). Es gibt Milliarden Homepages im Netz und wir benötigen, wie in einer Suchmaschine, nur eine spezifische Information, um die gesuchten Homepages aufzurufen. Vergleichbares geschieht, wenn ein Geistheiler genau die relevanten Informationen aus dem Feld eines Kranken herausliest. Die Idee liegt nahe, dass die Materie nicht aus Elementarteilchen besteht, sondern aus Informationseinheiten.[364]

Die zusätzliche Komponente der Informationsmedizin liegt darin, dass sie zusätzlich mit den steuernden Informationen arbeitet. Als Beispiel nehmen wir ein Auto: Wenn der Motor eines Autos richtig funktioniert (traditionelle Medizin), heißt dies lange noch nicht, dass das Auto das richtige Reiseziel erreichen wird. Dazu braucht man Benzin (Energie-Medizin) und v.a. den Fahrer (Informations-Medizin), der das Ziel definiert und das Auto dorthin steuert! Aber mit dem Fahren allein, jedoch ohne Motor und Benzin, erreicht man das Ziel nicht!

Was bedeutet nicht-natürliche Strahlung für die Informationsmedizin? Mikrowellen, Gammastrahlen, usw. erzeugen in den Lebensmitteln extreme Geräusche statt strukturierte Information. Wenn wir diese „Le-

363 Siehe auch: http://www.fondazionebassetti.org/laszlo.htm; zur Zeit ist Ervin Laszlo Präsident des Club of Budapest, wissenschaftlicher Leiter der Universität für Frieden in Berlin and Berater des Generaldirektors der UNESCO. Er ist Verfasser zahlreicher Abhandlungen und Artikel und Autor von über 50 Büchern.

364 Die Relativitätstheorie von Albert Einstein erklärt, wie Masse aus Energie geschaffen wird!

bensmittel“ einnehmen, d.h. sie „einverleiben“, werden in unserem Organismus aus einer Symphonie nur Chaos und Kakophonie. Wir werden zunächst schwach, dann mit der Zeit erkranken wir (s. Abb. 11). Mit dem Handy zu telefonieren ermöglicht quantitativen, akustischen Informationsaustausch und das ist i. O. Was aber schadet, ist, dass dabei die Information unseres Organismus chaotisiert wird.

Bioinformationsträger

Biophotonen sind für die Kommunikation im Innern des Organismus zuständig und bilden die Kommunikationsbasis der Informationsmedizin. Bei den Biophotonen handelt es sich um die Zellstrahlung organischer Zellen, die ständig in einem Informationsaustausch miteinander stehen. Die Biophotonen besitzen äußerst wichtige Steuerungs- und Regulationsfunktionen für das Leben. Biophotonen sind Lichtquanten einer ultraschwachen Zellstrahlung. Ihre Intensität entspricht der Helligkeit einer Kerze, die aus 20 km Entfernung betrachtet wird. Die wichtigste Eigenschaft der Biophotonen ist ihre Kohärenz (Phasengleichheit, wie z.B. bei einem Laser). Biophotonen sind durch einen extrem hohen Grad an Ordnung ausgezeichnet und können als eine Art Bio-Laser angesehen werden. Die hohe Kohärenz verleiht den Biophotonen die Fähigkeit, Ordnung zu bilden bzw. zu erhalten und Bioinformationen zu übermitteln. Sie sind Bioinformationsträger für lebende Systeme. Bei einer toten Zelle ist keine Biophotonenstrahlung mehr zu messen. Bei kranken oder erkrankenden Zellen (im Sinne von Abb. 11) ist die Biophotonenstrahlung dementsprechend geschwächt, was eine frühzeitige Erkennung von Krankheiten ermöglicht, wie das bei der GDV-Photographie der Fall ist.

Erloschene Lebensstrahlung

Diese Erkenntnis lässt sich auch auf Lebensmittel erweitern: Radioaktiv bestrahlte Nahrungsmittel erkennt man auf diese Weise, da diese tot sind

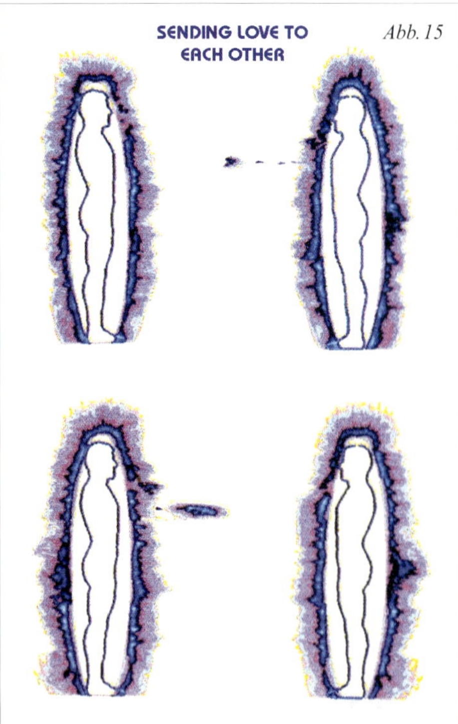

Abb. 15

und keine Abstrahlung mehr haben (es sind nur Nahrungsmittel und keine Lebensmittel mehr, denn es ist kein Licht = Leben mehr in ihnen enthalten). Das gleiche gilt für mikrowellenerwärmte Speisen: Nach bereits drei Sekunden ist die Lebensstrahlung erloschen und tot. Zusammenfassend führen technische Mikrowellen Fremdinformation in den Organismus, sie chaotisieren die Zellordnung und stören die Kohärenz der Biophotonen, was sie dann als Informationsbotschafter untauglich macht.

Liebesgedanken

Die Kommunikation der Zellen durch die kohärenten Wellen der Biophotonen ist von der Entfernung unabhängig. Das Signal verliert auf seinem Weg nichts und die Welle verliert nichts von ihrer Information, egal wie weit der Weg auch ist. Als beeindruckendes Beispiel betrachten wir Abb. 15: Dort geht es um Übermittlung von Energie und Information gleichzeitig.[365] Die Energie als Träger der übermittelten Information ist durch die GDV-Photographie gemessen worden. Eine Person hat Liebesgedanken an eine andere, geliebte Person durch den Äther geschickt und gleichzeitig wurde das Biofeld der am Experiment Beteiligten aufgenommen. Die zwei Experimente wurden in verschiedenen Abständen durchgeführt: Einmal 90 m und einmal 1.5 km, die zwei

[365] E. Anufrieva, V. Anufriev, M. Starchenko und N. Timofeev aus Ekaterinburg

Beteiligten waren also nicht in Sichtkontakt. Die Liebes-Ausstrahlung war am Beogramm des kleinen Fingers sehr deutlich sichtbar, während das Biofeld über die ganze Zeit konstant blieb. Die Energie des Herzchakras (Herzenergie) nahm in jenem Moment um das dreifache und der Puls um 10-15 Schläge zu, eindeutige Signale eines Liebesgefühls, wie jeder weiß …

Der Liebesgedanke des Senders war in seinem 5L-Sektor zu lokalisieren und beim Empfänger im entsprechenden 5R-Sektor, wie anhand der Abb. 6 erwartet, dort wo die Herzenergie zu finden ist. Anhand der Biofelder der Abb. 15 sehen wir diese Energie, die aus dem Herzen ausgestrahlt wird und sich auf den Weg zum Partner begibt. Liebe (und Heilung) sind Information und werden über ein Energiepaket übermittelt. Ohne Liebe ist es auch nicht möglich, zu heilen; diese Information wirkt im Sinne der Informationsmedizin und hat die Fähigkeit, einen unausbalancierten Organismus zu reorganisieren.

Bewusster Informationsaustausch

Durch Biophotonen funktioniert der bewusste Informationsaustausch von Zelle zu Zelle (intelligente Zellen). Wie aus dem obigen Beispiel zu erkennen ist, steuert Licht schließlich nicht nur die Vorgänge im Körper, sondern tritt auch aus dem Organismus aus, erreicht andere Lebewesen und bildet mit ihnen gemeinsame „Felder des Informationsaustausches“. Ohne Licht wäre Leben nicht möglich (Wichtigkeit der Sonne!). Doch wie weit die Bedeutung des Lichtes für den Menschen wirklich reicht, lässt sich erst durch die Tatsache, dass Licht in jeder Zelle unseres Körpers vorhanden ist, erahnen. Werden Zellen verletzt oder erkranken, so lässt die Intensität dieses Lichtes nach. Führt man den geschwächten Zellen Licht in Form von Photonen zu, werden sie dazu angeregt, sich zu regenerieren (eine Art Sonnentherapie). Die erzeugten Licht-Photonen werden von der Haut absorbiert (ähnlich wie Sonnenlicht) und verteilen sich im Körper.

5. Segiun Vitalpflaster:
GDV-Messungen und Resultate einer weiteren unabhängigen Studie

Im Anhang 2 wurde über eine unabhängige Studie und ihre Befunde betr. Anwendung der Segiun Vitalpflaster ausführlich berichtet, die Frau Dr. med. V. Löhnert vor einiger Zeit ausführte. Am Kapitelanfang stehen auch allgemeine Überlegungen zu unseren heutigen Gesundheitsproblemen, über den Bambus selber und über die Geschichte der Segiun Vitalpflaster. Sämtliche Informationen über die Wichtigkeit der negativen Ionen und über die Basiskenntnisse des Segiun Vitalpflasters wurden dort angeführt. Wir beschränken uns in diesem Anhang auf die Darstellung und die Energie-Analyse der Resultate einer unabhängigen GDV-Untersuchung an Probanden, die das Segiun Vitalpflaster zum ersten Mal benützten.

Vier Probanden kamen zum Hauptsitz der GDV International GmbH ohne spezielle Vorbehandlung und ohne besondere Vorkenntnisse bzw. Erwartungen. Sie wurden zunächst im Anfangszustand gemessen und zwar einmal ohne Filter (in allen Bildern mit „oF“ bezeichnet) und einmal mit Filter (mit „mF“ bezeichnet). Eine Messung ohne Filter zeigt Information sowohl aus den gröberen als auch den feineren Ebenen. Dies bedeutet, dass die gemessene Information die physische Ebene betrifft, kombiniert mit der emotionalen und der mentalen Ebene. Wenn man einen speziellen Plastik-Filter zwischen dem Finger und der isolierenden Platte einschiebt, filtert man die feinere Information aus, so wird nur die physische Ebene registriert. Quantitativ gesehen ist die Intensität des mit Filter gemessenen Biofelds immer stärker, ein Indiz für die Existenz der Gesundheits-Kausalkette, die auch die Grundlage der Informations-Medizin bildet. Zu diesem Zweck sei die Abb. 11 (Erkrankungsprozess) wieder in Erinnerung gerufen. Der Körper ist das letzte Glied einer Krankheits-Kausalkette und die Symptome erscheinen erst, wenn alle anderen Warnzeichen versagt haben. Auf der anderen Seite muss man sich merken, dass der Körper eine ungeahnte

Selbstregenerations-Fähigkeit besitzt; so erscheint die körperliche Ebene in der Regel viel intensiver als alle anderen.

Nach dieser Messung und ohne Information über die Befunde klebten alle Probanden ein Segiun-Pflaster unter beide Füße. 70 Minuten danach wurde das Biofeld aller Probanden erneut mit und ohne Filter gemessen. Zwei dieser Probanden fingen dann an, jede Nacht das Pflaster auf beide Füße zu kleben. 10 Tage danach kamen sie nochmals vorbei und ihr Biofeld wurde erneut gemessen. Der Klarheit halber wurden die Einzelmessungen gruppiert und paarweise auf einem Bild zusammengefasst. Bei jedem Einzelbild wurde zum Vergleich die gemessene Biofeld-Intensität unter dem Bild angegeben. Sie gibt Information über den quantitativen Energieanteil. Die Information selbst (qualitativer Teil) ist aus der Energieverteilung des Biofelds zu entnehmen.

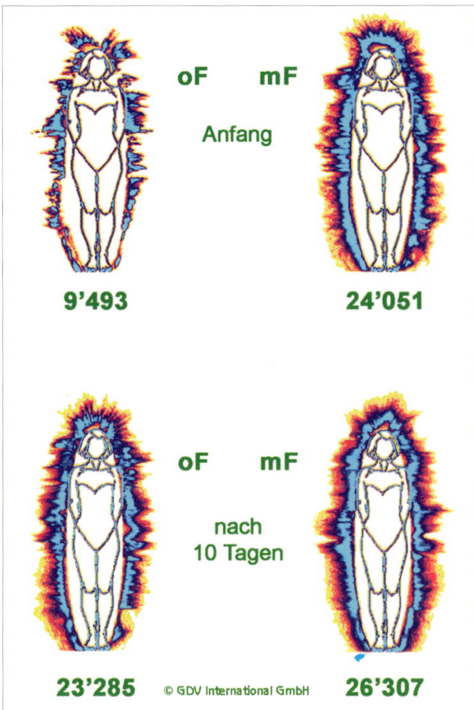

Abb. 16: Segiun Vitalpflaster – Energie-Analyse (1/31)

In Abb. 16 und 17 sind die zusammengefassten Informationen zu den Biofeld-Bildern der beiden Probanden, die über 10 Tage gemessen wurden. Oben links ist immer das Biofeld ohne Filter am Anfang der Untersuchung und oben rechts das entsprechende Biofeld mit Filter („physische" Komponente). Unten wurden die Biofeld-Bilder nach 10 Tagen in der gleichen Anordnung abgebildet.

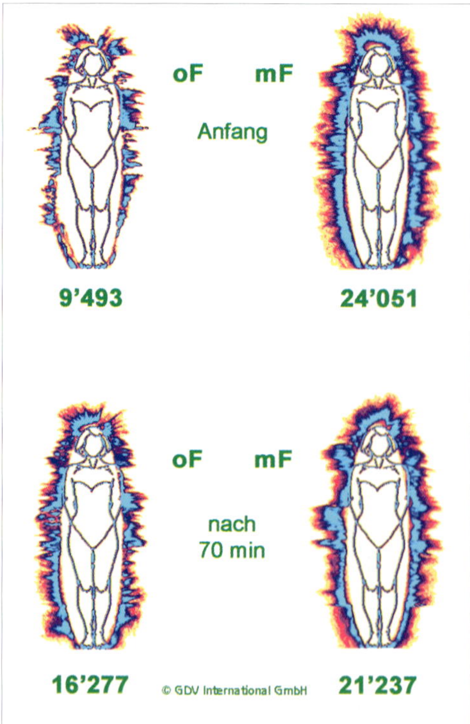

Abb. 17: Segiun Vitalpflaster – Energie-Analyse (2/31)

Das Biofeld des ersten Probanden ist in Abb. 16 dargestellt und ist als Referenz-Biofeld zu betrachten. Diese 31-jährige Dame definierte sich als müde bis erschöpft, was das Bild sehr deutlich wiedergibt. Sie raucht nie, konsumiert Alkohol gelegentlich und ist keine Vegetarierin. Sie treibt regelmäßig Sport, ist nicht in ärztlicher Behandlung, nimmt keine Medikamente, also grundsätzlich lebt sie „gesund". Warum dann nur so wenig Energie und ein Biofeld, das eine extreme Nervosität preisgibt? Ihr Biofeld ist aber typisch für eine Person, die ausgelaugt ist und ein Immunsystem hat, das auf vollen Touren arbeiten muss, um die Gesundheit aufrechtzuerhalten. Der Vergleich mit dem Anfangsbiofeld mit Filter zeigt deutlich genug, dass ihre Belastung eher psychischer Natur ist. Die Lösung des Rätsels liegt darin, dass sie seit mehr als einem Jahr arbeitslos ist. Der Proband ist recht gestresst (ihr Stressindex am Anfang betrug 6.06, bei einer Definition von Stressabwesenheit von 4 oder weniger). Diese Person ist nicht physisch krank, ihre sichtbare psychische Belastung lässt sie jedoch in der unteren Hälfte der Abb. 11 einreihen, vor allem falls nicht rechtzeitig entsprechende Maßnahmen getroffen werden. Sie soll öfters und gründlich „entgiftet" werden, was eine genügende Dosis an negativen Ionen bereits bewirken kann.

Die Wirkung von negativen Ionen durch das Segiun-Pflaster ist schon nach einer Stunde (genauer: 70 Minuten) Anwendung im Biofeld (noch nicht im Körper) deutlich spürbar. Die zeitliche Entwicklung der Veränderung der Lebensenergie ist in den verschiedenen physischen Organen und Systemen nicht überall gleich; sie ist ebenfalls nicht gleich zwischen dem physischen und den feineren Körpern. Physisch gesehen werden bei einem Entgiftungsprozess zunächst die Entgiftungsorgane etwas stärker belastet, was im 70 Minuten-Bild mit Filter bei Leber und Nieren deutlich ist. Dies ist der natürliche Entlastungsweg. Dieser Prozess kostet auch Energie, was durch eine leichte Abnahme im physischen Körper von 24'051 auf 21'237 quittiert wurde. Die Gesamtlebensenergie nahm aber um den Faktor 1.7 zu, von 9'493 auf 16'277! In so kurzer Zeit nahm auch der Stressfaktor von 6.06 auf 3.4 ab, was „stressfrei“ bedeutet.

Wäre die Behandlung jetzt abgebrochen worden, so hätte diese Dame sehr wahrscheinlich in kurzer Zeit ungefähr den ursprünglichen oder nur einen wenig besseren Zustand erreicht. Die 10-tägige Behandlung mit den negativen Ionen brachte nicht nur eine weitere Verbesserung aller Biofeld-Werte, sondern gleichzeitig deren langfristige Stabilisierung. In Abb. 16 können wir diese Entwicklung nachvollziehen. Bezüglich der anfänglichen Referenzmessung erhöhte sich der Wert der Lebensenergie um den Faktor 2.5 und bez. der Messung nach 70 Minuten um den Faktor 1.5! Der Stressindex tauchte zu einem Wert von 2.8 ab, was Stress-Abwesenheit bedeutet. Das Biofeld verbesserte sich bez. der Messung nach 70 Minuten bei der physischen Komponente um ein Viertel, bei einer harmonischeren Verteilung der Energie. Die Belastung der Nieren war auch praktisch verschwunden.

In Abb. 18 zeigen wir die Diagramm-Darstellung aller 3 Messungen ohne Filter zum Vergleich. Dabei bedeutet die hellblaue Linie den Anfangszustand, die gelbe Linie die Werte nach 70 Minuten und das rote Polygon die Werte nach 10 Tagen. Dieses Letzte ist weitgehend regelmäßiger als die anderen und zeigt mehr Stabilität. Sehr beeindruckend

Abb. 18

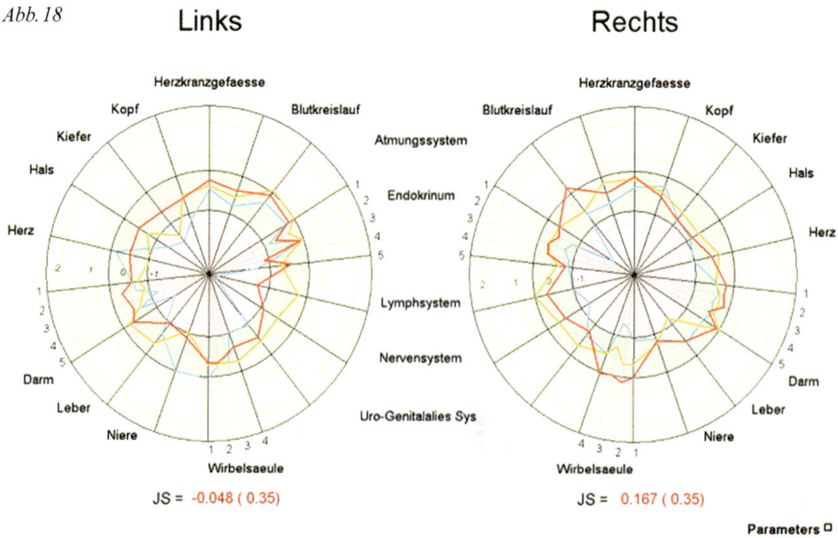

ist die dramatische Verbesserung beim Nervensystem, beim Endokrinum und beim lymphatischen System, was auf eine psychische Regenerierung und auf eine Verbesserung des Hormonalsystems hinweist, die auch optisch im Biofeld (obere Kopfregion) sofort feststellbar ist.

Analog verlief die Studie mit dem zweiten Probanden, eine 39-jährige Dame, deren Biofelder in Abb. 19 und Abb. 20 dargestellt werden. Die eher dünne Person machte schon auf den ersten Blick einen ziemlich kranken Eindruck. Sie definierte sich auch als sehr müde bis erschöpft, trotz ihrer Begeisterung für alles, was ihr eine Hilfe bringen könnte. Sie ist mit ihren 30 Zigaretten im Tag eine starke Raucherin, „genießt" Alkohol regelmäßig, ist aber überraschenderweise Vegetarierin. Wegen einer Hals-Diskus-Hernie ist sie in ärztlicher Behandlung und nimmt deswegen Medikamente ein. Sie treibt keinen Sport. Beim Gespräch tauchten aber viele andere Faktoren auf, die physisch enorm belastend sind, denen aber bis anhin nicht genug Aufmerksamkeit geschenkt wurde. Mit Risikofaktoren zu nachlässig umzugehen ist mittelfristig kein gutes Omen für die Gesundheit: Ein Risikofaktor ist nicht wie ein Beinbruch, der sofort sehr weh tut und bei welchem Ursache und Wir-

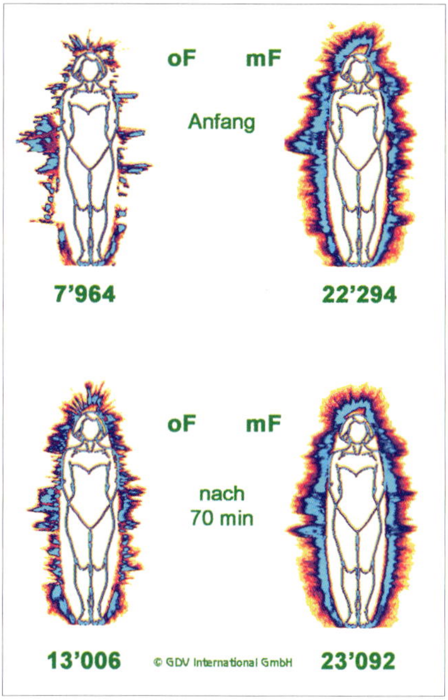

Abb. 19: Segiun – Energie-Analyse (1/39)

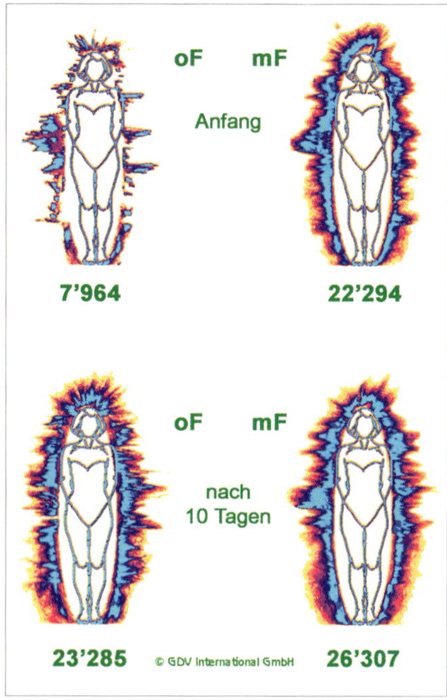

Abb. 20: Segiun – Energie-Analyse (2/39)

kung im traditionellen medizinischen Paradigma praktisch zusammenfallen! Der auffälligste Risikofaktor dieser Dame war ein langjähriger Drogenkonsum. Ihr sichtbarer Stresszustand wurde prompt durch die Stressmessung mit einem Wert von 6.05 bestätigt. In unseren nachfolgenden Überlegungen beschränken wir uns auf die Darstellung der Biofelder ohne Filter; analoge Überlegungen gelten für die Messungen mit Filtern.

Ihren Anfangszustand sehen wir im Biofeld oben links in Abb. 19. Zu erkennen ist zuerst ein tiefer (Lebens-)Energiewert von weniger als 8'000 und die fehlende recht-links-Symmetrie (nur 77%). Besonders auffällig sind die sehr starke Belastung der Leber (starke Energie-Blockade als Folge der Übertreibung von „Genussmitteln"), der Nieren (v. a. die linke Niere, sichtbar im Diagramm der Abb. 21 beim hellblauen Polygon), eine starke Belastung des Dickdarms beidseitig, eine

Energieschwäche in der Hals-Region (Hals-Diskus-Hernie, s. oben), im Blutkreislauf (beim Oberschenkel aufgetragen), des lymphatischen Systems (beim Unterschenkel aufgetragen) und das etwas chaotisierte Hormonalsystem (Kopfregion oben, die Steuerungsdrüsen sind etwas angeschlagen). Die Lungen sind auch sehr belastet und geschwächt (zu viele Zigaretten!).

In Abb. 21 sind weitere Eigenschaften auf der energetischen Ebene zu verzeichnen: Das nicht-ausbalancierte Endokrinum (v.a. die Schwäche bei der Schilddrüse), die Schwäche der Herz-Kranzgefäße und ein stark angeschlagenes Nervensystem. Bei der Sektor-Analyse ist auch ein

Abb. 21

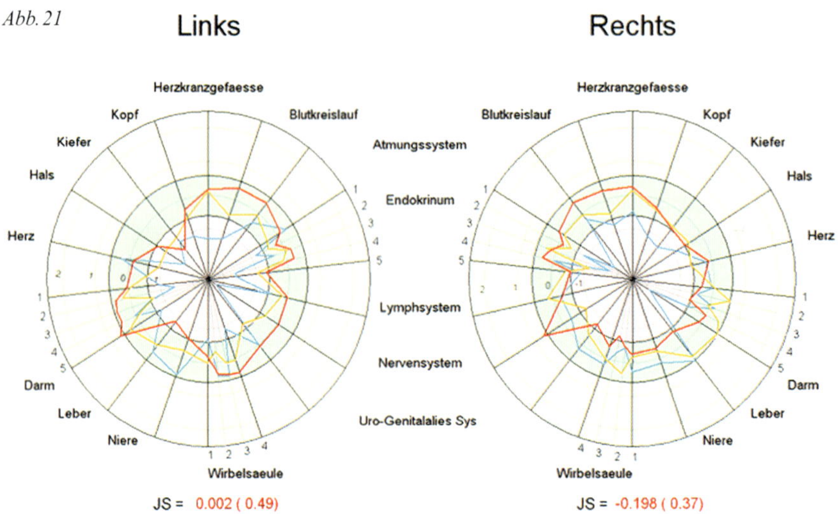

sich anbahnendes Problem mit den Mamma-Drüsen (v.a. links, auch in Zusammenhang mit dem angeschlagenen Hormonalsystem) zu erkennen. Diese Dame kann man wohl durch ihren Lebensstil als giftbelastet bezeichnen.

Eine Behandlung mit negativen Ionen hatte eine sehr gute Wirkung, ihre ganze Gesundheit, ausgehend von der Energieebene, weitgehend zu verbessern. In Abb. 19 unten wurden die Biofelddaten nach 70 Minuten und in Abb. 20 unten diejenigen von nach 10 Tagen Pflaster-Anwendung dargestellt. Die Stress-Werte zeigten eine nur leichte Verbesserung nach 70 Minuten (5.01) und eine sehr starke nach 10 Tagen (3.42, d.h. Stress abgebaut). Nach 70 Minuten hatte sich die Lebensenergie schon verdoppelt und nach 10 Tagen fast nochmals verdoppelt! Die Symmetrie wurde erhöht (87% nach 70 Minuten und 95% nach 10 Tagen). Blutkreislauf und lymphatisches System wurden regeneriert, was auch für die linke Seite des Nervensystems und für die ganze Hals-Region gilt. Das Hormonalsystem wurde gestärkt. Nur die Lungen und die Herzregion reagieren weniger eindeutig (die Dame rauchte und benützte weiterhin ihr Handy), die Nieren dagegen verbesserten sich.

Das Biofeld nach 10 Tagen Behandlung mit den negativen Ionen ergaben ein sehr erfreuliches Resultat (Abb. 20). Die Parameter von Herz, Nieren, Leber und Mamma-Drüsen hatten sich sehr stark in positiver Richtung entwickelt. Das Biofeld erschien voll und mit einem einzigen Unterbruch, die Belastung von praktisch allen Organen und Systemen verschwand. Diese Dame war (auch äußerlich) wie verwandelt. Sie muss aber ihrem Darm und ihrer Halsregion weitere Aufmerksamkeit schenken, denn die Risikofaktoren müssen auch mit Anwendung der Ionen-Therapie (s. Abb. 21) nach wie vor eliminiert werden: Der Körper wird trotzdem durch die Genussmittel weiterhin belastet, wenn man damit nicht aufhört!

Wir haben alle Resultate der Untersuchung ohne Filter am zweiten Probanden in Abb. 22 tabellarisch wie folgt zusammenfasst: Die Spalte links zeigt die Organ- und System-Namen, die drei anderen Spalten enthalten die relativen Biofeld-Entropiewerte, die mit einer großen Datenbank mit Zehntausenden von weltweit gemessenen Werten verglichen werden, welche eine Definition von „mittlerer Gesundheit" ermöglichen. Die drei Spalten werden von links nach rechts mit A (Anfang), 70 m (nach 70 Minuten) und 10 d (10 Tage) bezeichnet. Jedes

Name: Segiun 2 **Jahrgang** 1965

Abb. 22

Name	(JSLi+JSRi)/2	(JSLi+JSRi)/2	(JSLi+JSRi)/2
	A	70 m	10 d
Wirbelsaeule Brust	-0.015	0.018	-0.062
Wirbelsaeule Lenden	0.106	0.122	-0.148
Sacrum	-0.258	0.047	0.042
Steissbein	0.329	-0.455	-0.185
Kopf	-1.124	-0.506	-0.222
Link.Augen	-1.204	-0.414	0.066
Recht.Augen	-0.374	-0.264	-0.134
Nase,Link. Ohr	-1.292	-0.362	-0.093
Nase,Recht Ohr	-0.909	-0.415	-1.383
Kiefer Links	-1.245	-0.504	-0.155
Kiefer Rechts	-1.172	-0.725	-0.966
Hals,Rachenmandeln,Luftroehre	-1.256	-0.704	-0.635
Atmungssystem	-0.278	-0.055	0.400
Blutkreislauf	-1.002	-0.463	0.324
Herzkranzgefaesse	-0.873	0.123	0.217
Herz	-0.733	-0.477	0.213
Lymphsystem	-0.376	-0.005	-0.148
Brustkasten	-0.104	-0.434	-0.001
Ileum	-0.789	0.343	0.695
Zwoelffingerdarm	-1.081	0.587	-0.077
Magendarm	-0.958	-0.110	-0.000
Aufsteigender	-0.476	0.604	-0.508
Querliegender Dickdarm	-0.514	-0.016	-0.154
Absteigender	-1.406	0.223	0.436
Blinddarm	-0.576	0.472	0.001
Sigma	-0.607	-0.728	0.491
Enddarm	0.040	-0.192	0.479
Niere	0.338	-0.212	-0.466
Nebennieren	-1.902	-0.804	-1.574
Uro-Genitalles System	0.087	-0.574	-0.345
Leber	0.429	0.248	-0.671
Milz	-1.098	-1.056	-0.170
Bauchspeicheldruese	-1.134	-1.063	-1.050
Hypophyse	-1.057	0.174	0.174
Hypothalamus	-0.816	-0.644	0.206
Endokrinum System	-0.764	-0.187	0.140
Nervensystem	-1.630	-0.614	0.304

Feld hat eine Hintergrundfarbe: weiß bedeutet „gesund", rot zu wenig Energie und gelb zu viel Energie; zusätzlich kann man je nach Abweichung vom optimalen Gesundheitswert zwischen rosa und rot, und zwischen hellgelb und dunkelgelb unterscheiden. Es ist hier nicht notwendig, alle Namen genau lesen zu können, aber diese Tabelle gibt den optischen und farbigen Eindruck, wie der Verbesserungsverlauf der Lebensenergie verläuft.

Diese Tabelle besagt mehr als Bücher: In der A-Spalte sind die vielen und starken Belastungen deutlich erkennbar, die lokalisierten Verbesserungen nach 70 Minuten sind deutlich und der Endzustand nach 10 Tagen zeigt ein befriedigendes Biofeld, mit der Ausnahme der Nasen- und Ohren-Region rechts, die über eine sich anbahnende Erkältung im voraus berichtet. Die für die zwei weiteren Probanden, die nur eine Messung nach 70 Minuten wiederholt haben, bestätigen die hier beschriebenen Befunde vollständig.

6. WillauTronic-Handy-Chip:
GDV-Messungen und Resultate einer weiteren unabhängigen Studie

Es wurde auch eine Energie-Analyse des WillauTronic-Handy-Chips anhand einer unabhängigen GDV-Untersuchung vorgenommen. Obwohl die Ergebnisse dieser ersten Testreihe bereits sehr aufschlussreich waren, haben sich Dr. Boschi, Frau Dornbierer und Dr. James dazu entschlossen, weitere umfangreiche Untersuchungen durchzuführen, welche die schädlichen Auswirkungen eines ungeschützten Handys während eines Telefonats veranschaulichen. Diese Ergebnisse werden in Kürze über Body Conservation erhältlich sein.

* * *

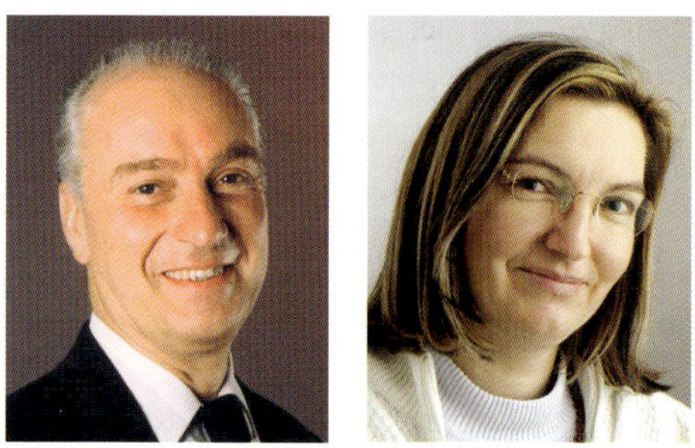

Die beiden Autoren:
Dr. Roberto A. A. Boschi und
Lisbeth Dornbierer

ANHANG 6
Campaign for Truth in Medicine

HINWEIS: Folgende Informationen zur CTM erfolgen ausschließlich in englischer Sprache, da diese Organisation bislang nur im englischen Sprachraum tätig ist.

WHAT IS THE CTM?

Campaign for Truth in Medicine is a worldwide-organisation dedicated to pressing for change in areas of science and medicine where entrenched scientific error, ignorance or vested interests are costing lives. Its ranks comprise doctors, scientists, researchers, bio-chemists, politicians, industry executives and countless members of the world public, all of whom have made one observation in common. They have recognised that, in certain key areas of global disease, drug treatments and overall healthcare philosophy, the medical, chemical and political establishments are pursuing the wrong course with the maximum of precision, even when their own legitimate and erudite scientific research has illustrated the dangers of pursuing these courses.

CTM BACKS ITS PEOPLE'S CHARTER

CTM's People's Charter catalogues these key problem areas - for example AIDS, cancer, mental health concerns, heart disease and vaccinations - all where the preponderance of evidence demonstrates severe cause for concern over deadly errors in basic science, resulting in needless loss of life. CTM's charter also highlights industry's every-day use of potentially harmful contaminants and biohazards, such as toothpaste's sodium fluoride, shampoo's sodium lauryl sulphate and cosmetic's propylene glycol, which have long been linked to long-term serious health risks and death. CTM's purpose is to present this damning evidence to its members, to the public at large and to the establishments and individuals involved in these errors, in order to press for immediate change and cessation of their use for the benefit of humanity. The People's Charter is periodically amended to reflect current issues and new areas of concern.

CTM STANDS FOR TRUTH

For decades members of the public and a significant proportion of their medical and scientific professionals have become increasingly angry and frustrated at what they see as establishment indifference and even downright hostility towards much-needed changes in healthcare, especially in areas where the proven solution is substantially less profitable than the current status quo.

PROMOTING THE TRUTH

CTM believes in promoting the truth in these matters, thereby exposing those morally bankrupt and compromised politicians, corporations and individuals responsible. This method of action is viewed as a top priority. CTM is dedicated to pushing for immediate change, in order that immediate relief from many of the diseases and their causes, currently afflicting us, may be implemented, the remedies for which, in certain cases, have been a matter of existing scientific knowledge for decades.

The Journal of the American Medical Association (JAMA) implicitly reports that western healthcare, along with its drugs, treatments and hospitals, is now the third leading cause of death in the United States, next to heart disease and cancer. If we examine this astonishing fact, also highlighted by US consumer advocate Ralph Nader in the early 1990's, we come to realise that the Western healthcare paradigm is adopted by almost all developed nations and many other developing countries around the world. Thus this tragic statistic of iatrogenic death can be fairly considered to be global in application.

This would be serious enough on its own, yet the true extent of this orthodox medical catastrophe is unfortunately far more devastating. Western medical establishments are in possession of key life-saving information that can immediately and drastically reduce current and future global incidences of cancer, heart disease, AIDS and other treatable, non-fatal conditions. But in almost all cases these institutions have chosen neither to adopt these measures, train their healthcare practitioners in these practices, nor publicise the latter to a generally trusting world populace. Thus these government personnel and their associated medical luminaries, who have wilfully kept this life-saving information from their doctors and the public, may justifiably be exposed for becoming the leading cause of death across the planet today.

CTM STANDS FOR DIRECT ACTION

CTM believes that, in certain cases, legitimate direct action is warranted against these institutions and individuals to halt their wilful and harmful actions and hold them to account. In these circumstances, CTM calls upon its membership to organise and act in a unified, lawful and mature fashion to bring these matters to the attention of the mass communications media, government leaders and heads of state through demonstrations and other appropriate action. CTM is dedicated to being part of the people's movement in this regard; a powerful and irresistible force for change, compelling vital reform TODAY for a safer and healthier world for our children and children's children.

CTM IS FREE FROM VESTED INTEREST FUNDING

Through its network of worldwide professional contacts, CTM has constant access to well-researched information on key health issues. CTM brings its members highly readable and jargon-free information.

CTM HAS ALL THE NECESSARY CONTACTS

…at local and central government/corporate level, responsible for particular health legislation and legislative change. Names, addresses, contact details and relevant template letters are supplied with all CTM newsletters.

CTM IS A HEALTH ADVOCACY ORGANISATION

…with purpose and direction. It is a conduit through which the individual minority voice can become a powerful and respected, collective majority voice for change.

WHAT YOU CAN DO NOW

CTM invites you to visit its web-site to learn more about how you can join this worldwide movement FOR FREE and receive regular bulletins and further information on these fascinating subjects as they develop. Be part of a different future. One that celebrates life!

Campaign for Truth in Medicine
PO Box 3, Tonbridge, Kent
TN12 9ZY England
e-mail: info@campaignfortruth.com
www.campaignfortruth.com

* * *

Index

A

Abdu'l-Bahá 39, 210
Acrylamid 47, 117, 173
Aids 46, 162, 179, 233, 258, 260
Allergien 12, 185, 194
Alterungsprozess 273, 274
Aluminium 103, 109, 110, 111, 160, 177, 184, 187, 193, 200, 201, 203
Alzheimer 44, 64, 76, 110, 122, 174, 175, 179, 242, 246
Amalgam 185, 186, 188, 192, 194, 196
Aminosäure 47, 211
Angst 143, 158, 193, 199, 208, 280
Antenne 17, 40, 55, 56, 72, 78, 88, 90, 150, 151, 153, 242, 243,
Appetitlosigkeit 228
Aristoteles 39
Arsen 167, 184
Asbest 39, 41, 42, 84, 119, 279, 280
Aspartam 175, 178, 179
Aufmerksamkeitsdefizitsyndrom (ADS) 98
Augenkrebs 99
Augentropfen 194
Autismus 174, 197
Autofahren 207
Autoimmunerkrankungen 78

B

Bahá'u'lláh 6, 240
Bakterien 111, 166, 173, 191, 214
Ballaststoffe 213
Bambus 261, 624, 266
Basisstation 13, 53, 125, 129, 241, 248
Bentonit 166
Benedetti, Giorgio 363
Bestrahlung 10, 29, 63, 65, 72, 138, 248, 253
Billac, Pete 295
Bindehautentzündung 110, 194
Biophysik 79, 245
Blackmore, Prof. Dr. Colin 247
Blanc, Dr. Bernard 30, 36
Bleibelastung 195
Bluetooth 161, 163, 164, 230, 241
Blut-Hirn-Schranke 44, 63, 64, 67, 99, 152, 176, 178, 248,
Bluthochdruck 199, 214
Boschi, Dr. Roberto 307, 341
Brieftauben 150, 151, 152
Brillenträger 11, 67, 112
Browne, Jackson 126
BSE 40, 119, 120
Bürgerwelle e.V. 50, 55, 77, 88, 164, 195, 237

C

Campaign for Truth in Medicine 342
Cancer Prevention Coalition 292
Candidose 167, 185, 187
Chemotherapie 138, 168
Chemtrail 103, 104, 105, 108, 11
Chlor 168, 170, 184, 204, 215
Cholesterin 198
Churchill, Winston 127
Collagen 166
Credence Publications 40, 45, 51, 113, 127, 136, 156, 171, 201, 210, 250
Creutzfeldt-Jakob-Krankheit 40

D

Darmkrebs 29
Day, Phillip 40, 113, 127, 135, 140, 145, 165, 171, 252
DDT 279, 280
De Bono, Prof. Dr. Edward 206
Demenz 44, 178, 237
Dentalfluorose 170
Depression 179, 193, 229
Desinfektionsmittel 181, 194, 264
Diabetes 254, 291
Diamond, Harvey 211, 216
Diathermie 24, 66
Dioxin 39, 43, 121
DNA 61, 66, 115, 123, 141, 183
Dunaliella salina 215
Dunkelmänner 55, 123, 125, 135, 142, 148, 156, 162, 217

E

Eierstockkrebs 166
Elastin 93
elektromagnetische Spektrum 15, 16, 17, 18
Elektronen 263, 267, 271, 276
Elektrosmog 40, 44, 56, 62, 64, 69, 71, 77, 116, 122, 133
Embryo 63, 67
Emoto, Dr. Masaru 303, 305, 308, 309, 310
Energie 13, 15, 71, 73, 78, 115, 142, 150, 263, 265, 266, 273, 276
Entmineralisierung 274, 292
Enzyme 28, 143, 171, 191, 211, 266
Epstein, Dr. Samuel 112, 156, 249
Erblindung 81, 217
Ernährung 43, 135, 139, 140, 143, 174, 180, 191, 211, 216, 253
Erregungsgift 176
ETAScan 267, 285
Eternitplatten 41
Ettlin, Antoinette 290
Europäischer Gerichtshof 37

F

Farbstoffe 175
FCKW 170
Fehlgeburten 98
Feldstärken 96, 153
Fett 26, 28, 32, 71, 114, 186, 213, 214, 275
Fettlöser 114, 165, 166
Fleisch 31, 143, 197, 257
Fluorid 167, 168, 169, 171
Fluorvergiftung 170
Formaldehyd 84, 261, 263, 264
Freie Radikale 31, 270
Frequenz 10, 13, 34, 66, 72, 75, 88, 95, 96, 99, 115, 125, 142
Frostschutzmittel 164, 203, 264
Fruchtbarkeitsrate 121

G

Galilei, Galileo 99
Gammastrahlen 18, 18, 19
Gehirn 25, 33, 34, 43, 44, 54, 63, 64, 67, 71, 73, 78, 101, 115, 123, 141, 151, 221, 224, 229,
Gehörverlust 81, 217
Gelatine 203
Gemüse 31, 40, 158, 211, 213, 215, 216
Gentoxizität 132
Geschlechtsorgane 121
Gesundheitsrisiko 26, 70, 78
Gesundheitsschäden 9, 48, 280
Gesundheitswesen 98, 254
Giftstoffe 121, 152, 164, 168, 181, 196, 211, 264, 274
Globale Erwärmung 162
Glucose 47
Glutamat 175, 176, 179, 203
Glycerin 166
Graune, Peter 109
Grenzwert 29, 41, 71, 73, 84, 100, 120, 124, 128, 132, 154, 157
Griffin, G. Edward 136

H

Haarausfall 170, 228
Haarfärbemittel 194
Hämatokrit 27
Hämoglobin 27
Handychip 277, 281, 285, 287
Handyindustrie 47, 55, 70, 73, 98
Handys 1, 13, 24, 46, 59, 65, 73, 78, 81, 87, 98, 101, 115, 123, 133, 141, 163, 210, 233, 239, 249, 282
Hardell, Prof. Lennart 67, 69, 70
Haushaltsprodukte 114, 212, 289
Haut 9, 39, 114, 139, 165, 166, 170, 194, 263, 271, 274, 276
Heilungsprozess 140, 143, 252
Hertel, Dr. Hans U. 29, 30, 36, 37, 81
Herzerkrankung 40, 122, 233, 254
Hexafluorokieselsäure 167, 169, 170
Hippokrates 173
Hirntumor 67, 69, 81, 98, 99, 125, 157, 243
Hiroshima 264
Holzschutzmittel 84, 279, 280
Hughes Aerospace 108
Hyperthermie 66

I

Illuminati 127, 217, 233
Immunsystem 12, 29, 132, 141, 193, 197, 245, 282
Impfstoffe 183, 184, 194, 197, 201, 203, 205
Infarkt 228, 249
Infektionserkrankungen 185
Influenz 278
Infrarot 15, 95, 109,
Intellektuelle Prostituierte 145

J

Jackson, Michael 234
Jefferson, Thomas 207
Journal Franz Weber 36
Johansson, Prof. Dr. Olle 249
Jugendliche 64, 79, 81, 199, 246

K

Kadmium 167
Kane, Dr. Robert C. 9, 11, 14, 25, 38, 61, 66, 70, 78, 93, 117, 120, 129, 180, 297
Kaolin 166
Kartoffelchips 47, 172
Kennedy, John F. 127
Kent, Michael 146
Kieselsäure 167, 169,170
Kinder 14, 40, 64, 73, 74, 75, 77, 78, 80, 94, 112, 115, 121, 133, 140, 153, 280
Klinghardt, Prof. Dr. Dietrich 183, 184, 185, 193
Kohl, Helmut 138
Kondensstreifen 103, 104, 105, 107, 110
Kondome 166
Konservierungsstoffe 177, 215
Kontrollbehörden 62, 63, 134
Kopfschmerzen 12, 40, 67, 110, 133
Körperpflegeprodukte 183, 289, 290, 291
Kosmetika 164, 166, 167, 194, 273
Krebs 12, 24, 39, 31, 32, 36, 39, 40, 41, 42, 47, 66, 67, 70, 99, 102, 113, 121, 125, 132, 138, 141, 143, 197, 206, 211, 215, 230, 233, 242, 248, 253, 289
Kurzzeitgedächtnis 193, 247

L

Lactobacillus Acidophilus 215
Laufs, Walter 258, 261
Leukämie 74, 157, 195, 200, 243
Lichtmangel 263
Löhnert, Dr. Veronika M. 262, 282, ff.

M

Mangelernährung 43, 140, 211, 216
Manifest von Erice 43
Margarine 172
Masern-Mumps-Röteln-Impfung 146, 200
Mercola, Dr. Joseph 16, 37, 45, 99, 115, 119, 142, 146
Meridiane 265, 267
Mikrowellen 16, 24, 26, 28, 31, 33, 34, 36, 38, 40, 49, 53, 64, 70, 91, 96, 117, 125, 151, 157, 164, 183, 210, 225, 228, 230, 241, 245, 247, 249, 297
Milch 170, 192, 257
Mineralöl 165
Mitochondrien 191
Mobilfunk 13, 41, 48, 50, 53, 55, 58, 63, 67, 78, 81, 88, 90, 116, 152, 245, 246
Morbus Crohn 195
Mower, Tom 293
Moxibustion 277
Multiple Sklerose 44, 78, 179
Mundwasser 170, 288, 290

N

Nakamura, Shunsuke 276
Negativ-Ionen 279, ff.
Neurotoxine 193, 195, 196
Neways International 292, ff.
Nitrosamine 167

O

Orwell, George 12
Osteoporose 122, 168, 194, 254
Oxidation 270

P

Parkinson 44, 122, 175, 179
Pestizide 24, 96
Pflanzenöl 171
Pharmaindustrie 138, 140, 148, 197
Plazenta 184
Plötzlicher Kindstod 200
Pommes frites 30, 47, 172
Probst, Dr. Dr. Karl 115, 270
Propylenglycol 164

Q

Quecksilber 167, 185, 187, 192, ff.
Quellwasser 264

R

Ransom, Steven 40, 120, 156
Reflexzonenpunkte 260
Repacholi, Mike 51, 244, 247
Rockefeller, John D. 135, 136, 137
Röntgenstrahlen 15, 18
Roosevelt, Theodore 127

S

Saccharose 203
Salford, Dr. Leif 63, 65, 248
Sartre, Jean-Paul 61
Säure-Basen-Haushalt 273, 274
Schlaganfall 116
Schröpfen 275
Schwermetalle 43, 44, 183, 185, 187, 193, 195, 197, 275
Segiun 264, 266, 267, 272, 276
Senkowski, Prof. Dr. Ernst 217
Soja 257
Spermienzahl 67
Stress 12, 27, 122, 214, 243, 263, 273, 291
Süßstoff 176, 178

T

Tampon 39
The World Foundation for Natural Science 71
Thimerosal 194, 203
Tierversuche 61
Tinnitus 99, 133
Traditionelle Chinesische Medizin 250
Tuberkulose 185

U

Umweltbelastungen 263, 270, 277
Unterwasserortung 150
Urenergie 263

V

Varga, Prof. Dr. Dr. András 19, 40, 56
Verschlackung 263, 273
Versuchskaninchen 50, 51, 93, 245
Viren 111, 203, 204
Vitalpflaster 264, 266, 267, 268, 271, 272, 276
Volturino 94

W

Wale 149, 150, 152
Weltgesundheitsorganisation 50, 51, 138, 214
Wertheimer, Dr. Nancy 74
WillauTronic 258, ff.
Windpocken 201

Y

Yin & Yang 16, 17, 275

Z

Zahnpasta 165, 166, 167, 170, 288, 290
Zellen 13, 24, 25, 61, 66, 73, 116, 141, 174, 184, 189, 190, 191, 203, 249, 263, 270, 274, 276
Zellreinigung 191
Zitronensäure 175, 177
Zivilisationskrankheiten 229, 263
Zucker 47, 178, 213, 257
Zytostatika 139, 144

TATWAFFE HANDY
Das (un-) heimliche Legat

Die deutsche und englische Fassung des Buches
sowie Informationen zu den angegebenen Herstellern
sind erhältlich bei:

Body Conservation
bodyconservation@aol.com
Tel.: 0049-(0)89-17.09.54.83   Fax: 0049-(0)89-17.09.54.87

Dies ist eine default-Adresse.
Wir bitten ausdrücklich, bei Bedarf an dieser Stelle ein eigenes Etikett aufzukleben!

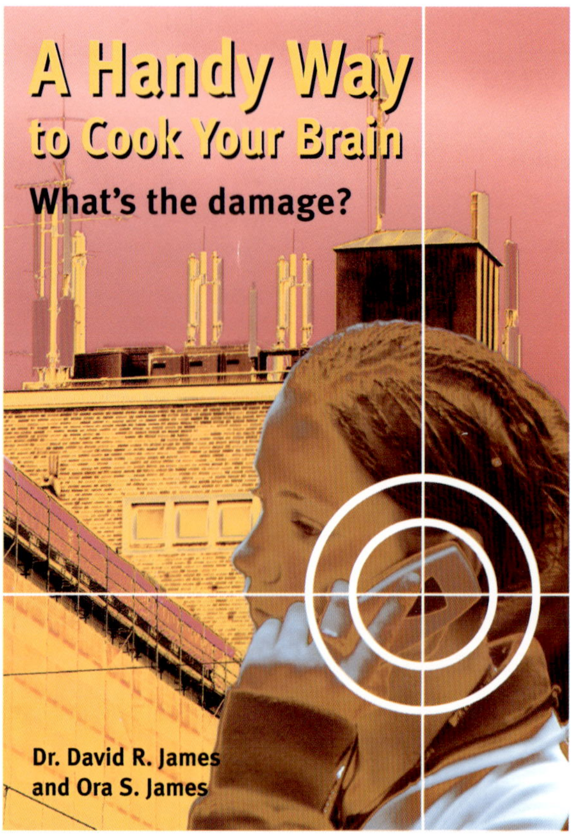

Ein paar Worte zu Robert C. Kane, Autor des Buches *Cellular Telephone Russian Roulette:*

Der Motorola-Insider Robert C. Kane, seit über 30 Jahren in der Telekommunikationsindustrie tätig, Forscher und Produktdesign-Ingenieur, hat in seinem Buch eindrucksvoll und äußerst fundiert die Gesundheitsrisiken des analogen und digitalen Mobilfunks und ähnlicher Funktechnologie geschildert. Alle Aussagen sind konsequent durch Quellenangaben zu entsprechenden Studien – auch der Industrie – belegt.

Robert C. Kane war direkt an der Entwicklung von Mobiltelefonen, mobilen Radios und Mikrowellenkommunikations-Systemen beteiligt und auch in der Forschung zu biologischen Effekten tätig. Er erkrankte selbst an einem Gehirntumor und ist nun eine der Schlüsselfiguren in den derzeit laufenden Milliardenprozessen gegen amerikanische Hersteller von Mobilfunktelefonen und Mobilfunkbetreiber.

In seinem Buch beschreibt und erläutert er Hunderte von Studien über die gesundheitlichen Folgen von Mikrowellen- und Mobilfunkstrahlung, von den 50er Jahren bis Mitte der 90er Jahre, alarmierend durch ihre Ergebnisse, namentlich DNA-Schäden, Chromosomenschäden, Gewebeschäden, Grauer Star, Tumorbildung, Gedächtnisverlust, Abnahme der motorischen Fähigkeiten, u. a. Der Autor betont im Vorwort, dass es noch viele weitere Studien gibt, die erwähnt werden könnten, er jedoch den Leser nicht mit der Fülle des Materials erschlagen wolle.

Im Kapitel 3, „Biologische Effekte durch Funkfrequenz-Strahlung", nennt er eine Fülle von Studien aus aller Welt, die DNA-Schäden durch Mobilfunk- und Mikrowellenstrahlung mehrfach eindeutig nachgewiesen haben, wodurch sich das Krebsrisiko der exponierten Personen eindeutig, statistisch signifikant, sehr deutlich erhöhe, insbesondere für Gehirntumor. Die Studien seien mehrfach reproduziert worden, nicht nur von einem Wissenschaftler, sondern von vielen verschiedenen, unabhängigen Wissenschaftlern aus aller Welt. Kane nennt dazu jeweils Quellenangaben.

Zitate aus dem Buch:

„Gewebezerstörung im Gehirn kann vonstatten gehen, ohne den leisesten Hinweis, dass etwas geschieht. Und der Schaden kann sich wiederholen, immer und immer wieder, jedes Mal, wenn eine Exposition stattfindet."

„Ein Telefonat von zwei Minuten spiegelt sich eine Woche lang in veränderten Gehirnströmen des Nutzers wieder."

„Ein Handytelefonierer merkt von einem Gewebeschaden erst dann etwas, wenn die Kopfhaut, die sehr wenig Energie absorbiert, sich warm anfühlt. Da das tieferliegende Gehirngewebe jedoch nicht zur Wahrnehmung von Temperaturanstiegen ausgelegt ist, kann der Gewebeschaden zu diesem Zeitpunkt bereits massiv und irreversibel sein."

„Wiederholte Verletzungen oder Reizungen einer bestimmten biologischen Zone, wie z. B. einer kleinen Region des Gehirns, können zu irreparablen Schäden führen. Durch die existierenden Energieabsorptions-Hotspots entsteht durch jede schädigende Exposition eine neue Gelegenheit, dass der Schaden permanent wird."

„Wir wissen heute, dass selbst eine einzige Exposition mit niedrig dosierter Funkfrequenzstrahlung zu DNA-Schäden an Gehirnzellen führt."